付録「レポート作成に役立つ素材データ」付録のダウンロードについて

本書の付録は、弊社Webサイトからダウンロードできます。下記のURLにアクセスして、ID（ユーザー名）、パスワードを入力のうえご利用ください。

http://www.igaku-shoin.co.jp/prd/02413

本Webデータへの利用ライセンスは，本書1冊につき1つ，個人所有者1名に対して与えられるものです．第三者へのID，PASSの提供・開示は固く禁じます．また図書館・図書施設など複数人の利用を前提とする場合には，本Webデータを利用することはできません．

理学療法
臨床実習サポートブック

レポート作成に役立つ素材データ付

岡田慎一郎
上村忠正
永井絢也
長谷川真人
村上京子
守澤幸晃

理学療法　臨床実習サポートブック
──レポート作成に役立つ素材データ付

発　　行	2015年11月 1 日　第 1 版第 1 刷Ⓒ
	2018年 8 月 1 日　第 1 版第 3 刷
著　　者	岡田慎一郎・上村忠正・永井絢也・長谷川真人・
	村上京子・守澤幸晃
発行者	株式会社　医学書院
	代表取締役　金原　俊
	〒113-8719　東京都文京区本郷 1-28-23
	電話　03-3817-5600（社内案内）
印刷・製本	アイワード

本書の複製権・翻訳権・上映権・譲渡権・貸与権・公衆送信権（送信可能化権を含む）は株式会社医学書院が保有します．

ISBN978-4-260-02413-6

本書を無断で複製する行為（複写，スキャン，デジタルデータ化など）は，「私的使用のための複製」など著作権法上の限られた例外を除き禁じられています．大学，病院，診療所，企業などにおいて，業務上使用する目的（診療，研究活動を含む）で上記の行為を行うことは，その使用範囲が内部的であっても，私的使用には該当せず，違法です．また私的使用に該当する場合であっても，代行業者等の第三者に依頼して上記の行為を行うことは違法となります．

JCOPY〈出版者著作権管理機構　委託出版物〉
本書の無断複製は著作権法上での例外を除き禁じられています．複製される場合は，そのつど事前に，出版者著作権管理機構（電話 03-3513-6969，FAX 03-3513-6979，info@jcopy.or.jp）の許諾を得てください．

目次

ちょっと長いまえがき 後輩の皆さんへ届けたいもの ……………………… 岡田慎一郎　8
コラム ▶ 理学療法士の学校を選ぶ際に見るべきポイントは？ ……………………… 20

第❶章 実習全体の流れを紹介します
1. 実習前に実習指導者へ電話をかけます ……………………… 守澤幸晃　22
2. 実習前に準備すべき物と事 ……………………… 守澤幸晃　25
3. 実習が始まったら ……………………… 村上京子　30
4. （気が早いですが）お礼状はいつ出すのか。お礼状の書き方 ……… 守澤幸晃＋村上京子　41
コラム ▶ 先輩たちが学生に望むもの、最上位は「一般常識」です ……………………… 上村忠正　35

第❷章 デイリーノート、デイリーアクションシート（ポートフォリオ方式）の書き方
1. デイリーノートの書き方 ……………………… 村上京子　46
2. デイリーアクションシート（ポートフォリオ方式）の書き方 ……………………… 上村忠正　52
コラム ▶ ポートフォリオが採用されるようになった背景とメリット ……………………… 上村忠正　59

第❸章 症例レポート（ケースレポート）を書くための準備とノウハウ
1. 症例レポートとは何か。どのように書けばいいのか ……………… 永井絢也＋村上京子　62
2. 「統合と解釈」の考え方 ……………………… 永井絢也　69
3. 症例レポート作成を助ける便利なノウハウ
●薬剤の調べ方 ……………………… 永井絢也　71
●論文の探し方 ……………………… 永井絢也　72
●エビデンスが見つかりやすい日本理学療法士学会の診療ガイドライン ……… 永井絢也　76
●家族構成・相関図の描き方 ……………………… 上村忠正　77

- ●動作・姿勢の描き方　**Webにデータあり** ……………………………………………………… 上村忠正　77
    - (1) 起居・移動動作　(2) 反射検査　(3) 背臥位から立位に至るまでの代表的な動作
    - (4) 歩行動作　(5) 臥位とその応用姿勢
- ●デジタルカメラによる撮影方法 …………………………………………………………… 永井絢也　83
- **コラム** レポートに行き詰まったら、「患者さんの求めている目標」に立ち返りましょう …… 守澤幸晃　68
- **コラム** KJ法を使うことがあります ……………………………………………………… 永井絢也　70
- **コラム** たくさん本は持っていきましたが…… ………………………………………… 永井絢也　75
- **コラム** 論文はあくまで、自分の結論を導くための「素材」です ……………………… 村上京子　75

第❹章 住環境情報と整備の考え方

1. 「住環境」情報の活かし方 ………………………………………………………………… 上村忠正　86
2. 「家屋調査報告書」の例を紹介します　**Webにデータあり** ………………………… 上村忠正　88
3. 疾患別・障害別にみた住環境整備の考え方
- ●脳血管障害の場合 ………………………………………………………………………… 上村忠正　93
- ●関節リウマチの場合 ……………………………………………………………………… 上村忠正　95
- ●骨折の場合 ………………………………………………………………………………… 上村忠正　98
- ●パーキンソン病の場合 …………………………………………………………………… 上村忠正　98
- ●脊髄損傷の場合 …………………………………………………………………………… 上村忠正　100
- ●頸髄損傷、胸髄損傷、腰髄損傷の場合 ………………………………………………… 上村忠正　101
- **コラム** 自助具について ………………………………………………………………… 上村忠正　96

第❺章 先輩たちが書いた症例レポート＋レジュメ

ご案内 …………………………………………………………………………………………………… 104

右大腿骨転子部骨折により γ-nail を施行した 90 歳代の女性　**Webにデータあり**
- **レポート1** ………………………… 105　**レジュメ1** ………………………… 146

左変形性膝関節症を呈し、左人工膝関節置換術が施された症例　**Webにデータあり**
- **レポート2** ………………………… 149　**レジュメ2** ………………………… 182

第6章 コミュニケーションのコツ、お悩みＱ＆Ａ、就職先など

1. 臨床実習指導者とのコミュニケーションを円滑にするコツ ……… 長谷川真人 186
2. どう考えたらいい？ 実習中のあんなこと、こんなことＱ＆Ａ
   ……………………………… 長谷川真人＋村上京子＋上村忠正＋守澤幸晃＋岡田慎一郎 201
3. 理学療法士の就職先はいろいろあります
- ●一般病院 …………………………………………………………………… 守澤幸晃 208
- ●介護老人保健施設 ………………………………………………………… 永井絢也 209
- ●介護付き有料老人ホーム、通所介護（デイサービス）………………… 上村忠正 212
- ●個人事業主 ………………………………………………………………… 村上京子 213
- ●所属せずに自由業――講演、執筆、企業アドバイザー、その他いろいろ …… 岡田慎一郎 215
- ●就職先いろいろ――私の経験から ……………………………………… 長谷川真人 218
  - コラム 雑談力はとても重要／上手にストレスマネジメントを／飲みニケーション＆
    食べニケーションの楽しみ方 ……………………………………… 長谷川真人 189
  - コラム 臨床実習指導者を経験した私が今思うこと ………………………… 村上京子 194
  - コラム 実習は、臨床実習指導者も成長する機会です ……………………… 守澤幸晃 195

おわりに …………………………………………………………………………………… 221
危機別便利索引 …………………………………………………………………………… 224

実習あるあるマンガ

雪の日に… ……………………………… 29	感涙の刺しゅうハンカチ ……………… 197
実録！ある日の実習密着24時間 ……… 37	孫に似ているので ……………………… 197
花は咲く ………………………………… 44	オレ流のカウントダウン ……………… 198
書かなくていい…？ …………………… 60	だんじり指令 …………………………… 198
バイザーの仕事はオレの仕事？！ …… 190	屋号って何？ …………………………… 199
覚悟の実習生 …………………………… 190	方言コミュニケーション ……………… 199
遅刻防止のコツ ………………………… 191	モテる実習生はツライよ？！ ………… 200
寝ない演技で乗り切れ！ ……………… 191	思わず号泣 ……………………………… 200
涙のインスタントラーメン …………… 192	頑張る力 ………………………………… 206
連休中に遊びに行ったら… …………… 192	逆境に咲く恋の花 ……………………… 207
ものまね卒業試験 ……………………… 193	北の国から ……………………………… 207
別れのベルは突然に …………………… 193	気分はもう戦友 ………………………… 220

Special Thanks

この本は、多くの人の「学生を助けたい」という思いで作られました。
著者以外にも、下に記す方々に多大なるご協力をいただきました。(敬称略)

髙石　直紀(医療法人社団白峰会　湖南病院リハビリテーション部)
中山　功一(医療法人社団白峰会　湖南病院リハビリテーション部)
木瀬　貴博(医療法人社団白峰会　湖南病院リハビリテーション部)
飯村　浩輔(医療法人社団白峰会　湖南病院リハビリテーション部)
中島　拓也(医療法人社団白峰会　湖南病院リハビリテーション部)
飯田　智成(医療法人社団白峰会　湖南病院リハビリテーション部)
＊医療法人社団白峰会湖南病院リハビリテーション部の皆様には、組織をあげてご協力いただきました。
大西　亮一(千葉・柏リハビリテーション学院)
川﨑　紘四郎(医療法人社団天宣会　北柏リハビリ総合病院)
網本　さつき(昭和大学藤が丘病院)
林　寛人(社会福祉法人慈恵療育会　相模原療育園)
河西　孝佳(医療法人SEASONS 自由が丘整形外科)

表紙＋本文デザイン：GT BROS(伊藤暢哉)
マンガ＋イラスト：海谷カヌー

著者紹介

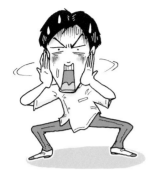
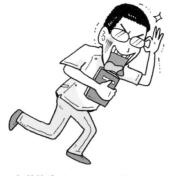
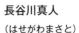

岡田慎一郎（おかだしんいちろう）

1972年生まれ。大学受験の失敗に端を発し、約3年のニート生活を送り、社会復帰の最終手段として、介護の仕事に。介護職10年目で理学療法士を目指して両国リハビリテーション専門学校（現・了徳寺大学）夜間部へ。在学中ホームヘルパーの養成講座や福祉専門学校の講師をこなすなか、2006年に初の著書『古武術介護入門』（医学書院）を刊行。かたや養成校では大苦戦し、5年かかって理学療法士資格を取得。

卒業後は就職せず、自由業として、著書、DVDも多数。企業の事業監修も務める。

http://shinichiro-okada.com/

永井絢也（ながいじゅんや）

1998年に東京医薬専門学校を卒業後、㈱サイエンス・サービスに入社。派遣社員として、放射線医学総合研究所で実験動物の飼育管理業務を行う。その後、発がん研究を行う研究室に配属され、実験動物の解剖、遺伝子解析業務などに従事する。2003年に両国リハビリテーション専門学校夜学部に入学。実習で落第し、5年かかって2008年に卒業する。

現在、医療法人社団淳英会介護老人保健施設おゆみのに勤務。在宅強化型老健として、入所されている方の在宅復帰に力を注ぐ。最近は認知症病棟でアロマセラピーを取り入れるなど、さまざまなことに取り組む。

長谷川真人（はせがわまさと）

2001年、国際医療福祉大学理学療法学科卒業後、ニューヨーク大学大学院修士課程にてセラピューティックレクリエーション学を専攻。2001年9月11日に同時多発テロ事件に遭遇し、メンタルヘルスの重要性も再認識する。3施設でのインターンを経て、卒業後、ニューヨーク市内の総合リハビリ・介護施設ジューイッシュホームアンドホスピタルにて、慢性期、回復期の包括的なリハビリに携わった。

2007年7月に帰国後、大学病院での急性期リハビリ経験などを経て、2010年よりCYBERDYNE株式会社にてロボットスーツを用いた新たなトレーニングを考案、実践する一方、その効果的な運用方法を理学療法士、作業療法士、医師、看護師、介護職など多様なスタッフに伝えてきた。2014年4月より東京大学医学部附属病院に勤務。

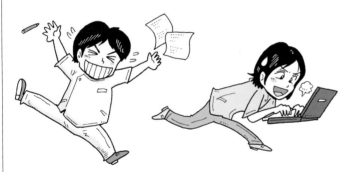
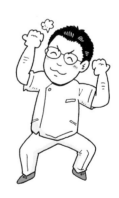

上村忠正（かみむらただまさ）

駿河台大学法学部を卒業し1995年に企業の営業職に就くが、自身が骨折で入院しリハビリを経験。会社を辞めてリハビリ助手をしながら両国リハビリテーション専門学校を卒業。2015年認定理学療法士（介護予防）取得。

医療機関、訪問リハビリを経て、福祉施設にて管理職を経験。現在、医療法人社団白峰会湖南病院に勤務。

村上京子（むらかみきょうこ）

2001年3月広島大学医学部保健学科理学療法学専攻卒業。同年4月から整形外科クリニックを中心に、約10年間理学療法業務に従事。健康増進の分野にかかわりたいと思い、2011年7月独立。

現在はカルチャーセンター等でチベット体操教室を開催するかたわら、特別養護老人ホーム、デイケア、整形外科などで理学療法士として非常勤勤務をしている。

守澤幸晃（もりさわゆきてる）

1970年生まれ。大阪電気通信大学工学部応用電子工学科、国立療養所近畿中央病院附属リハビリテーション学院卒業。

現在、医療法人社団汐咲会井野病院リハビリテーション科科長。

ちょっと長いまえがき
後輩の皆さんへ届けたいもの

著者を代表して　岡田慎一郎

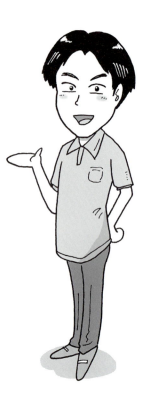

　理学療法士の臨床実習を経験した人が集まると、みんな口をそろえて「とにかくきつかった」と言います。当時の体験がよみがえり、まるで戦友のように実習話で盛り上がります。

　この本は、実習を客観的に見ることができるようになった私たち先輩の立場から、理学療法士の実習をいかに乗り切るかについて、戦略的・効率的なノウハウを紹介しようと試みる企画です。

● 実習の本来の目的に戻ろう

　連日徹夜も当たり前、と言われる理学療法士の臨床実習ですが、実習中はレポート、日誌など、"書き物"に意識が集中してしまい、目の前の患者さんが二の次になってしまいがちです。本来、実習とは「患者さんと向き合い、リハビリを考察しつつ、実際に動く体験をする」のが目的だと思います。徹夜することで患者さんへのリハビリがより良いものになるのなら徹夜もアリだと思いますが、寝ていなければ正常な判断力を失い、実習ならではの体験に集中できなくなってしまいます。それでは本末転倒です。

　実習は、学校にもよりますが、3年生で1回、4年生で2回、最長2か月弱というスケジュールで行われるものです。そんな長丁場なのですから、徹夜ばかりしてそれを誇るような悪しき習慣はなくなるべきだと思っています。

● 備えあれば

　では、なぜ学生さんが徹夜のような状況に追い込まれるのかというと、それは「探し物」「調べ物」に膨大な時間がかかっていること、そして、いろいろな予備知識、"備え"が不足したまま実習の場に赴いているためではないかと思います。

　"備え"というのは、具体的な「物」もそうですし、「人としてのマナー」や「精神的な準備」も含みますし、「情報」も備えの1つですね。例えば「実習ではこんなことが要求されますよ。それはこういう意味なんですよ」といったことがわかって臨むのと知らないで臨むのとでは、実習の質が違ってきます。

準備がちょっと不足していたがために、本来持っている自分の長所、可能性が発揮できず、不全感をかかえたまま実習が終わってしまうのは残念すぎます。どうせ判定されるのならば、自分が持っているものをちゃんと出して、やれるだけやったと思える内容で評価を受けたいものです。

　そこで、この本には私たちが自分の実習期間のことをできるだけ細かく思い出しながら、「もしあの時"これ"があったら自分は助かったろうな」「"これ"をしていたらもう少し楽だっただろうな」と思う"もの"と"こと"を網羅していくことにしました。

● 私たちもいろんな体験をしました

　人は視野狭窄に陥った時に、鬱になったり、もうダメだと思い込んだりします。例えば、4年生での最後の実習、これで落ちたら……と思うと、追い詰められてどんどんおかしな思考になっていきます。

　この本の著者6人も、それぞれ実習ではいろんな経験をしました。そんな経験を紹介していますので、読んでもらえば、「ああ自分だけじゃないんだ」「この人よりはマシだ」と思えたりして、視野が少し広がるかもしれません。

　僕自身も紆余曲折ありました。人生スムーズに来たわけではありません。実習のために1年留年もしました。そうしたことも含めていろんなことが自分の肥やしになって今につながっていると思っています（留年したって命が取られるわけじゃあないですし！）。

● 仕事の場は医療施設に限らない

　著者6人は今では理学療法士の資格を持ち、いろいろな職場で働いています。

　6人のうち、一貫して病院や施設に勤務しているのは半数。あとの3人は、「え？　理学療法士でそんな仕事もあるの？」というような、一風変わった働き方を経験しています（6章でそれを紹介しています）。僕のようなどこにも所属しない自由業だとルーチンワークは少なく、日々違った場所に出向き、日々の仕事を自分で作り出していくような生活ですが、人との出会いがたくさんあり、飽きるということがありません。

　何が言いたいのかというと、「理学療法士の職場は病院や施設だけではない」ということなのです。もし「病院や施設しかないんだ」と思い込んで実習に臨むと、病院や施設があなたにとって働きたい環境に思えなかった場合に、資格を取るモチベーションが保ちにくくなってしまいますよね。だから理学療法士の資格を取ると想像以上に仕事

にいろいろな幅が生まれる、ということも、この本では紹介していきたいと思っています。

もちろん病院や施設を職場にしていない僕を含めた2人も、自分の活動のベースに理学療法士の学校で習ったことや、資格を取るうえで勉強したことがいい経験になっている事実には変わりありません。そして普段はあまり意識していませんが、「自分は理学療法士という資格を持っている」ということが、自分の仕事を説明する際や、何かを思考する際の拠りどころになっています。

●これが評価表だ！

さて、ここでちょっと話は飛ぶように思うかもしれませんが、実習の成績表である「臨床実習評価表」を紹介したいと思います。

なぜこれを冒頭で紹介するかというと、実習のゴール、つまり「こういう評価項目に沿って実習をやっているのですよ」ということを、実習前に知っておいたほうがいいと思うからです。このゴールを知りながら実習を行うのと、知らずにやみくもに行うのとでは、実習中の思考法や動き方が違ってくると思うのです。

臨床実習評価表は、日本理学療法士協会発行の『臨床実習教育の手引き　第5版』で目安が示されているのですが、それをもとに学校ごとに作成しているので、目標項目や評価者が記入する欄の形式などは学校によって違います。ただこの手引きには、次の「3つの領域」を踏まえて評価表の目標項目を設定するよう記されていますので、評価する際の骨子は同じになると言えます。

目標項目とすべき「3つの領域」は次のようになっています。

領域1：理学療法に対する「知識」を理解し、それを利用して「問題解決」できる能力（＝認知領域）
領域2：理学療法の「技術」を模倣、吸収し、その技術を高める能力（＝精神運動領域）
領域3：理学療法士の仕事や役割を理解したうえで、それに対して取るべき「態度」や行動を起こす能力（＝情意領域）

さて、それでは臨床実習評価表がどんなものなのかを見てみましょう。

最初は、現在病院で理学療法士として働く守澤幸晃さんが作成してくれたものです。彼は現在、実習生を受け入れる立場になっている人なので、複数の学校の臨床実習評価表から平均的なものと思われるものを作成してくれました。

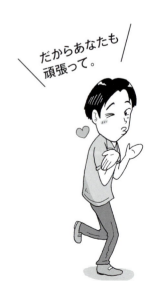

だからあなたも頑張って。

臨床実習評価表の例① （作成：守澤幸晃）

実習期間 ○年○月○日～○年○月○日　実習指導者○○○○　実習学生○○○○

一般目標	行動目標	評価(中間)	評価(最終)
態度・行動	礼儀正しい行動が取れる	A・B・**C**・D	A・**B**・C・D
	時間、期限に対して責任ある行動が取れる	A・**B**・C・D	A・**B**・C・D
	整理整頓ができる	A・B・**C**・D	A・**B**・C・D
	職場での規則や心得が守れる	A・**B**・C・D	A・**B**・C・D
	清潔な服装・身だしなみをする	A・B・**C**・D	A・B・**C**・D
	対象者の人間性及びプライバシーに配慮できる	**A**・B・C・D	**A**・B・C・D
	職員と適切な人間関係を構築することができる	A・**B**・C・D	**A**・B・C・D
	公私の区別ができる	A・B・**C**・D	A・**B**・C・D

コメント：最初は挨拶の声も小さくオドオドしていましたが、最終には少し慣れてきたかと思います。しかし、身だしなみに関してはいくら疲れていても寝癖は直してください。ある時、スカートをはいてきた患者さんにそっとタオルを渡してくれたことがありましたが、それはとても素敵な行動だと思います。

一般目標	行動目標	評価(中間)	評価(最終)
役割・自覚	施設及び関連職種の構成と役割を説明できる	A・B・**C**・D	A・**B**・C・D
	関連職種のなかでの理学療法士の役割を説明できる	A・B・**C**・D	A・**B**・C・D
	カンファレンスや勉強会などに積極的に参加することができる	A・**B**・C・D	A・**B**・C・D
	文献や指導により知識・技術を積極的に学ぶことができる	A・B・**C**・D	**A**・B・C・D

コメント：前半は他の施設で実習しているにもかかわらずまだ関連職種の役割について理解できていなかったように思います。理学療法だけではできないことが多くあります。1人で悩むより相談してみましょう。患者さんの治療が進むにつれそれに対する知識を学ぼうとする姿勢はよいと思います。

一般目標	行動目標	評価(中間)	評価(最終)
情報収集	対象疾患の一般的な症状、障害などが説明ができる	A・B・**C**・D	A・**B**・C・D
	カルテなどより対象者の一般情報を事前に入手できる	A・B・**C**・D	A・**B**・C・D
	医療面接にてニーズや主訴など必要事項を聞き取ることができる	A・**B**・C・D	**A**・B・C・D
	他職種からの情報を入手し、整理できる	A・B・**C**・D	A・B・**C**・D

コメント：疾患に対する知識をもっと深めてください。話し好きなのか患者さんと話が盛り上がり、後半にはちゃんと気持ちを受け止めていたように思います。ここでさらに自分の役割がしっかりとわかっていれば他職種からの情報収集ももっと活かせると思います。

一般目標	行動目標	評価(中間)	評価(最終)
理学療法評価	評価に必要な検査・測定項目を列挙できる	A・**B**・C・D	A・**B**・C・D
	検査・測定の目的と方法が説明ができる	A・B・**C**・D	A・**B**・C・D
	検査・測定時のリスクとその管理方法を説明できる	A・B・**C**・D	A・B・**C**・D
	必要な検査・測定項目の優先順位を決めることができる	A・B・**C**・D	A・B・**C**・D
	時間調整や用具などの事前準備ができる	A・B・**C**・D	A・B・**C**・D
	対象者に検査・測定に対するオリエンテーションが実施できる	A・B・**C**・D	**A**・B・C・D
	選択した検査・測定が安全に実施できる	A・B・**C**・D	A・B・**C**・D
	必要に応じて検査・測定項目の変更ができる	A・B・**C**・D	A・B・**C**・D

コメント：検査・測定項目をもう少し深く理解し、言語化できるようであるとよかったと思います。また、方法やリスク管理についてはもう少し勉強が必要と考えます。検査・測定をスムーズに進めれば患者さんの負担が少なくなり、疲労による状態変化が少なくなります。

一般目標	行動目標	評価(中間)	評価(最終)
分析・統合・解釈	検査・測定の結果内容を分析できる	A・B・(C)・D	A・(B)・C・D
	検査・測定の結果を統合的に解釈できる	A・B・(C)・D	A・(B)・C・D
	ICDの観点で対象者の生活機能を整理することができる	A・(B)・C・D	A・(B)・C・D
	対象者の全体像を把握し、問題点を抽出することができる	A・B・(C)・D	A・(B)・C・D

コメント：検査・測定結果を分析する時に、自信がなくまとめられないとのことでしたが、まず目の前にある結果を分析・解釈し、そこでつじつまが合わないことや患者像と異なるものが出てくれば再度測定してください。「わからないもの」が何なのか見当もつかないこともありますが、まずは手探りでも前に進みましょう。

一般目標	行動目標	評価(中間)	評価(最終)
目標設定	抽出された問題点及びニーズに応じた、問題解決の優先順位を決めることができる	A・B・(C)・D	A・(B)・C・D
	理学療法の短期ゴール及び長期ゴールを提案できる	A・B・(C)・D	A・(B)・C・D

コメント：前半、優先順位やゴール設定時にニーズが十分考慮されていたでしょうか。せっかくの医療面接で得た情報が活かしきれていなかったように思います。

一般目標	行動目標	評価(中間)	評価(最終)
理学療法治療・指導計画	短期・長期ゴールに対する具体的な理学療法治療・指導計画を立案できる	A・B・(C)・D	A・(B)・C・D
	対象者に、短期・長期ゴールに対する理学療法治療・指導計画を提示することができる	A・B・(C)・D	A・(B)・C・D
	他職種に、理学療法治療・指導計画を説明できる	A・B・(C)・D	(A)・B・C・D
	必要に応じて理学療法治療・指導計画の変更ができる	A・B・(C)・D	(A)・B・C・D

コメント：具体的な計画に関してもやはりもう少し考えてほしいところもありましたが。患者さんやご家族へのオリエンテーションのなかでニーズに対する配慮が至らなかったことに気づき、自ら計画変更を提案できたのはよかったと思います。

一般目標	行動目標	評価(中間)	評価(最終)
理学療法実施	対象者に具体的な理学療法実施内容を説明し、了承を得ることができる	A・B・(C)・D	A・(B)・C・D
	理学療法実施時のリスクとその管理方法が説明できる	A・B・(C)・D	A・(B)・C・D
	理学療法実施に当たり必要な準備(器具、時間、場所など)が設定できる	A・(B)・C・D	(A)・B・C・D
	対象者の状況変化によって実施内容を変更、中断することができる	A・(B)・C・D	(A)・B・C・D

コメント：実施方法やリスクに関する説明がついつい専門用語になっていることがありました。治療効果を上げるためにも患者さんやご家族へ説明は懇切丁寧にしてください。また検査・測定時に疲労からくる変化を経験していたためか、疲労に対する配慮はよかったと思います。

一般目標	行動目標	評価(中間)	評価(最終)
再評価	再評価の必要性及び方法について説明できる	A・B・(C)・D	A・(B)・C・D
	再評価より得られる全体像及び問題点の変化が説明できる	A・(B)・C・D	(A)・B・C・D
	全体像及び問題点の変化に伴い、ゴール・理学療法治療・指導計画の変更ができる	A・(B)・C・D	(A)・B・C・D

コメント：治療に専念することはよいのですが、再評価をして現状を見直すことでさらなる改善が考えられ、ゴールが変わることもあります。今回の実習においては再評価に対する対応は早くてよかったと思います。

一般目標	行動目標	評価(中間)	評価(最終)
記録・報告	症例記録に記載すべき必要事項が選択できる	A・B・C・D	A・B・C・D
	症例記録に専門用語で簡潔に記載することができる	A・B・C・D	A・B・C・D
	対象者の理学療法の経過について指導者に報告すべき内容が選択できる	A・B・C・D	A・B・C・D
	指導者に専門用語を用いて簡潔に報告できる	A・B・C・D	A・B・C・D
	レポート及び症例報告書などが指示された期限までに提出できる	A・B・C・D	A・B・C・D

コメント：レポートに記載すべき項目や配置については少しずつ改善しているように思いますが、もっと流れがわかるように工夫できればと思います。レポートの提出期限は守られていましたが、指摘したことが訂正できていなかったことがありましたので注意してください。

総合所見

1) 学生の印象、適性について

　緊張しやすいように思いますが、真面目で思いやりのある方だと思いました。ただ、思い込んだら考え直すのに時間がかかり、なおかつ自信がない故に固まってしまうことはありました。
　理学療法の役割は次第に理解できてきたと思いますが、まだ自分がすべてをしなければいけないと思っているようで、他職種がしていることも自分の課題だと思っているところもあります。
　評価・治療においては自信がないせいか時間を忘れがちでしたが、後半では患者さんの気持ちも汲み取って行動していたことはよかったと思います。

2) 特に指導を要した点

　評価方法や結果に対して思い込みがあったようで、自分の考えに反する反応が現れた時その場で固まってしまうことが多かったように思います。まずその反応は何なのかを考え、次に他の方法であればこの反応はどう変わるのかを予想して行動を起こすようにしてください。自分の方法を疑うことも必要ですが、まずは解決策を考えることに専念しましょう。

3) 今後の課題

　問題にぶち当たると悩みつつ考えているというより思考が停止してしまい、真っ白になっているのがよくわかりますが、それは自分の自信のなさや不安、知識不足が原因になっているように思います。考えてわからない時には文献や資料を調べることも大切ですが、まず何がその問題の中心となっているのかを考えるようにしましょう。
　これから先も予想外の状況にはいくらでも遭遇します。自分で解決策がわからない時は、抱え込まず積極的に相談するのもチーム医療として大切なことなので、忘れないでください。患者さんに対する行動は素晴らしいと思うので、その部分を活かした理学療法士を目指してもらいたいと思います。

総合評価：良

平成△△年△△月△△日
実習指導者ご署名：△△△　△△△　印
学　生　氏　名：△△△　△△△　印

　これを読むと、臨床実習評価者がどういうところを見ているのかがわかりますよね。2つめにお見せする評価表は、上村忠正さんの学生時代のリアルな評価表です。

臨床実習評価表の例② （上村忠正さんが実際にもらった1回目）

評価基準

A：ほとんど助言を必要とせず、独力で対応できる。
B：少しの助言・指導をすれば独力で対応できる。
C：かなりの助言・指導を必要とする。
D：指導してもほとんど対応できない。

Ⅰ．専門職としての適性およびふさわしい態度	A	B	C	D
1. 実習病院・施設の規則を守ることができる。	○			
2. 時間的観念を持ち、責任ある行動が取れる。	○			
3. 室内の整理整頓を心がけられる。	○			
4. 医療人としての身だしなみに配慮できる。	○			
5. 職員に節度ある言葉を使い、礼儀をつくせる。	○			
6. 職員との良好な人間関係を作れる。	○			
7. 患者の人間性を尊重し、プライバシーに配慮できる。		○		
8. 患者に節度ある言葉を使い、礼儀をつくせる。	○			
9. 患者との信頼関係を作れる。		○		
10. 知識・技術に対する向上心・探究心を発揮できる。			○	

Ⅱ．理学療法の進め方				
Ⅱ-1．理学療法を施行するための情報収集、検査測定	A	B	C	D
1. 面接及び他部門からの情報収集ができる。	○			
2. 症例に則した検査・測定方法を選択できる。			○	
3. 症例に則した検査・測定を実施できる。			○	
4. 面接・検査・測定の結果を記録できる。		○		
5. 得られた情報から問題点を挙げることができる。			○	
Ⅱ-2．理学療法治療計画の立案	A	B	C	D
1. 治療目標（ゴール）を設定できる。		○		
2. 治療目的・方法を提示できる。			○	
3. 上記1．2．の理由を説明できる。			○	
Ⅱ-3．担当症例に則した基礎知識	A	B	C	D
1. 解剖学・生理学・運動学などの基礎医学			○	
2. 臨床医学			○	
3. 理学療法評価法（発達などを含む）			○	
4. 運動療法			○	
5. 日常生活動作			○	
6. 物理療法			○	
7. 義肢・補装具（車椅子などを含む）			○	

Ⅲ. 症例報告書の作成・提出・発表	A	B	C	D
1. 形式、客観的内容、専門用語を備えている。			○	
2. 期限内に提出できる。		○		

Ⅳ. 総合評価

◆総合所見（実習全体を通じ学生の優れている点、劣っている点などについて、印象および助言をお書きください）

　知識・技術・考察力といった面でかなりの課題の残る実習になりましたが、社会経験もあり、コミュニケーション、礼儀正しさ、といった面ではしっかりしている印象を受けました。しかし、それがかえって災いして、今の知識・技術でもなんとかなると、いつの間にか思ってしまっていたのかなと思います。評価手技、基礎知識、レポート、いずれにおいてもかなり助言がなければできなかった現実をきちんと受け止め、それはなぜなのかを考えてほしいと思います。

　今回は実習そのものがほぼ初めてなのですから、何をどのくらい知っておくべきかを知らなかったとしても仕方ありませんが、実習に行ってから勉強不足に気づいても遅いことを自覚できたら、次回の実習地に向けて準備ができると思います。

　よい面もたくさんあるのに辛口なコメントばかりで申し訳ありませんが、もうあんな思いをしたくないと思っていただきたく、総合判定も可とさせていただきますが、お許しください。

◆総合判定（Ⅰ～Ⅲまでの評価を基準にし判断して、当該箇所に○印を付けてください）

　　　　　　合格（ 優　良　㊀ ）　　不合格

○年○月○日　　　指導者署名　＿＿○○○○＿＿

　　　　　　　　　学生署名　　＿＿上村忠正＿＿

―――――――――――――――――――――――――――

　いやはや、なんとも厳しい評価がされてしまいましたね。この実習をふりかえって上村さんは次のように語っています。

実習1回目に対する上村さんのコメント

　3年生の後半で初めて臨んだ実習は19日間（1月10日～1月28日）。挨拶などのマナーをきちんとすればどうにかなるだろうという甘い目論見で、いざ北海道に出陣。最終結果は「可」という、グタグタでかなりギリギリの結果でした。

　自分は理学療法士学校に入学する前に社会人経験があったので、コミュニケーションや社会的マナーさえできればなんとかなるのではと思い込み、勉強を怠っていました。

　評価表には、「専門職としての適性やふさわしい態度」「レポートの提出期限」についてはA（優）評価が並びましたが、「理学療法評価」「手技」「基礎知識」ではC（可）評価が続出しました。臨床実習指導者から学校への要望書には、「レポート作成もしたことがないようで、文章から構成に至るまで指導が必要となりました。物事を考える能力を学校で養っていただければと思います」という厳しいコメントも書かれてしまいました。

　この1回目の実習は寝られない毎日でした。自分の下宿を何度も訪れてくださった臨床実習指導者からフィードバックを受けるということもありました。熱意ある臨床実習指導者でしたので、それはありがたかったのですが、その分自分の睡眠時間や息をつく時間はなくなり、体力的にもキツイ実習となりました。次回はこんな思いをしたくないと思い、準備をして次の実習に臨みました。

　そうして上村さんが臨んだ2回目の臨床実習評価表が次頁です。

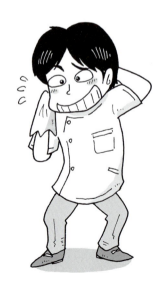

臨床実習評価表の例③（上村忠正さんが実際にもらった2回目）

評価基準

A：ほとんど助言を必要とせず、独力で対応できる。
B：少しの助言・指導をすれば独力で対応できる。
C：かなりの助言・指導を必要とする。
D：指導してもほとんど対応できない。

	[中間] A	B	C	D	[最終] A	B	C	D
Ⅰ．専門職としての適性およびふさわしい態度								
1. 実習病院・施設の規則を守ることができる。	○				○			
2. 時間的観念を持ち、責任ある行動が取れる。	○				○			
3. 室内の整理整頓を心がけられる。	○				○			
4. 医療人としての身だしなみに配慮できる。	○				○			
5. 職員に節度ある言葉を使い、礼儀をつくせる。	○				○			
6. 職員との良好な人間関係を作れる。		○			○			
7. 患者の人間性を尊重し、プライバシーに配慮できる。		○			○			
8. 患者に節度ある言葉を使い、礼儀をつくせる。		○			○			
9. 患者との信頼関係を作れる。			○		○			
10. 知識・技術に対する向上心・探究心を発揮できる。			○		○			
Ⅱ．理学療法の進め方								
Ⅱ-1．理学療法を施行するための情報収集、検査測定	A	B	C	D	A	B	C	D
1. 面接及び他部門からの情報収集ができる。		○			○			
2. 症例に則した検査・測定方法を選択できる。		○			○			
3. 症例に則した検査・測定を実施できる。			○				○	
4. 面接・検査・測定の結果を記録できる。			○			○		
5. 得られた情報から問題点を挙げることができる。			○			○		
Ⅱ-2．理学療法治療計画の立案	A	B	C	D	A	B	C	D
1. 治療目標（ゴール）を設定できる。			○				○	
2. 治療目的・方法を提示できる。			○				○	
3. 上記1．2．の理由を説明できる。			○				○	
4. 必要に応じ治療計画を変更できる。			○				○	
Ⅱ-3．理学療法の実施	A	B	C	D	A	B	C	D
1. オリエンテーションができる。（患者や家族への丁寧な説明や、同意を得ることを含む）		○			○			
2. 安全性とリスク管理に配慮できる。		○			○			
3. 症例に則した基本的な手技を実施できる。			○			○		
4. 経過記録を書き、その報告ができる。			○		○			
Ⅱ-4．担当症例に則した基礎知識	A	B	C	D	A	B	C	D
1. 解剖学・生理学・運動学などの基礎医学			○				○	
2. 臨床医学			○			○		
3. 理学療法評価法（発達などを含む）			○			○		
4. 運動療法			○			○		
5. 日常生活動作			○			○		
6. 物理療法			○				○	
7. 義肢・補装具（車椅子などを含む）			○			○		

Ⅲ. 症例報告書の作成・提出・発表	A	B	C	D	A	B	C	D
1. 形式、客観的内容、専門用語を備えている。			◯			◯		
2. 期限内に提出できる。			◯			◯			
3. 発表は簡潔、明瞭に行うことができる。			◯			◯			

Ⅳ. 指導者が学生に指導したことで、変化したこと、または進歩したこと。

　今回の実習で進歩した点としては、基本的な治療プログラムに患者様を合わせてアプローチするのではなく、訓練時の患者様の状態や心理面を考慮しながら治療プログラムの修正や変更を行うことが大切であることが理解でき、自ら設定したゴールに近づけたことだと思われます。

Ⅴ. 実習後半の最終評価においても、改善されなかったこと（具体的に）

　実習当初は、担当ケースとのコミュニケーション不足や学生自身の緊張感により信頼関係を築くのに苦労もありましたが、次第に患者様の性格を把握し、より良い人間関係が築けるようになりました。しかし治療に一生懸命になりすぎ、患者様の疲労度や耐久性面を把握できずに、患者様自身のモチベーションを下げてしまうことに気づかない場面が見られましたので、注意が必要と思われます。

Ⅵ. 総合評価

◆総合所見（実習全体を通じ学生の優れている点、劣っている点などについて、印象および助言をお書きください）

　実習当初は受動的な姿勢で臨んでいましたが、徐々に主体性を持って実習に取り組むようになりました。また社会人としてのマナーは守られており、患者様に対する接し方に関しても大きなトラブルもなく特徴をしっかりとらえ対応していました。しかし、物事の見方が偏りやすいので、多方面な視野を持つ必要があると思います。今回の実習を通して、患者様とセラピストの距離を保ちながら信頼関係を築くことの難しさが理解できたのではないかと思われます。今後も常に緊張感を持ちながら患者様に接し、よりよい人間関係（信頼関係）を築ける理学療法士を目指してほしいと思います。

◆総合判定（Ⅰ～Ⅲまでの評価を基準にし判断して、当該箇所に◯印を付けてください）

合格 （ 優　(良)　可 ）　　不合格

◯年◯月◯日　　指導者署名　　◯◯◯◯
　　　　　　　　学生署名　　　上村忠正

実習2回目に対する上村さんのコメント

　最初の実習から次の実習まで5か月近くあったため、猛勉強し、宮崎県へ。実習期間は2か月でした。

　実習地では、言葉の壁、飲み会の多さに苦労しました。初めは臨床実習指導者の言っている言葉がわからず、日本語？と思うほどでした（徐々に慣れて意味が取れるようになりましたが）。飲み会は週に1回前後ありました。焼酎に始まり、焼酎で終わる。そして飲み会の後、家に帰りレポート。かなり大変でした。

　この実習では疾患に即した評価項目や方法を選択できるようにはなっていましたが、得られた情報から的確に問題点を抽出することに苦労しました。また抽出した問題点を細かく階層分類することが困難で、妥当なゴール設定を推測することが難しかったです。

　さらに、受け持たせていただいた患者さんが若く、学生である私が診ることを好ましく思わなかったので、患者さんとの信頼関係の築き方の難しさを身をもって経験しました。

　総合判定は「良」でしたが、この実習は1回目と比べても、やるべきことをやって評価を受けることができたように思います。

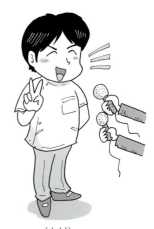

（上村）

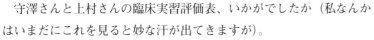

　守澤さんと上村さんの臨床実習評価表、いかがでしたか（私なんかはいまだにこれを見ると妙な汗が出てきますが）。

　学校によって、評価表にはバリエーションがあるということがわかりましたね。守澤さんが示してくれた評価表のコメント欄からは、臨床実習指導者がどういう観点で学生を見て、どういう思いを抱きながら指導しているかが読み取れると思います。また、上村さんの1回目の評価表からは、実習1回目の辛口なコメントと、しかしその裏にある臨床実習指導者の思いを感じることができると思います。そして上村さんが奮起し、2回目に「良」の総合判定をもらえたことがなにより読者の皆さんの希望になるんじゃないかと思い、上村さんの評価表は1回目も2回目も紹介させていただいたというわけです。

　こんなふうに、この本では、できるだけ実習のリアルな現実に迫りながらアドバイスを盛り込んでいきたいと思っています。この本のなかに、あなたが実習を乗り切るために1つでも参考になるものが見つかったなら、そして少しでも助けになる部分があったなら、著者の1人としてこんなに嬉しいことはありません。

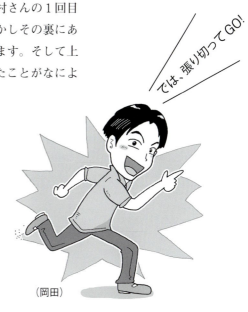

（岡田）

> コラム　理学療法士の学校を選ぶ際に見るべきポイントは？

■実習"リベンジシステム"があるかどうかを見ろ！

　理学療法士学校に入学金を払う前にぜひ調べるべきポイントがあります。それは、「もし実習で実習指導者とどうしても相性が悪かったり、"不可"の判定をもらったりしても、別の実習施設でもう一度チャレンジできるような仕組みを、学校が持っているかどうか」です。

　この仕組みがない場合、実習中の学生は1回きりのチャンスを逃すと問答無用で即留年になってしまうのです。

　ちなみに著者たちが卒業した学校ではそうした"リベンジシステム"（敗者復活制度）がなかったために、著者のなかには留年した人間が2名おります。留年すると人生設計もかかるお金も精神的ダメージも全く変わってきますので、正直当時はかなりへこみました（今振り返ってみれば大したことではありませんが）。

　理学療法士仲間に話を聞くと、「臨床実習指導者との相性がどうしても悪く、学校の先生に相談したところ、違う実習先に生徒の空きが出たので移動させてもらえた」と言っていた人もいましたので、この"リベンジシステム"があるかどうかは、学校を選ぶ際にぜひ気を付けてチェックしていただきたいポイントです。

■実習通過率を見ろ！

　もう1つ、学校を選ぶ際に見るべきポイントは「実習通過率」です。「国家試験通過率」は見るべきポイントではありません（国家試験は自分が勉強すればなんとかなるからです）。

　実習通過率が低いということは、その学校の実習に対するフォロー体制が整っていない可能性があるということを意味します。例えば、新設校で卒業生がまだ少なく、卒業生を頼って実習病院を探すことができないのかもしれません。すると、頼み込んでギリギリ受け入れてもらった実習先だと、「受け入れてくれるだけで文句も言えない、平身低頭」になります。だから立場の弱い新設校は不利だと言わざるを得ないのです。

　また実習指導者の心理としても、自分の卒業した学校の学生の面倒をみるのと、そうでないのとでは、やはり教える時の気持ちが違います。そう考えると、歴史があって、卒業生がたくさんいる学校のほうが好ましいという面があるのは否めません。

　以上の2点は、著者たちの苦～い経験から得た学校選びのポイントです。
（だからこの本は、本当は、実習の前に読むのではなく、理学療法士になるかどうかを考える際に読んでもらいたいのですよ！）

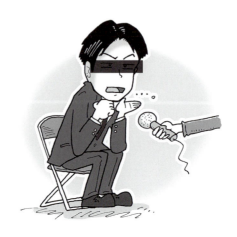

1章 実習全体の流れを紹介します

初めに実習全体の流れをつかんでいただきたいと思います。
実習は、実習場に行ってからではなく、実習指導者へ電話をかけたり、
必要な物品や情報を集めるところからすでに始まっています。
そして期間が終わったら、実習場でお世話になった方たちへ
お礼状を出すまでが実習だと考えましょう。

この章の内容

1. 実習前に実習指導者へ電話をかけます
2. 実習前に準備すべき物と事
3. 実習が始まったら
4. （気が早いですが）お礼状はいつ出すのか。お礼状の書き方

1. 実習前に実習指導者へ電話をかけます

守澤幸晃

電話をかけることから実習が始まります

　学生である皆さんと臨床実習指導者が直接会うのは、実習前に打ち合わせ会議があればその1回のみか、実習の初日になると思います。そこまでは学校の先生方がいろいろと段取りをしてくれているのですが、ここから先はあなた自身の実習となります。初日のことや、実習中のことを確認するために電話をかけるのも実習の1つであり、これからお世話になる臨床実習指導者への礼儀でもあります。

●電話をかける前に確認しましょう

　電話の受け答えが皆さんの第一印象になります。電話では、相手の表情が見えないため対応によって不快感を与えても気付かないかもしれません。ですから、自分の都合ではなく、先方の都合を第一に考え、次のようなことを確認し、相手に失礼にならないよう気を配りましょう。

①実習地の情報を、学校の先生や先輩に前もって聞いておきましょう

　事前に確認できる情報は学校の先生や先輩から入手してから電話をするようにしましょう。実習地で必要な情報が得られるかもしれません。また、寮や宿泊施設を使う場合なども合わせて聞いておきましょう（確認すればわかるようなことを、臨床実習指導者への電話で聞かないようにするためです）。

　さらに電話をかけるべき時間帯も先生や先輩に聞いてみましょう。先方が電話を取りやすい、手がすいている時間帯がわかるかもしれません。施設によって異なりますが、患者さんの対応をしている時間帯が一番電話に出にくいと思います。ちなみに私自身は病院勤務していますが、お昼休み（12：30～13：00）や夕方（16：30～17：00）が比較的ゆっくりとお話しできる時間です。

②施設名や、臨床実習指導者の名前の読み方を確認しておきましょう

　時々、施設名や臨床実習指導者の名前を読み間違っていることがあります。名前の読み間違いは失礼にあたりますので、しっかり確認し

③電話をかける環境を考えましょう

　周囲がにぎやかな場所からかけてしまうと、周りの騒音で電話の内容が聞き取れなかったり、こちらの声が先方にうまく届かないことがあります。あるいは携帯電話からかけて途中で切れたりすると、不快な思いをさせることになりますので、できれば静かな場所にある固定電話からかけるのが理想です。

　やむを得ず携帯でかける場合は、電波やバッテリーの状態を確認し、落ち着いて話ができる場所を確保しましょう。

④確認すべきこと、話すことを前もって書き出しておきましょう

　質問すべきことをまとめて1枚の紙に書き出しましょう（1枚に書くのは、電話の途中でめくらずに済むようにするためです）。書かなくても覚えておけるから大丈夫、と思うかもしれませんが、いざ電話をかけて相手が電話口に出ると、思わぬ緊張で忘れてしまうことがありますので必ず書き出しておきましょう。

⑤電話が苦手な人ほど、電話をかける練習をしましょう

　電話の話し方だけで、社会経験や人柄がなんとなくわかってしまいます。心配だと思うのであれば、一度事前に自分がしゃべる予定の内容を録音して聞いてみるとよいでしょう。

⑥電話をかけるのは、実習開始の1週間前くらいです

　時折、施設の都合などにより予定が変更されることもあるため、実習開始の1週間前ぐらいに電話するのがちょうどよいでしょう。その頃には担当させていただく患者さんが決まっていたり、臨床実習指導者が学生へ体験させようとする内容が固まっている可能性が高いので、そうしたタイミングで連絡を取ると、より具体的な話が聞けて準備ができる場合があります。

臨床実習指導者への電話のかけ方フローチャート

> ここに示した流れはあくまで一例です。相手の状況もありますので、会話は臨機応変に進めましょう。

電話番号（病院受付orリハビリテーション科）、施設名、臨床実習指導者の氏名を確認し、いざ電話へ

失礼いたします。わたくし、○月○日より実習でお世話になる○○学校の学生の○○と申しますが、理学療法士の○○先生をお願いいたします。

●実習指導者が電話口に出た場合

お忙しいところ失礼いたします。私、○月○日より実習でお世話になる○○学校の学生の○○と申します。よろしくお願いいたします。（相手も挨拶をされるかもしれないので間を取って）
本日は実習開始に当たりいくつか確認したいことがあり、電話をさせていただきました。今、お時間はよろしいでしょうか。

＊メモを見て、必要があればメモを取りながら質問しましょう
（例）
・初日の朝は、どちらに何時頃うかがえばよろしいでしょうか？
　（場所と時間が指定されている場合は）初日は○○時までに○○へ向かうこととなっていますが、それでよろしいでしょうか？
・当日、必要と思われる検査道具などを持って行こうと思うのですが、何を持参すべきでしょうか？
・実習開始に当たり、前もって勉強しておくことや考えておくべきことはありますでしょうか？
・その他、特に注意しておくべき点はありますでしょうか？

＊先方の説明がわからなかった場合は、わかったふりをせず、「失礼ですが、それは～ということでしょうか」と確認しましょう。わかったふりが事故のもとです。

承知致しました（必要と思えば、ここで説明された内容を復唱・確認する）。本日はお忙しいところありがとうございました。
おうかがいした内容に従い、準備をし、実習に備えますので、○日から、よろしくお願いいたします。
それでは、失礼いたします。

＊実習指導者が電話を切ったのを確認してから電話を切りましょう。

●もし実習指導者が手が離せず、電話口に出られないと言われた場合

わかりました。本日は実習の件で確認したいことがあり、電話をさせていただきました。
また後ほど電話をさせていただこうと思いますが、ご都合のよい日時などはおわかりになりますでしょうか？

わかる場合　　　　　　　　　　　　　　　　　　**わからないと言われた場合**

| ではその時間帯に連絡させていただきますので、その旨ご伝言お願いできますでしょうか？ | ありがとうございました。では、改めて連絡させていただきます。 |

お忙しいところ申し訳ございませんでした。失礼いたします。

＊もし、「臨床実習指導者から電話を折り返す」と言われた場合は、こちらの氏名、電話番号と、都合の悪い時間帯を、正確に伝えましょう。

2. 実習前に準備すべき物と事

守澤幸晃

1日前では間に合いません

　実習に持参する持ち物や荷物は、チェックリストを作り、余裕を持って準備をしましょう。最低でも1週間前には一度そろえてみて、不足しているものは買い足しておきます。前日の夜になってから確認したのでは、万が一不足しているものがあっても間に合いません。

　実習地に自宅から通える場合でも、前もって必要な物がそろっているかを確認しておくことは必要です。

　遠方での実習の場合は、宿泊先・滞在先に送れる荷物は送っておきましょう。長ければ2か月ほどになるのですから、当座とはいえ、ほとんど引っ越し並みの荷物になるでしょう。何が必要なのかは、学校や先輩、友人からの情報で調べてください。ただでさえ緊張する実習です。忘れ物があると、それだけで緊張は倍増します。本来持っている実力を発揮できなくなるのは残念です。以下に「これがないとイタい物」チェックリストと、「これを調べておきましょう」リストを挙げます。

先輩が教える、「これがないとイタい物」チェックリスト

- ☐ **宿泊が必要な場合は、多めの下着**
  洗濯する余裕がない場合も考えて、下着は多めがポイントです。
- ☐ **実習時に着る白衣、ジャージ、ポロシャツ、靴下、カーディガン（冬用＋冷房対策用）**
  以前、初日からよれよれの白衣を着ている人がいて、受け入れる側として、「この人やる気があるのかな？」と残念に感じたことがありました。
- ☐ **初日と最終日に着るスーツ**
  礼儀として、初日と最終日はスーツだと考えて準備しておくとよいでしょう。気合も入ります。ただし、初日から評価に入る場合は白衣やネームプレートなどがさっそく必要かもしれません。初日に何を持参すべきかは臨床実習指導者に尋ねましょう。
- ☐ **携帯カイロ**
  寒い季節はもちろん、夏季に冷房がきつい場合にも役立ちます。
- ☐ **実習時の靴**
  基本は白で清潔なものを準備します。学校指定もありますが、動作介助などもあるのでランニングシューズがおすすめです。

- [ ] **筆記用具（メモ帳、ボールペン黒＋3色、シャープペンシル、消しゴム）**
  介助時に邪魔にならないよう、メモは小さめのものを用意し、黒ボールペン1本と一緒に白衣のポケットに入れておきます。3色ボールペンや予備のメモなどは、検査用具などと共に小さなソフトケースに入れ、必要に応じて持ち歩くと便利です。シャープペンシルや消しゴムは書類などの作成時の下書きに使います。

- [ ] **文房具（ホチキスと針、クリップ、穴あけパンチ、バインダーなど）**
  レポート作成時に必要なものを前もって考え、準備します。バインダーは、ベッドサイドでの評価時にも使えるので便利です。学校がポートフォリオ方式（52頁参照）の場合はクリアファイルなども必要ですね。

- [ ] **ネームプレート**
  学校から支給されると思いますので、記入漏れがないようにしましょう。

- [ ] **検査用具一式（ゴニオメーター、打診器、メジャー、電動血圧計、長谷川式評価用紙や線2等分試験用紙など）**
  何を持参すべきかは事前に臨床実習指導者に電話をかける際に相談しましょう。電動血圧計は自分で持っていると運動時の測定に便利です（ただし、臨床実習指導者によっては許可が下りない場合がありますので確認してください）。また、脈拍を計る時用に、秒針付きの時計があると便利です（腕時計は実習中は患者さんへ危険が及ばないようにポケットの中に入れておくものなので、ポケットで邪魔にならないものにしましょう）。

- [ ] **学校から実習先への持参を指示されているもの**
  実習の手引きや学生評価表など。学校から指示されたものを忘れる人が多いので気を付けましょう。

- [ ] **臨床実習指導者、施設から持参するように指示されたもの**
  初日に提出する必要がある課題や書類。そして実習前の電話確認時に指示されたものがあれば忘れないように。

- [ ] **印鑑**
  書類に押印が必要な場合があったり、訂正する際に使うことがあります（簡易なスタンプタイプでも可能）。

- [ ] **財布、携帯電話、保険証、定期券**
  慣れない生活で体調を崩すことが多いので、保険証は持っていくようにしましょう。

- [ ] **本や資料（疾患や検査測定に関する資料）**
  実習の段階や担当患者さんによって必要な資料は変化します。読む暇はないかもしれませんが、やはり心配で、ついつい多くの本を持っていってしまうものです。実習施設にはポケットサイズのものを必要なものだけ持っていきましょう。検査測定の資料は必携です。差し支えなければ、そこで働く先生方の本を読ませてもらえるか相談しましょう。先生方は自分に必要な本を買ってそろえているので本棚を見るだけでも非常に勉強になります。施設にリハビリ関係の雑誌があれば、実習中に非常に助かります。私は症例報告で何より一番助かったのが『理学療法ジャーナル』でした。

☐ **パソコン、デジカメ、保存用 USB、プリンター、プリンターのインク、印刷用紙**
　プリンターのインクは予備を1本ずつ。特に黒インクは他色の倍は必要です。A4用紙は1パック（500枚）用意しておくと安心。田舎ではパソコン周辺用品を買うことはかなり困難ですので、これらは多めに用意するのが肝心です。パソコンが壊れたら怖いので、データはUSBに日々保存します。予備のパソコンを持っていった人もいました。

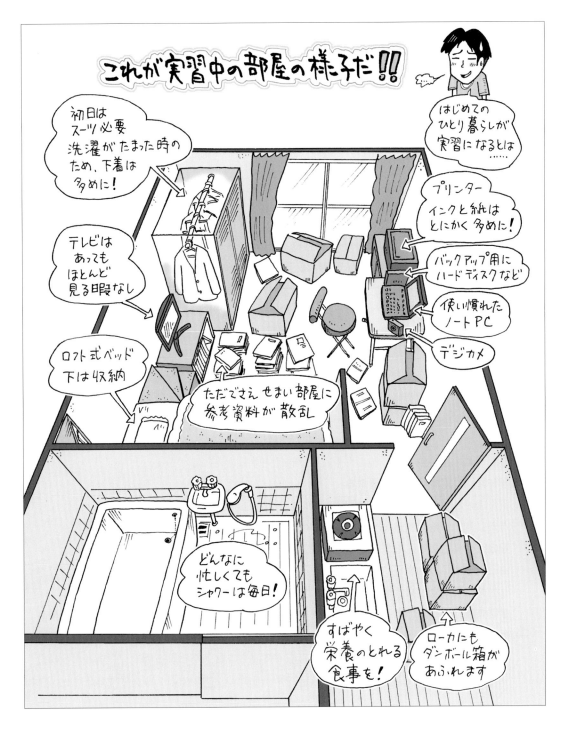

- [ ] **気分転換・眠気対策に有効なもの**

    本やゲームなど、短時間で気分転換できるものを何か準備しましょう（ただし、のめり込まないように注意）。コンパクトなコーヒーミルとコーヒー豆を持参した人もいましたよ。

- [ ] **目覚ましセット**

    1個では心配な人は複数個で。

- [ ] **食事のためのもの**

    レトルト食品もあると便利です。

- [ ] **季節と地方によってあると便利なもの**

    夏は殺虫剤、虫よけ、冬は長靴、レインコート、傘など。飲み会が多い地方では、ウコンなどのサプリメントも有効です。

先輩が教える、「これを調べておきましょう」リスト

- [ ] **実習先までの行き方、所要時間を調べる**

    住んでいる場所から実習先までの行き方、所要時間を確認しましょう。

    長い実習の場合、電車やバスの定期券を購入することも必要かもしれません。朝のラッシュ時間、あるいは事故などにより交通機関の乱れが発生し、予定より時間がかかる場合もあるので、集合時間の30分前には到着するようにスケジュールを組みましょう。ちなみに電車やバスなどを利用している時間は、課題を完成させたり睡眠を補えたりと、案外使えるので大切にしてください。

    実習地によっては自動車や自転車で通ってもいい施設もあるので、臨床実習指導者へ相談してください。ただし、施設の駐車場や駐輪場は患者さんが使うことが優先されるので、くれぐれも許可を取ってから車や自転車を使用するようにしましょう。

- [ ] **携帯電話に電話番号を登録する**

    実習施設や学校の電話番号は携帯電話に登録しておきましょう。

    ただし、携帯電話は紛失や故障もあるので、念のため紙にも控えておきましょう。

- [ ] **髪の色や長さなど、身だしなみが不快感を与えないものか確認する**

    前日にあわてないように準備しましょう。髭を剃る、爪を切る、マニキュアを落とすなど。ピアス、指輪などのアクセサリー類は外します。

- [ ] **宿泊先及び滞在先の周囲の店をチェックする（食べ物屋、コンビニエンスストア、日用品センターなど）**

    余力があれば、宿泊先、滞在先の周囲にあって簡単に食事がとれる店や、文房具などの日用品が手に入る店、コンビニエンスストアなどをチェックしておくとよいでしょう。

［実習あるあるマンガ］
雪の日に…

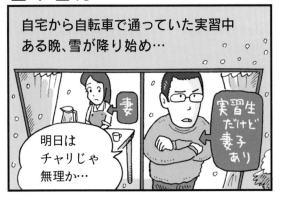

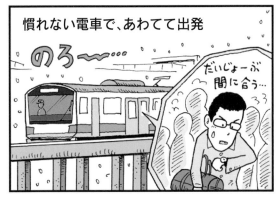

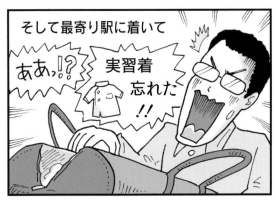

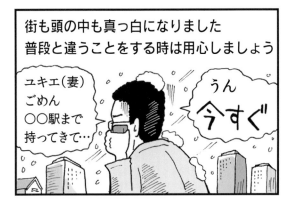

3. 実習が始まったら

村上京子

礼儀として、まずは挨拶を怠りなく！

　実習生は実習先の理学療法士より先に病院に着き、待っているのが礼儀というものです。特に初日は私も約束の時間より50分くらい前には病院に到着しました。

　病院の待合室には朝早くから患者さんが待っています。廊下を通る時は無言ではなく、患者さんにも気持ちよく挨拶をしましょう。

　理学療法室が開くのを待って、臨床実習指導者の先生に挨拶します。初日はこの時が最も緊張しますね。完全アウェーの環境に1人で飛び込むといった状況です。そんな時こそ大事なのは、清潔感あふれる服装や身だしなみ、そして元気な笑顔と振る舞いです。

　「おはようございます。○○学校から来ました○○です。本日から評価実習で1か月お世話になります。よろしくお願いします」

　初日はスーツで挨拶だけという場合と、初日から着替えて実習開始という場合がありますので、初日の持ち物や服装の準備については臨床実習指導者に確認してくださいね。

　更衣室で着替えを済ませたら、おそらく臨床実習指導者がスタッフルーム内のリハスタッフ（理学療法士、作業療法士、言語聴覚士、助手さん）を紹介してくれると思いますので、同じように明るく挨拶をします。次に理事長、院長、医師、看護師、ソーシャルワーカー、事務の方々の所へ連れて行ってくださると思うので、やはり挨拶をしましょう。

　巨大な病院の場合はそれぞれ部屋が違うので、まるで迷路のようで不安になると思いますが、落ち着きましょう。環境にはいずれ慣れます。

見学時の心得と、カルテを見る時の心得

● 治療見学

　理学療法室に戻ったら治療の見学が始まります。臨床実習指導者に

付きっきりで見せていただく場合と、数名の理学療法士のスタッフにそれぞれ見学をさせていただく場合があると思います。いずれにしても治療見学をお願いする際は、患者さんと理学療法士の両方に許可を取ることが必要です（見学をする位置や、自分が立つのか座るのかも聞いたほうがよい時があります）。

忙しそうに動き回る臨床実習指導者や他の理学療法士たちに学生さんが治療見学をお願いするのはタイミングが難しく、困難を感じることがあるかもしれません。患者さんにしても学生さんに見られるのを嫌だと感じる方もいますので、声をかけるのを迷ったり、おろおろすることがあるかもしれませんが、自分のタイミングで丁寧にお願いしてみましょう。多くの場合は許可をくださることでしょう。許可をいただいたら感謝の表明を忘れずに。

見学がひと区切りしたら、臨床実習指導者からは必ず「何かありますか？」聞かれると思います。この時、「何もありません」という答えはあり得ません。あなたがやる気がないと誤解されてしまうかもしれないからです。

ですから治療見学の間じゅう、終わった後に何を質問するかを考えておいてください。本来は疑問に思うことが自然に出てくるはずですが、質問をするのが意外と苦手な学生さんもいます。

そういう場合は、「もしこの患者さんを自分が担当するとしたら」と考えてみましょう。「自分はどのように治療するだろう」「どのようにリスク管理をするだろう」と思えば、質問が浮かんでくるのではないでしょうか。そうしたら、"こんなことを聞いていいのだろうか"などと考えすぎずに、口に出して質問してみましょう。

臨床実習指導者の側からすれば、質問をされなければ「何がわからないのかさえもわからない」のですから。

● カルテからの情報収集

カルテも最初、どう見ればいいのか、とても迷うものの1つだと思います。経過が長い患者さんでは厚さ数センチにもなるカルテの内容を数分で把握するなど到底無理です。

外来患者さんの場合は、カルテを見る時その情報量に圧倒されずに、年齢と診断名、現病歴、既往歴あたりを押さえ、あとは必要に応じて再度カルテを見ればいい、と腹をくくりましょう。

なぜなら、あまり疾患や障害にとらわれるよりも、「患者さんの主訴」から見たほうが考えやすいからです。まして臨床では、教科書では考えられないようなことに出会います。教科書的な疾患・障害の固定観念にとらわれていては先に進めなくなってしまうからです。

ただし外来患者さんと違って、自分が担当する入院患者さんの場合は、詳細な情報収集が必要になります。年齢と診断名、現病歴、既往歴に加えて、バイタルサインの変化を見るのも重要です。カルテの情報でも、何を知りたいのかという優先順位を決めて、何度も情報収集に通いましょう。

「なぜ」を常に問う作業が始まります

● 担当患者さんとの対面

　カルテで簡単な情報を得た後、担当させていただく患者さんと会うことになると思います。緊張すると思いますが、落ち着いて第一印象、問診（会話）、姿勢・動作分析といった評価の視点を持って臨みましょう。

　例えば、カルテの情報では、座位不安定、ADL全介助、疎通が悪い、となっていたとしても、話をしてみると思った以上に動けたりコミュニケーションが良好な場合もあります。それはそれでほっとしますが、ここで自分が感じた第一印象が大事です。「なぜ思ったより動けるのか」「なぜ思ったよりコミュニケーションができるのか」のように掘り下げて考えていくことが、今後の評価につながっていくようです。そしてご本人に、「痛み」や「不便に感じていること」などもうかがっていきましょう。

● フィードバック

　挨拶回りや見学、担当症例との対面も終わると、1日目が終了です。1日目はまだレポートも書いていないので、病院の規則や実習の説明を受けるだけで終わるかと思います。

　2日目以降は、1日の終わりに臨床実習指導者と一緒に行動やレポートの内容を振り返る、「フィードバック」があります。「理学療法士には、1つ1つの行動に理由付けが必要」という考えにもとづいて、フィードバックが行われると考えればよいでしょう。

　「なぜその評価を行ったのか」「評価結果から何が言えるか」「評価結果について他の可能性は考えられないのか」「それが患者さんにとって何の意味があるのか（ADL上など）」「治療方法はどうなのか」など、何かにつけて「なぜ」と聞かれるはずです。

　そのことを意識してデイリーノートにもまとめていき、「なぜか」という理由を文章にしていく癖をつけてみてください。

● 2日目からの流れはこんなふうです

2日目からの実習日程の流れは以下のようになると思います。

08：00	病院到着。着替えをして、臨床実習指導者にレポートを提出します。
08：30	朝礼に参加。準備（ホットパックの準備など）。
08：40	治療の見学をします。担当症例の評価も行います。
12：00	昼休み。昼食は職員食堂で。残りは自由時間です。
13：00	治療の見学や担当症例の評価を行います。
17：00	業務終了。理学療法室の掃除、後片付けをします。
17：30	フィードバック。1日の報告・反省、レポートの内容検討、質問など。
19：00	実習終了。

実習場ではこんな態度や行動が求められます

● 臨床実習指導者の立場から考えると理由がわかるかもしれません

　学生さんは実習中、当然ドキドキしていると思いますが、臨床実習指導者の立場からすると、自分の担当する患者さんを学生に担当させるわけですから、慎重になって当然です。一見理由がわからないように感じる臨床実習指導者の言動も、「自分にとって大事な患者さんを学生に担当させるとしたら……」「自分が大事だと思っているこの仕事の意義を、学生にわかってもらいたいとしたら……」と、相手の立場に立ってみると見えてくることがあります。

　その意味で、将来理学療法士を目指す学生さんには、次のような姿勢が求められるでしょう。細かい点もあり、怖いなあと思うかもしれませんが、これらはすべて、社会人になったら新人に当たり前に求められる姿勢です。

○積極性が大事です

　「質問しない」「やる気が感じられない」「自分から動かない」学生さんに、臨床実習指導者は不安を感じます。また、メモを取らない学生にも不安を覚えます。

○自ら学ぶという態度で

　自分が担当する患者さんにこういうリハビリをするという方向性が決まったら、基礎知識を確認しておくとともに、時間、場所、道具の確保などをしましょう。待っているお客さんのような態度では物事は進みませんよ。

○**常識的な態度が取れる**

挨拶・言葉遣い・目上の人との接し方ができる。これは将来、理学療法士として仕事をしていくうえでも必要な態度です。

○**遅刻・欠席の連絡ができる**

理由のない遅刻や欠席は社会人として通用しません。実習中は社会人扱いです。やむを得ず病気になることはあると思います。その時は臨床実習指導者へ理由をきちんと連絡し、相談しましょう。サボっていると思われないか不安になるかもしれませんが、体調が悪いために、患者さんに集中できなかったり、患者さんに迷惑がかかるほうが問題です。もしインフルエンザなどの感染症にかかっていれば、患者さんにも周囲にも迷惑がかかります。まずは相談したうえで、必要に応じて病院を受診し、その結果も必ず臨床実習指導者に報告しましょう。また、それによって遅れてしまった課題に関しては、やはり臨床実習指導者と相談し、その指示に従いましょう。

遅刻・欠勤の際の電話のかけ方（例）

実習生の○○です。今朝、○○（熱や下痢など）の症状があり、体調がすぐれず、病院を受診しようかと思います。申し訳ありませんが、本日実習を休ませていただいてもよろしいでしょうか。
（その日指定の提出物などがある場合は、どうすればよいか指示を受けましょう）

○**提出物をきちんと出しましょう**

例えば、毎朝9時までに指導者の机に置いておく、といったことを指示されたら、守るようにしましょう。どうしても提出できない場合は、その後の対応方法を自分で考えて、臨床実習指導者へ報告しましょう。臨床実習指導者が不在になる日は、指示された職員へ提出しましょう。

○**他の場所へ行く時は、所在を伝達しましょう**

リハビリ室の外へ出かける時は、一言所在を臨床実習指導者か職員へ伝えてから行きましょう（そうすれば、院内は自由に移動可能です。また昼休みは院外へ出ることも可能です）。

○**他職種から情報をいただく時に心がけたいこと**

他職種の方もすべて業務を持っていますので、質問や情報収集などの時は状況を確認し、必要な場合はあらかじめ時間を取ってもらうようにお願いし、約束ができたらその時間を守るようにしましょう。質問事項は前もって整理してから臨みましょう。

○**電話がかかってきた時や来客の時にふさわしい対応ができる**

自分が一番近くにいる場合は対応しましょう。そのうえで職員へつ

なぎましょう。
「はい、リハビリテーション科です」
「私は学生でわかりませんので聞いてまいります。少々お待ちください」など。

○患者さんとの接し方が適切である

「患者さんに対して命令口調」「患者さんを物のように扱う」などは理学療法士という職業上ふさわしくありません。臥位になっている患者さんをまたぐ、腕組みして話をするなども良い態度とは言えませんよね。それからメモについてですが、患者さんのなかには目の前であからさまにメモを取られるのを嫌う人もいますので、場所を考えたり、患者さんにきちんと断ってからメモを取るようにしましょう。そして患者さんのプライバシーには十分配慮し、守秘義務に注意しましょう。

○リスク管理ができる

これは技術の問題もありますが、ほとんどは注意していれば防げます。移動中や不安定な姿勢を取っている時は、転倒などの事故を起こさないように、目を離さないように、集中力を持って臨みましょう。万が一転倒やけいれん発作などの事故が起きた場合は、必要な応急処置を行い、すぐに臨床実習指導者か職員に連絡し、指示をあおぎましょう。

○安全を確保しましょう

患者さんと自分自身の身体の安全を確保するようにしましょう。無理なく、リラックスできるような状況を設定し、腰痛などを起こさない姿勢や身体の使い方を工夫しましょう。

コラム　先輩たちが学生に望むもの、最上位は「一般常識」です　　上村忠正

僕は、現在の職場の同僚たちに、「実習を受ける学生に、何を一番望みますか？」というアンケートに答えてもらいました（1人1点）。読者の皆さんは何が最上位になると思いますか？

結果は「実習生としての心構えや態度」、そして「患者さんに対する配慮」といった、いわば一般常識ともいえる接遇面を一番目として挙げる人が70％もいたのです。以下にその内容を記します。

●先輩たちが望む「実習生としての心構えや態度」の具体例
* 謙虚さ
* 見学中の報告、連絡、相談の徹底
* 学ぶ姿勢、話を聞こうとする態度、前向きな態度、積極性

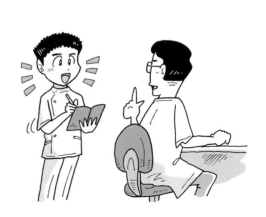

＊自分から臨床実習指導者との関係作りを試みて
　ほしい
＊挨拶すること
＊居眠りしないこと
＊提出物の締切を守ること
＊レポートを人に見てもらうならば、提出する前
　に一度は見直すこと
＊周囲への配慮ある態度
＊話す声を適切に（小さすぎたり、はっきりしゃ
　べらないのは困ります）

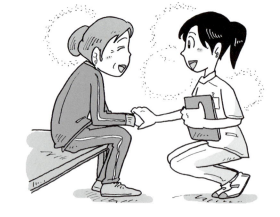

●**先輩たちが望む「患者さんに対する配慮」の具体例**
＊患者さんの立場になって、身体機能面だけでなく、精神面への配慮もしてほしい
＊疾患ではなく人を見るべき
＊患者さんの人格、人としての個性を重視してほしい

　僕自身は「知識やスキル」面を一番に挙げる人がもう少し多いのではないかと想像していたので、70％が学生の「接遇面」を第一に挙げたという結果には少々驚きました。そして臨床実習指導者やスタッフは、自分たちに対してだけでなく、患者さんに対しても正しく接遇してほしいと望んでいるということもわかりました。
　では、患者さんに対する正しい接遇というのは、どういうものなのでしょう。
　私が現在勤めている病院の接遇委員会が、患者さんに「医療機関に対する意識」を調査したことがあります。すると次のような回答が集まりました。

●**患者さんが望む「医療機関への期待」**
　患者さんは医療機関へ次のようなことを期待しているとの回答でした。
　① 自分の不安や痛みを理解してくれる、② 優しく対応してくれる、③ 気持ちを受け止めてくれる、④ プライバシーに配慮してくれる、⑤ 診察中以外にも声をかけてくれる、⑥ 清潔感ある身だしなみをしている、⑦ いたわりの言葉をかけてくれる。
　これらの期待が叶えられた時、患者さんの満足度は高まり、職員とのさらに良いコミュニケーションの循環が生まれます。学生の皆さんもぜひこうした患者さんの心理を理解して、接してもらいたいと思います。

●**患者さんが経験した「医療機関で失望した対応」**
　一方、患者さんに「医療機関で失望した対応」についてもうかがったところ、次のような回答が集まりました。
　①「要するに腰痛ですね」と事務的に対応された、② 表情や話調が冷淡だった、③ 質問したら「手が離せない」と言われた、④ 待合室で大声で自分の症状を説明された、⑤ 目が合っても声かけしてくれない、⑥ 制服が汚れていた、⑦ 事務的に「お大事に」と言われた。
　どうでしょう。もっともな回答ですが、どれもうっかりするとやってしまうことかもしれません。
　今、医療機関では、このように患者さんからの意見を吸い上げながら、自分たちの接遇を良くしようと日々改善を目指して努力しているのです。ですから、学生である皆さんがそれを気にかけない態度を取れば、それは当然先輩たちにとっては「やってはいけない」ことに映るわけです。
　そんなことも頭の隅に入れておいていただければと思います。

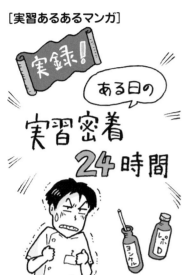
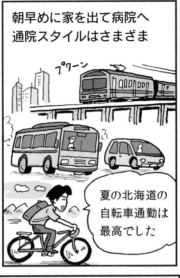
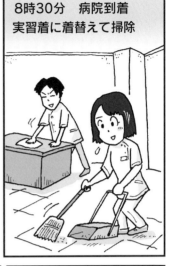
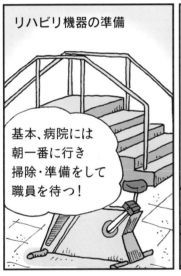
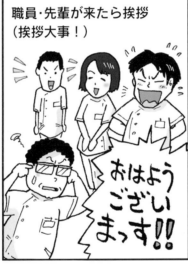
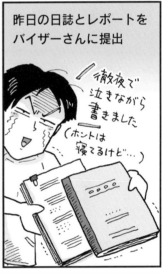
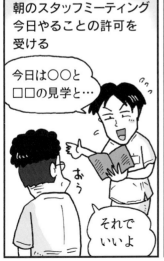
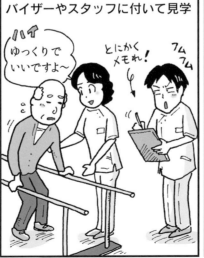
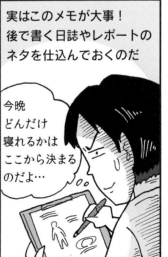

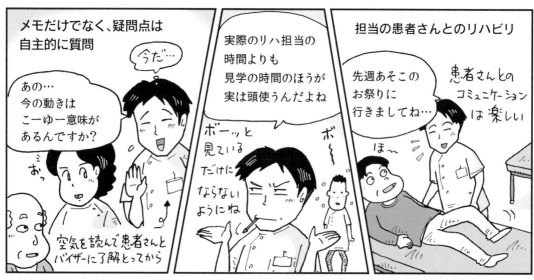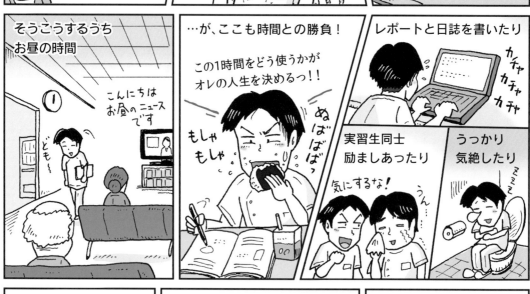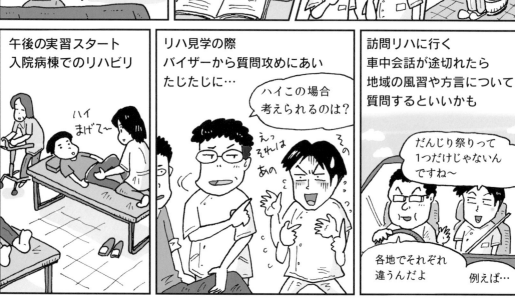

3. 実習が始まったら

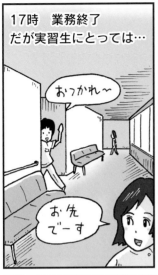
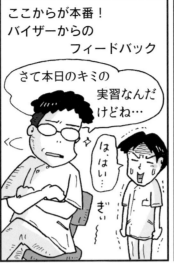
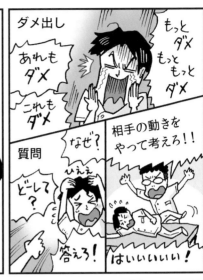
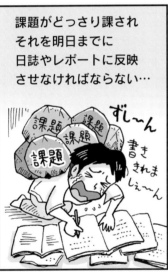
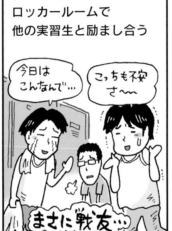
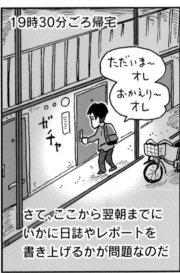
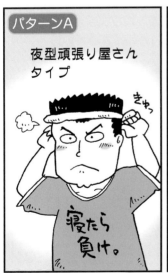
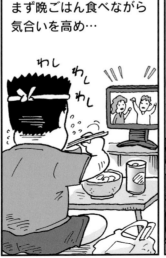
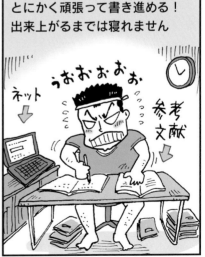

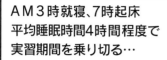
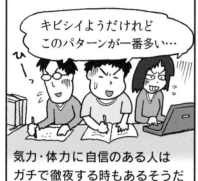
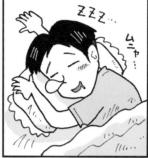
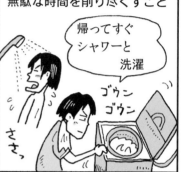
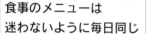
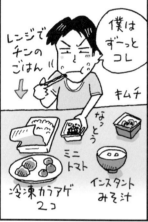
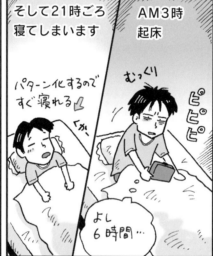
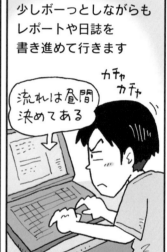
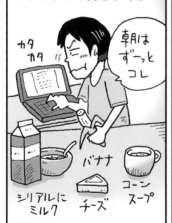
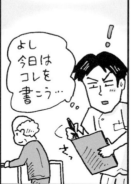
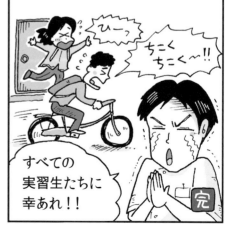

4. （気が早いですが）お礼状はいつ出すのか。お礼状の書き方

守澤幸晃、村上京子

形ではなく、個人の思いがこもった手紙であることが大事です　守澤幸晃

　お礼状は、実習が終了して1週間後ぐらいに着くようなタイミングで出すほうがいいと思います。1週間経てば、実習で担当した症例を学校で発表する報告会も終わっているはず。つまり、実習と自分を改めて見直すことができる頃であり、そこから滲み出てきた思いを込めて書けば、素敵なお礼の手紙になると思います。実習を振り返ると反省すべき点ばかり思い出すこともありますが、ここでは素直にお礼の気持ちを書きましょう。

　手紙ははがきでも便箋でも構いませんが、手書きにしましょう。前もって別の紙に下書きをし、誤字脱字がないようにします。

　時々、国家試験の結果を報告してくれる人や、就職が決まったことを報告してくれる人もいます。これも受け取った側は嬉しいものです。

　ここでは、私がこれまで受け取ったなかで、嬉しかった手紙を紹介します。これを書いた学生さんは、患者さんには大変に好かれていたのですが、実習内容がかなり危うく、本人も何もできない自分がこのまま理学療法士を目指すべきか悩んでいました。いろいろと話をして実習はなんとか合格しましたが、辞めてしまうかもしれないなと思っていた時に来たお礼の手紙です。その後のことはわかりませんが、この手紙からは、もう一度理学療法士を目指してくれたのかなという感触が得られて嬉しかったのです。

　学生には学生なりの手紙の書き方があるのではないかと思います。

　いくら"形が整った"ものでも、形だけのような、ひどい時には学校が同じであれば、どの学生からもほとんど同じ文面であったりする手紙を受け取ると、がっかりしてしまいます。

　お礼の手紙の書き方も、これから目指す世界でのあり方と同じだと思います。正しい技術があっても、心がこもっていない施術は患者さんへ思いが伝わらないからです。

　"個人的な思いがこもっていること"、これが大事なのではないかと思います。

手紙のサンプル

○○病院リハビリテーション部
○○○○先生

拝啓　　　　　　　　　　　　　　　　　　　　　　　　-------①
　立春の候、○○先生をはじめ、皆様方におかれましては、お健やかにお過ごしのことと存じます。

　先日は、臨床実習Ⅰで大変お世話になりました。　　　-------②
　実習中は丁寧にご指導をいただき、ありがとうございました。

　今期の実習において、自分の未熟さを痛感させられ、しかしそれがかえって、こ-------③
れからの勉強の励みになりました。
　実習中に先生がおっしゃられた、「いくら正しい知識があっても患者様に伝わらなければ意味がない」という言葉は心に残りました。優秀な理学療法士、良き理学療法士とはどういうものかについて、あれからずっと考え続けています。
　患者様の気持ちも考えながら治療を進めることができ、患者様から"良き理学療法士"と思われるような人になりたいと私は思いました。

　これからも、この実習で学んだことを忘れず、理学療法士としての必要な知識や-------④
正しく安全な技術を学んでいきたいと思います。また、患者様の障害を考え、希望とされることは何かを考えながら治療ができるような理学療法士を目指したいと思います。

　2週間という短い期間ではありましたが、とても充実した素晴らしい時間でした。-------⑤
本当にありがとうございました。
　今後ともご指導、ご鞭撻を賜りますよう、よろしくお願い申し上げます。
　　　　　　　　　　　　　　　　　　　　　　　　　　　　　　敬具
　　　　　　　　　　　　　　　　　　　　　　　　○○学校　○○○○

①挨拶文は「拝啓」で始まったら必ず「敬具」で終わります。「立春の候」などの時候の挨拶は、Wordで「差し込み文書」→「挨拶文」をクリックすると適切なものが選択されて出てきます。他候補：「立春の候　○○先生におかれましてはなお一層ご活躍のこととお慶び申し上げます」

②前置きとして、今回の手紙の趣旨が「お礼」であることをこのような形で書きます。

③個人の思いやエピソードを書きます。

④将来に向けてのあなたの前向きな抱負を書きましょう。実習を手伝ってくださった方にとっては何より嬉しいはずです。

⑤お礼の言葉と結びの言葉で終わります。他候補：「末筆ではございますが、○○先生の一層のご活躍を心よりお祈り申し上げます」

個人の思いやエピソードをどう書くか

村上京子

　臨床実習指導者をやっていた時、私が受け取って嬉しかった手紙は、やはり「個人的な思い」や「エピソード」が書かれた手紙でした。
　でも、「個人的思い」や「エピソード」をどうやって書いたらいいのかわからなくて困っている人もいると思いますので、サンプルとして、そうした手紙から抜粋して紹介したいと思います。

● 個人の思いやエピソードの例

■ サンプル1

　質問ばかりしていた私に対して、「自分で調べたのか？」「自分で考えてみたのか？」と喝を入れてくださいました。その時は動揺してその言葉を受け止めきれませんでしたが、自分で考えて行動していくこと（文献を調べたり、体の検査をし直したり）の大切さがよくわかりました。
　また、自分で考えて行動することで、知識と経験が身に付くことを実感しました。
　正直、厳しい言葉だと感じた時もありましたが、その結果自分自身の成長につながりました。ありがとうございました。

■ サンプル2

　実習中は、学校で学んできたことをどう用いていくのか、正直とても難しく大きな壁を感じましたが、○○先生が実際に患者様の症状を通して何度も説明してくださったおかげで、終盤には自分なりに知識と現象をつなげる感触をつかむことができました。
　外来診療での忙しいなか、快く見学を許可してくださった先生方や患者様のご厚意、そしてレポート作成のため貴重な時間を割いて検査にご協力くださった○○様、根気よく指導くださった○○先生に本当に感謝の気持ちでいっぱいです。皆様からいただいた経験を今後にしっかり活かせるように頑張っていきたいと思います。

■ サンプル3

　当初は病院の雰囲気に戸惑い、非常に緊張していましたが、先生方が気さくに話しかけてくださったお陰でとてものびのびと実習を送らせていただくことができました。
　一番印象に残った学びは、患者様は、原因がわからなかったり、どうなってしまうのか先が見えないという「不安」があり、それが症状を強めているとおっしゃった言葉でした。
　医師の的確な診断と、理学療法士の評価、論理的な考察にもとづいたわかりやすい説明が、患者様の不安を取り除き、患者様が次第に晴れやかになられた時の表情は、今でも胸に焼き付いています。
　○○先生のように患者様にわかりやすい説明をするには、私はまだまだ知識が足りませんし、その知識を噛み砕き吸収しなければならないと感じます。先生方が、仕事の合間に患者様の症状のことや、最新の情報、またリハビリ科の方針などを熱く語り合っている姿にも憧れました。

今、自分もそのような理学療法士を目指していけたらという思いを持っています。

● 手紙のマナーとして注意したいこと

ところで、いくら思いがこもった手紙でも、内容としてふさわしくないこともありますので押さえておいてください。

・臨床実習指導者の名前や施設の名称が間違っていると、受け取った側はがっかりします。
・実習場スタッフの名前を列挙した時、1人だけ抜けるような失礼がないように。
・誤字脱字があると、この学生さんは大丈夫かと不安になります。
・単語が途中で切れてしまうような妙な改行や、丸文字は幼い印象を与えます。
・修正ペンを使ったり、二重線あるいは塗りつぶして訂正してあるのは失礼です。
・鉛筆で下書きした跡や、罫線を引いた跡が残っているのも見苦しいですね。
・極端に小さな文字だったり、文字が端により過ぎているのもちょっとどうかと思います。
・冗長で、何が言いたいのかわからない手紙も困惑します。
・無理に笑いを取ろうとするような表現は不要です。

お礼の手紙は、強制されて書くものではありませんが、ここは先輩として一言。理学療法士の世界は狭いです。あなたが理学療法士になってからも、いずれ出会い、お世話になる可能性は大です。人とのつながりを大切にする意味でも、お礼の手紙を書くのは理学療法士の臨床実習では慣例なのです。私は国家試験に通った後も報告の手紙を書きました。人によっては就職先が決まった時点でも書いている人がいましたよ。

［実習あるあるマンガ］

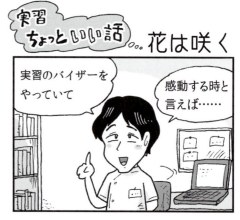
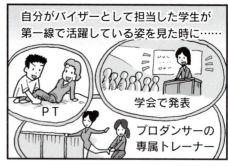
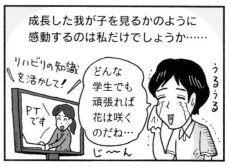

2章

デイリーノート、デイリーアクションシート(ポートフォリオ方式)の書き方

この章では、日々記入するデイリーノートやデイリーアクションシート
(ポートフォリオ方式)とはどういうものなのか、そのイメージをつかんで
もらうことを目的に、解説していきます。
学生としての知識と技術をもってどこまで考えたのか、
その思考過程と結果を記載する必要があります。
自分の意見を相手に伝えることは非常に重要な能力であり、
そこからすべてが始まるといってもいいかもしれません。
文章作成能力は実習のなかでは特に重要です。
普段から日記をつけるなどして、
論理的で簡潔な文章を書く習慣をつけることをおすすめします。

この章の内容

1. デイリーノートの書き方
2. デイリーアクションシート(ポートフォリオ方式)の書き方

1. デイリーノートの書き方

村上京子

　デイリーノートは病院実習中および自宅学習で学んだことを記載するノートで、毎日臨床実習指導者に提出します。臨床実習指導者によってはその人なりの書き方の指導があるかもしれませんし、評価基準もあるかもしれませんので、それは各々の実習先で確認してください。
　ここに紹介するのはあくまで私個人が考えるデイリーノートの書き方です。一例だと思って読み進めてください。

何のために書くのか

　デイリーノートは、見学中に、自分がどういう姿勢で臨んでいるのかを臨床実習指導者に伝える手段です。見学している姿って、「ただ立っているようにしか見えない」こともありますよね。けれども、デイリーノートに見学中に何を学んだかを記載すれば、見取り学習がしっかりできていることが臨床実習指導者に伝わります。見学中の物言わぬ時間をどう過ごしているのかをしっかり伝えることで、臨床実習指導者も安心できます。
　また、口で説明したりコミュニケーションを取るのが苦手な実習生でも、デイリーノートに表現することで、話し言葉で足りなかった部分を補足できるので、上手に活用するとよいと思います（ただし、理学療法士というのは患者さんと接する職業なので、言葉で説明できることも大切です。口頭で説明することにも努めてくださいね）。
　今回、自分のデイリーノートを見直して感じるのは、デイリーノートを書くことは、臨床実習指導者からの評価のためではなく、確実に自分の成長のためになっていたんだなあということです。提出しなければならないからという義務感ではなく、自分の頭の中を整理したり知識を深めるために活用する、という意識で日々の学びの記録を記していっていただきたいです。

こんなことを書きます

　デイリーノートには次のような内容を書きます。

- 見学中疑問に思ったことを調べて書く。
- 見学させていただいた患者さんの疾患について、ケーススタディとしてまとめる。
- 翌日の予定を告げられていたら、関連することについて調べて記入する。
- 実習中に臨床実習指導者や他の理学療法士から質問されたことがあれば、(その場で答えられたとしても)調べて書く。

　臨床実習指導者や理学療法士が実習生にする質問は大切なテーマである場合が多いので、もし答えられた場合でも改めて調べておくと確認になりますし、さらに知識が深まるかもしれません。

- 患者さんから出た何気ない質問・疑問などを調べて記載する。

　患者さんは身体についてどの人も比較的同じような疑問を抱きます。臨床に出てからも出会う質問かもしれません。もし引っかかるものがあれば調べてみるといいと思います。質問に答えることで患者さんの不安や心配は解消され、信頼関係が生まれます。そしてデイリーノートに書くか書かないかは別として、もし余裕があったら、見学中に患者さんの声に耳を傾けて実際に患者さんとお話ししてみてください。

一例として見てください

　次頁に私の第一期目のデイリーノートを紹介します。正直、良い例というわけではありませんが、どういったものなのかの参考になればと思います。

　ちなみに、私自身が実習指導者になった時はデイリーノートの書き方は自由だったのですが、1日にA4用紙5枚も書く学生さんもいて、人によってかなり差がありました。

デイリーノートの例

4月21日（金）

　今日は外来の患者さん1人を治療させていただいた。

　Kさんは外転（true）90°p、外旋（2nd）20°、外旋（1st）5°であった。

　筋の走行とROM制限方向の関係により制限因子と考えられる筋は、大胸筋、大円筋、広背筋などであったが、疼痛部位触診により、第1の制限因子は、大胸筋鎖骨部線維と特定できた（硬かった）。

　そこでマッサージ、ストレッチ（外転方向へ）、hold and relaxを行うと、外転95〜100°に改善。次に、大胸筋の痛みはなくなったが、肩のうしろ側が外転・外旋時に痛いとのこと。触診により、小円筋と特定できた（棘下筋と迷ったが、棘下筋は外転制限しないので）。外旋はactiveとpassive両方で関節可動最終域に痛みが出たため、収縮痛（＋）短縮痛（＋）。マッサージとストレッチを行う。

　しかし、ここで1つ失敗。ストレッチを外旋方向にしてしまった。これでは筋は伸張しない（内旋へストレッチしないと小円筋は伸張しない）。あと、外旋方向へhold and relaxをしてみればよかった。この2つを行っていたら、さらにROMが改善していたかもしれない。

　評価1名。徐々にではあるが、スムーズに行えるようになってきた。

　○○さん：quadのisometric muscle ex.（徒手抵抗）開始。
　　　　　　KNEE flex、ROM ex.（自動介助）

この調子で頑張れ。㊞

●今振り返ってみると──

　これは実習中に患者さんの施術（関節可動域エクササイズ）をさせていただいたことについて考察しているものです。

　自分なりの根拠をもとに、部位を特定して行っていることを他者に伝えようとしています。また、洞察が不足していたことに気付き、その点を記述しています。施術している時には気付けなくても、1日の行動を振り返りデイリーノートに文章化していると、何かに新たに気付くことはよくあることです。実はこの積み重ねにより理学療法の思考や手段の引き出しが増えていくのです。

　施術により結果を出すことは当然ですが、その過程が適切かどうかを確認することで、（まぐれでなく）再現性のある施術やさらにより良い結果の出せる施術を続けることができるのです。

5月6日（土）

　今日、○○さんの腱板断裂の過去のカルテを調べた。初期評価のレポートを書く際の参考データを取るために。

　その時に、術式の断裂形式を見ると、症例の1つ1つで異なっていた。どの部位に、どのような範囲で断裂しているかにより、術後の状態はそれぞれ違うのだろう。

　○○さんの初期のレポートを書いているのだが、○○さんの場合、棘上筋〜棘下筋の大断裂である。ROM制限因子や筋力の考察をしていて、この断裂状態がポイントであると思った。

　実は最初は考察するにあたり、「大断裂である」ということに重きを置かずに考えていた。だから「制限因子はあれもこれも考えられるが、結局どれなんだ？」ということになっていた。しかし、大断裂であることを条件付けて考えていくと、「制限因子はこれだ」と言えそうになった。

　1つのキーワードを見落とすと、すべてがあいまいになってしまう。でも逆に<u>すべてのキーワードをそろえると、ちゃんと1つの答えが出てくる。</u>

　外来患者さんを診る時も、評価して「この動きが制限されているから、ここに問題がある」と理論付けできるようにしていないと、すべての問題点を抽出することはできないだろう。触診では見つけられない問題点もあると思うから。触診も大切だけれども、それに頼ると危険だと改めて感じた。

　よろしい。㊞

●今振り返ってみると──

　レポートを書く際は情報収集が大切だ、と感じた時のデイリーノートです。

　あくまで個人的な印象ですが、理学療法は時に推理小説を読んで謎解きをしている感覚、またはパズルのピースをはめていくような感覚にも似ているように思います。他部門からの客観的な情報（血液データ、術式、手術記録）によってその謎解きがスーッとできてしまうことがあります。

　実習中にそのことを実感する出来事に出合っていると、働くようになっても他部門の情報を収集する癖が付くようになり、自分のプラスになっていきますよ。

5月11日（木）

　今日の外来患者さん2人は、原因同定に気を付けてみた。
　1人目の方は、ROMを測って制限因子候補を挙げて、その筋を触診し、硬さを診た。外転、内旋、外旋方向への制限が目立っており、疼痛は肩の後ろ側〜上腕近位部であった。よって、
　　外転→大胸筋、大円筋、小円筋、広背筋
　　外旋→大円筋、広背筋、大胸筋、肩甲下筋
　　内旋→棘下筋、小円筋
を候補と考えた。これらを触ると、大胸筋、小円筋、大円筋の硬さが感じられたので、ストレッチを行った。しかし可動域が多少改善するも、疼痛が外転時のみ残った（内旋時も疼痛があったが、小円筋ストレッチ後消失）。そこで、疼痛部位を問診、触診で探すと、どうやら棘下筋（腱）の感じがした。しかしいまいち自信がなかったので、筋収縮させることによって探そうとした。外旋させると収縮を感じたので、棘下筋とした。

　ここで、この時肩外転90°で行っていたため、上腕三頭筋、長頭腱との区別がつかなかった。一応肘伸展での収縮感がなかったので、違うと思ったが、内転して、下垂位をとれば、この2筋の走行は違うのですぐわかったのでは、と今気付いた。

　しかし治療法に困った。ストレッチをしたがなかなか柔らかくならない。そうこうしているうちに時間となってしまった。大円筋の硬さも残った。
　筋の短縮は、どの程度まで1回の治療で取れるのかはわからないが、硬さや痛みが残ったままだとすっきり終われなかった。

　2人目は、腱断術後の方だった。外転の姿勢を見ると、まさに肩甲上腕リズムが乱れていた。これは本を見て腱板の機能低下が起こると、上腕骨頭が関節窩に引き付けられないために起こってしまうと知っていたが、患者さんをみると、うまく言えないが、<u>知識と目の前の事実がかみ合い、その現象を理解することができた。</u>
　cuff exercises がどうして有効であるか、というか、何のためになるのかが自分なりにわかった、と思う。

　その調子で頑張ってください。㊞

●今振り返ってみると──

　本の知識と患者さんの身体に現れているものが合致する体験が実習の醍醐味だと思っています。実際の患者さんを見せていただくことで、病態に対する理解が深まることは今でも経験しています。
　ただし気を付けなければならないのは、知識の枠に当てはめて患者さんを見てはならないということです。まずは起きている現実をしっかりと認識するようにしましょう。

5月12日（金）

　今日は〇〇さんのROM制限因子を特定するため、触診しまくった。触診自体は、ROM最終域での疼痛があるので、防御性収縮も見られたため、非常に難しかった。最初のうちは、その「防御性収縮」と「伸張によるつっぱり感」（＝制限している）を混同しそうになったが、しつこく行っているうちに、そのあたりの区別はついてきた。

　おかげ様で、原因は徐々に絞られてきた。面白いことに、「短縮感があるのに、現時点では制限因子となっていない」と感じる筋もある。例えば小円筋がそうであったのだが、外転、内旋で制限因子となるだろうと考えていた。外転60°程度。内外旋0°（中間位）で触診すると短縮感があり、もしかして制限因子か？と思ったが、外転最終域でも内旋をしても、つっぱり感は感じられなかった。違う何かがその前に制限しているらしい。大胸筋も同じ感じであった。ただ触るだけではわからない、とわかった。

　外来患者さんで、パテラ脱臼の方がいらっしゃったが、正常可動域を獲得するだけが治療ではないことを教えられた。これは絶対に忘れないでおこう。けっこうカルチャーショックだった。勉強になりました。

なかなか良いですよ。㊞

●今振り返ってみると──

　就職した直後から人の身体に触ることへの苦手意識は薄かった自分ですが、もしかしたら実習で患者さんの身体をたくさん触れさせていただいていたおかげかもしれません。今思い返すと、要所要所で臨床実習指導者の先生から的確な道しるべをいただいていたことに気付かされます。

　実習では、1人の患者さんへ向き合う時間がたっぷりあります。その間に自分が理学療法士として学べることを吸収してほしいです。そのためには、逆に「できない」と思ったことにしっかり取り組んでいってほしいと思います。それが患者さんのためにもなり、自分のためにもなります。できないことに向き合うことが楽しいと感じられるようになったら、実習も、仕事も、人生も、楽しく感じられると思いますよ。

2. デイリーアクションシート（ポートフォリオ方式）の書き方

上村忠正

昨今では、日々の記録をデイリーノートへの自由記載ではなく、ポートフォリオに収集していくデイリーアクションシートという形で作成するように指導する学校が増えています。ポートフォリオは基本的には右記のような7種類の用紙で構成されています。

①目標シート
②実習前シート
③デイリーアクションシート
④深めたい知識（自己学習）記録
⑤凝縮ポートフォリオ
⑥獲得エントリー
⑦臨床実習指導者コメント

ポートフォリオとは

ポートフォリオ（portfolio）のもともとの意味は、「紙ばさみ」「書類入れ」。"持ち運びできる"という意味のポータブル（portable）と、"紙・本"を意味するフォリオ（folio）が合わさってできた単語です。

クリアポケットが綴じられるファイルを使って、一定の目的・意図のもとに、実習に関連する書類を時系列にどんどん収容していきます。それにより、実習冒頭から終わりまでの軌跡を一元的に見ていくことができます。

ポートフォリオになっても、実習中に書く内容は基本的には変わらないかもしれません。けれども形式が固定されているぶん、デイリーノートより書きやすいと感じる人がいるかもしれません。

8週間の実習では、1人の学生が作るバインダー（A4クリアポケットファイル30ポケット）は3冊になる、という印象です。

ポートフォリオになり、私自身が学生だった時よりも、「レポートを完成していくまでのプロセス」が見えやすくなり、評価しやすくなったな、という印象があります。ただ、いろいろな書類が増え、きめ細かくなったぶん、臨床実習指導者も見たりチェックしたりするものが増えたような気はしますが……。

● ポートフォリオの用紙の種類

それぞれの用紙の書き方や、どのような分量で書くべきか、などは学校によってかなり異なる指導がされているようです。「1行で」「箇条書きで」「3分で書きましょう」と指導する学校もあれば、分量が短すぎては認めないという学校もありますので、学校と実習施設の意向をすりあわせて書くようにしてください。

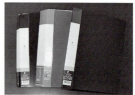
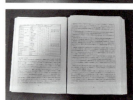

クリアポケットファイルへの挿入の順番としては、1枚目に日程・スケジュール、2枚目に目標シート、実習前シート、3枚目からデイリーアクションシート、その日のメモ、学習シートなどになります。パンフレットやインターネット情報、メモや写真、切り抜きなどを入れても構いません。

2.デイリーアクションシート(ポートフォリオ方式)の書き方

 前述した7種類の用紙のうち、必ず毎日書くものは「③デイリーアクションシート」と「④深めたい知識(自己学習)記録」です。
 以下に、「①目標シート」「②実習前シート」「③デイリーアクションシート」「④深めたい知識(自己学習)記録」の例を紹介します。

①目標シート

目標シート

学校名：＿＿＿＿＿＿＿＿＿＿＿＿＿＿＿＿　　　氏名：＿＿＿＿＿＿＿＿＿＿＿＿

どのような理学療法士になりたいのか？

> 　患者様の疾患や病態を把握し、主訴・HOPE・NEEDを捉え、ゴールを設定し、1人1人に適切な治療プログラムを立てていける理学療法士を目指していきたいです。また、技術があることはもちろんですが、コミュニケーションをしっかり取れ、患者様に適した運動療法を行い、最終的にはどのような生活を送りたいのかを一緒に考えていけるような理学療法士になりたいです。そして、常に探究心を忘れずに、患者様に信頼される理学療法士を目指していきたいと思います。

実習目標内容

> 　学校での机上での勉強では本を読むことが中心なので、実習を通して1つ1つの病態・病識を理解していきたいです。そして、疾患を持っている患者様の主訴・HOPE・NEEDを捉え、適切な評価を行い、リスク管理を配慮しつつ治療プログラムの立案が行えるようにしていきたいです。また、初期評価と最終評価の比較をしっかり行うために、評価の正確性・再現性を上げていきたいと思います。
> 　コミュニケーションは、患者様との信頼関係を築き、相手に自分のことを知ってもらう1つのツールであると思いますので、臨床実習では、先生方、患者様に失礼のないように、学生らしく実習させていただくことを心がけます。また、先生方が実践されている患者様とのコミュニケーション方法・心配り・気配りなど、言葉だけでない姿勢も勉強させていただき、自分自身にも身に付けたいと考えております。
> 　治療プログラムの立案では、患者様1人1人の個別の状態に合わせた適切なものが立案できるようにしていきたいと思います。また、患者様の負担やリスクを配慮し、適切な評価を行い、患者様のADL向上に向けた治療プログラムが立案できるようにしていきたいと思います。

 「目標シート」は実習前に書くものです。将来自分はどのような理学療法士になりたいか、どうしてそう考えるのか、実習の目標などを記載します。

②実習前シート

実習前シート　　　　○年○月○日

学校名：_____　　氏名：_____

実習施設名
医療法人社団　○○会　○○病院

実習期間
○○年○月○日〜○○年○月○日まで

施設の特徴・理念・役割

1. 一人一人を大切にする慈愛の医療・福祉活動に徹する。
2. 病者の安心を得て、地域の信頼を得る。
3. サービス業として、高度にして良質な医療と看護を提供する。
4. 医療福祉保健活動の積極的展開を果たすとともに、その連携と統合をはかる。包括的な医療福祉活動を目指す。
5. 職員は専門分野でのエキスパートを目指す。すなわち医学の研鑽、技術の練磨、知識と経験の習熟を果たす。
6. 安定した経営が、公正にして良質な医療を支えるという原則のもと、上記実践のための適正収入を目指す。

その施設で何を目的に実習するか

- 学校での勉強は、あくまで疾患に対する一側面を机上で学ぶことしかできないので、病態・病識の理解を深めていきたいです。
- 将来は一人一人の患者様がどのような生活を送りたいのか、一緒に考えていけるような理学療法士を目指していきたいです。そのために、どのようなことに注意して観察するかを学びたいと考えております。
- 患者様とのコミュニケーションの取り方、効率的な評価からの治療プログラムの立案、患者様に対する心配り・配慮などをしっかりと勉強させていただきたいです。
- 患者様とのコミュニケーションを通して、良好な信頼関係の築き方を学びたいです。

そのための準備は

- 学校で教わった授業内容の復習と、予習。また、評価時間を想定した実技練習
- 治療プログラムの知識と実技練習
- 疾患に対してのリスク対策と予備知識

「実習前シート」は実習前に書くものです。今回実習を行う施設での実習内容をよく理解して、目的を持って実習に臨んでいることをアピールしましょう。実習内容を把握することで、今何をすべきかが見えてくると思います。そのことを「そのための準備は」に記載しましょう。

③デイリーアクションシート Rom-ex

デイリーアクションシート

〇年〇月〇日

I:見学・治療の内容

No	原疾患名	手術日	合併症・既往歴	治療内容
1	左大腿骨頸部骨折 左変形性膝関節症	12/4 1/28	心肥大・認知症	ストレッチング・ROM-ex・歩行訓練
2	右大腿骨転子部骨折	3/25		ストレッチング・ROM-ex・筋力増強訓練 ADL訓練・歩行訓練
3	左変形性膝関節症	2/24		ストレッチング・ROM-ex・筋力増強訓練 立ち上がり動作・歩行訓練

II:「新たに獲得」「再確認」した知識、技術(具体的な治療内容)

No1【左大腿骨頸部骨折・左変形性膝関節症】
[術式]
左大腿骨頸部骨折 [ORIF]
左変形性膝関節症 [TKA]
大腿部下位から下腿上位まで術創部が認められた。
心肥大があり、不整脈が触診で確認できる。そのため、不整脈を訓練前・訓練中・訓練後確認し、アンダーソンと土肥の基準にてリハビリテーションを行っていた。また、血圧・SpO_2・脈拍などバイタルチェックを行っていた。
[治療内容]
　手術後、3か月経過しているが疼痛に対して過敏な反応を示す時がある。また、左下腿の筋緊張が高く、特に大腿筋膜緊張・外側広筋・大腿直筋・半膜様筋・半腱様筋・大腿二頭筋・腓腹筋・膝蓋上包・膝蓋靭帯に見受けられた。そして、疼痛の発生する部位も大腿部前面・大腿部前面外側部である。
　治療内容としては、大腿筋膜緊張・外側広筋・大腿直筋・半膜様筋・半腱様筋・大腿二頭筋・腓腹筋・膝蓋上包・膝蓋靭帯のストレッチングをリラクゼーションの目的で行い、ROM-exとして膝関節(屈曲・伸展)、足関節(背屈)、股関節(外転・内転)を行っていた。
　歩行訓練としては、サークル歩行器から開始し、続いてオートストップウォーカーで行っていた。サークル歩行器の幅が広いため、実用的にはオートストップウォーカーが良いと教えていただいた。
　午後は、認知症予防のための数字合わせを行い、その後歩行訓練を開始した。数字合わせでは4つの数字を覚えることが難しく、記憶能力の低下が疑われた。本症例の患者様は不整脈が認められるため、随時バイタルチェックを行い、アンダーソンと土肥の基準にてリスク管理が行われていた。

No2【右大腿骨転子部骨折：安定型】
［術式（ORIF）］

　手術からあまり経っていないため、疼痛の訴えが強く、視診にて腫脹が認められた。第一印象としては、気さくで感じの良い方であった。また話しかけると笑顔で返答してくれた。

　先生の問診により、受傷機転は自宅で、早朝に板の間で転倒したとのことであった。また、手術創は塞がっているとおっしゃっていた。

　右下肢の疼痛は、近位大腿前面を強く訴えられた。そして大腿筋膜張筋・外側広筋・腰部の筋緊張が高い感じが見受けられた。また、足関節の底背屈運動から、前脛骨筋・後脛骨筋・長短腓骨筋・腓腹筋の緊張も高いと疑われた。

　先生から、下肢の外旋位となっており、評価や訓練において、正中位にすると疼痛を誘発するとお聞きしたので、評価時においては十分注意し、原因の追究に励みたいと考える。

［治療内容］

　筋緊張の高い部位へリラクゼーションを目的にストレッチングを行い、ROM-ex では、股関節の屈曲時に大腿骨頭を滑り方向へアプローチしていた。正常の関節運動では股関節の屈曲時に大腿骨頭は、背側に転がり、背側へと滑りが生じるが、大殿筋の柔軟性の低下や関節包の硬化などによって転がり・滑り運動が阻害されている可能性がある。

　筋力増強として、背臥位での足関節の底背屈運動、外転内転運動を行い、座位にて膝関節伸展位での保持、股関節の屈曲を行っていた。また、座位姿勢が円背傾向で、後方重心であるため、座位姿勢の改善を行っていた。

　本症例においては、疼痛によって ADL 動作の支障が生じている可能性が高いため、理学療法評価では疼痛評価を行い、疼痛の原因を追及することが重要であると考える。

　また、廃用症候群にも注意が必要であると考える。心身機能・身体構造として、「筋力低下・筋持久力低下・疼痛・関節可動域制限・バランス能力低下・感覚障害・荷重制限」などが考えられるため、上記の機能を多方面から評価する必要があると考える。

　その他にも、手術所見・禁忌肢位・リスクの確認・骨密度・炎症徴候・使用薬物・主訴・受傷機転・転倒歴・既往歴・受傷前の ADL・住環境・家族環境・介護保険などの情報収集も必須となると考える。

　午後の治療内容としては、車椅子操作の指導、トイレ動作の指導、ベッドからの立ち上がり指導を行っていた。動作で注意すべき点としては、患側下肢に過剰な収縮や荷重がかかることで疼痛の誘発となるため、方向転換時など、できる限り患側肢を動かさない指導が重要であると学ばせていただいた。また、歩行器の種類においても教えていただいた。

No3【変形性膝関節症】
術式［TKA］

　術後1か月経っていない状態であり、熱感・腫脹・疼痛を認める。股関節の可動域としては屈曲110°伸展−20°であり、ストレッチング後では可動域が10°ほど改善している。しかし、本症例患者様のご自宅のトイレが和式であるため、現在の可動域では使用することができないため、股関節屈曲角度の改善が必要との先生のご指導をいただいた。また、

本症例患者様の下位大腿部後面・膝窩部を触診させていただき、過収縮している状態を触診させていただいた。過収縮している筋としては、下位大腿後面では大腿二頭筋・半膜様筋・半腱様筋が疑われる。

また、膝窩部では、膝窩筋・腓腹筋や斜膝窩靭帯・後斜靭帯・膝窩筋腱・膝窩筋膜、後方の軟部組織の癒着や短縮も考えられる。

Ⅲ：自己学習

1) ORIFNについて
2) 不整脈
3) アンダーソンと土肥の基準
4) 膝関節の構造

Ⅳ：その他

○月○日の課題内容
- 評価項目の詳細
- 大腿骨頸部骨折のリスク管理

Ⅴ：本日の自己評価

緊張で挨拶の声が小さく、自己紹介が不十分だった点があるので、今後は注意していきたい。
見学中は、治療プログラムの内容と共に、患者様の問題点をできる限り抽出していきたいと思います。

Ⅵ：明日の予定

8：20	掃除
9：00	大腿骨頸部骨折
10：00	大腿骨転子部骨折
11：00	変形性膝関節症

「デイリーアクションシート」は実習が始まったら毎日書きます。1枚に収まらない場合は、メモや別紙を使用することも可能です。次のような内容を記します。

本日見学した患者様／本日獲得した知識・技術／疑問点・問題点／自分が改善したほうがよいと思った点／臨床実習指導者、他のスタッフからのアドバイス／患者様とのコミュニケーションについて／学びの多いカルテ例・図／参考になったリハビリプラン／深めたい知識／PBL（問題解決学習）にもとづき調べたこと（自己学習）／本日の自己評価／明日行う質問・行動／その他、気付いたこと、など。

④深めたい知識（自己学習）記録

深めたい知識（自己学習）記録　　〇年〇月〇日

学校名：＿＿＿＿＿＿＿＿＿＿＿＿＿＿　　氏名：＿＿＿＿＿＿＿＿＿

自己学習テーマ

1) ORIFN について
2) 不整脈
3) アンダーソンと土肥の基準
4) 膝関節の構造

記録

1) ORIFN について
　ORIFN とは、Open Reduction and Internal Fixation の略で、内固定によって骨接合術を行う方法である。また、釘は髄腔内に挿入するため、感染には注意が必要となる。

2) 不整脈
　不整脈とは、正常リズム以外の心拍のすべてを指す。具体的には、正常（60～100/分）より速いまたは遅い、心房性・心室性・結節性のリズム異常がみられるものと定義されている。運動時に出現する不整脈のなかで一番多いのが心室性期外収縮である。これは心室細動などに移行する可能性があるという報告があるが、その一方で致死性不整脈との関連に否定的な報告もある。

3) アンダーソンと土肥の基準
　Ⅰ．運動を行わないほうがよい場合
　　①安静時脈拍数　120/分以上
　　②拡張期血圧　120以上
　　③収縮期血圧　200以上
　　④労作性狭心症を現在有するもの
　　⑤振戦心筋梗塞から1か月以内のもの
　　⑥うっ血性心不全の所見が明らかなもの
　　⑦心房細動以外の著しい不整脈
　　⑧運動前すでに動悸・息切れがあるもの
　Ⅱ．途中で運動を中止する場合
　　①運動中、中等度の呼吸困難、めまい、嘔気、狭心症などが出現した場合
　　②運動中、脈拍が140/分を超えた場合
　　③運動中、1分間 10F 個以上の期外収縮が出現するか、または頻脈性不整脈（心房細動、上室性または心室性頻脈など）、あるいは除脈が出現した場合
　　④運動中、収縮期血圧 40mmHg 以上または拡張期血圧 20mmHg 以上上昇した場合
　Ⅲ．次の場合は運動を一時中止し、回復を待って再開する
　　①脈拍数が運動時の30％を超えた場合、ただし、2分間の安静で10％以下に戻らない場合は、以後の運動を中止するかまたは極めて軽労作のものに切り換える

> ②脈拍数が 120/ 分を超えた場合
> ③ 1 分間に 10 回以下の期外収縮が出現した場合
> ④軽い動悸、息切れを訴えた場合

「深めたい知識（自己学習）記録」には「本日診た症例について疑問を持ち、勉強したこと」や「見学中診た症例の疾患や外傷についての基礎知識の学習」「技術的な疑問の学習記録」「生理・解剖・病理・運動学などの詳細学習」などを書きます。

　見学中に先生から質問され答えられなかったことや、疑問に思ったことなどが必ず出てくると思いますので、それを解消するために積極的に学習したことを臨床実習指導者に形として示すためにも頑張って臨みましょう。

[他にこんな用紙があります]

⑤**凝縮ポートフォリオ**…実習最終日に書くように指導している学校と、中間にもまとめとして書くように指導している学校があります。学校の指導に従ってください。凝縮ポートフォリオには、それまでの期間での実習での学びを感想などと共に記入します。
⑥**獲得エントリー**…実習によって得た知識、技術、気付きなどを記入します。
⑦**臨床実習指導者コメント**…実習指導者が記入します。

コラム ポートフォリオが採用されようになった背景とメリット　上村忠正

●ポートフォリオの背景にある PBL の導入

　学校がポートフォリオを採用するようになった背景として、理学療法の学校教育を PBL（Problem Based Learning：問題基盤型学習）に切り替えるところが増えた、ということがあるようです。「まず初めに問題ありき」という発想で、問題点を拾い上げ、学習目標、仮説・問題解決の手段を明らかにします。次に自己学習で情報収集・分析・問題解決を行い、問題解決のプロセスを習得していきます。

　この問題基盤型学習を促すものとして、「思考過程の獲得のプロセス」が見えやすいポートフォリオが採用されているようです。

●学生にとってのメリット
・日々の活動記録を簡潔に記載できる。
・時系列に一元化されるので、自分自身の成長を振り返ることができる。
・「これまでの成果」を見ることで、「これから成すべきこと」が見えやすくなる。
・自己学習課題の問題点を発見し、解決方法を見いだしやすくなる（気付きによる学習効果）。
・卒後も多忙な臨床現場での自己学習に使える。

●指導者にとってのメリット
・実習中の学習の過程が一目瞭然になる。
・何を考え、何に関心を示し、どう行動しているのかがすぐにわかる。
・短時間で内容を把握し、指導すべき点を考案できる。
・プロセスを評価できる。
・学生の成長が見える。

[実習あるあるマンガ]
書かなくていい…？

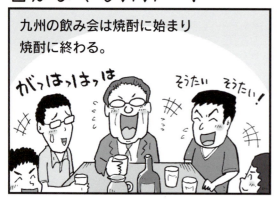

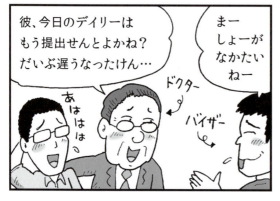

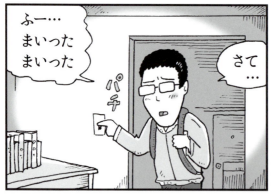

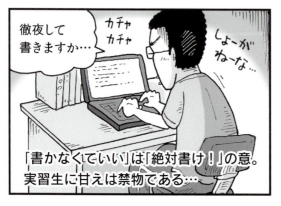

私のデイリー体験談

　私も実習中はレポートや課題に追われ、寝る間を惜しみながら書いていました。デイリーノートがなければどんなにか楽なのに、と思っていました。デイリーノートを書くだけで30分から1時間かかっていました。手を抜こうと思ったことがありましたが、臨床実習指導者との信頼関係が崩れる、成績に影響すると思い、必死で頑張っていました。文字が多いのがよいわけはありません。いかに簡潔に伝わり、見やすくなっているかが大事です。

　そして今思うと、自分自身の成長を振り返ることができる貴重な財産になったと感じます。免許取得後も、僕はデイリーノートを書いて自己学習に使っていました。

　余談ですが、理学療法士になって日々の臨床のなかでもカルテや計画書作業などがあり、理学療法士の仕事は意外と書く事務作業が多いです。

　ある学生から聞いた話では、ポートフォリオになっても記入にかかる時間は変わらないようです。パソコンができるかどうかによって時間の使い方が変化するようです。実習前には、パソコン技術を習得しておきたいものです。

　「本日の自己評価」の書き方はかなり悩むところだと思います。この欄は毎日書いていくと、だんだん何を書いていいか悩むかもしれません。できれば5分以内で決断して手短に書くとよいと思います。　　　（上村忠正）

3章

症例レポート(ケースレポート)を書くための準備とノウハウ

いよいよ症例レポート(ケースレポート)を書く準備に入ります。
まずは症例レポートの要素を紹介し、
次に「統合と解釈」の考え方を解説します。
最後に症例レポートの作成を助ける便利なノウハウをお伝えします。

この章の内容

1. 症例レポートとは何か。どのように書けばいいのか
2. 「統合と解釈」の考え方
3. 症例レポート作成を助ける便利なノウハウ
   - 薬剤の調べ方
   - 論文の探し方
   - エビデンスが見つかりやすい日本理学療法士学会の診療ガイドライン
   - 家族構成・相関図の描き方
   - 動作・姿勢の描き方
   - デジタルカメラによる撮影方法

1. 症例レポートとは何か。どのように書けばいいのか

永井絢也、村上京子

自己学習の機会として

　臨床実習教育における症例レポート（ケースレポート）は、専門職としての問題解決能力を養うためのツールです。

　第三者に理解できる内容・表現であることは必要ですが、様式を満たすことばかりにとらわれず、何より自己学習の機会であることを忘れないでください。

　日本理学療法士協会による『臨床実習教育の手引き　第5版』を参照すると、症例レポートを書く意義や目的は次のようにまとめられそうです。

症例レポートを書く意義と目的

1. 患者の状態を専門職の立場から把握し、正確な記録として残すため。
2. 患者の状態に関する情報提供のため。
3. プログラムを再検討するための資料として用いるため。
4. 問題解決への思考過程を学習するため。
5. 研究を行う際の基礎資料として利用するため。
6. 臨床に出ても専門性を高め、臨床活動を振り返るため。

思考過程にはボトムアップ型とトップダウン型があります

　症例レポートを書くに当たっての思考過程を紹介しましょう。

　思考過程にはボトムアップ型とトップダウン型があります。ボトムアップ型は、一通りの検査・測定をすべて実施し、その結果から現在の患者像を把握し問題点を挙げていくやり方です。

　トップダウン型は、患者さんの困っていること（主訴）や今後できるようになりたいこと（希望、要望）から、その動作を遂行することを困難にしている身体機能の原因を推測し、その推測に沿って理学療

法を思考していくやり方です。

　実習生や臨床に出たばかりの理学療法士は、ボトムアップ型で評価していく場合が多いと思います。ゴールがわからないのですから当然です。ボトムアップ型だと現在の患者さんの身体状況が細かく把握できます。また身体機能のどこにトラブルがあるのかを見落とすことが少なくて済むというメリットがあります。ただ、検査項目が多いので評価に時間がかかり、しかも網羅的にやろうとすると、収集した情報や測定結果が断片的・並列的に感じられ、体系立てて統合することに苦労してしまいます。

　ベテランになるほどトップダウン型で思考することもできるようになるのは、障害像をある程度イメージできるため、到達目標の仮定や推測が可能になるからでしょう。

　臨床現場ではこの2つの評価方法を組み合わせて治療を進めていきます。つまり、ボトムアップ型とトップダウン型の思考過程を両輪の輪のようにバランスを保ち、行きつ戻りつしながら進めていくことが必要になります。どちらに偏ってもよくありません。

　なぜなら例えば、ボトムアップに偏り、身体機能面の検査項目にばかりとらわれてしまうと、最終的にどの方向性へ向かうために援助するのかという活動面への対応を見落としがちになるからです。疾患によっては受傷前の身体機能に完全に戻ることが困難な場合があります。そうした場合は、「今後患者さんがどのような活動をしていきたいのか」という希望に向かって、生活状況や身体状況に見合った社会的サービスを紹介したり、環境を整える福祉用具を紹介することで、QOLの向上に貢献することが私たちの仕事になります。

　逆にトップダウンに偏ると、検査が不十分になってしまう場合があります。変性疾患、慢性疾患の場合は、痛みが起きている場所とは違う部位が原因であることも多くあります。昔の古傷を無意識にかばって動いていたら別の場所に負担がかかって痛みが出ていた、といった事例です。トップダウン型だけで進めてしまうと、こうした身体的機能の面を見落としてしまいがちです。もし十分な改善や変化が見られない場合は、ボトムアップ型に立ち返り、検査していくことが有効です。

　最近では学校でもトップダウン型の評価を指導している場合があるようですね。実習先や臨床実習指導者の方針が同じとは限りませんので、実際にレポートを書く場合に求められる思考過程は異なってくるでしょう。トップダウン型、ボトムアップ型の双方を念頭に置きつつ、臨床実習指導者の方針に従って進めてみてください。

身体にたくさん触れて、多くの検査を経験しましょう

　私自身が臨床実習指導者を経験して思うことは、実習生の皆さんには、まずは正確な検査測定方法を身に付けてほしいということです。

　初めて出会った患者さんを検査する時は、緊張して固くなってしまい、学生同士で練習した時にはできていた検査が正確にできないことがあります。そうなると検査結果の数値が意味のないものになり、残念ながら考察も妥当ではなくなってしまいます。ですから、まずは患者さんの身体に慣れるために、たくさん触れてたくさん検査を経験するとよいのではないかと思います。

　型稽古のように続けていくと、身体が自然に動くようになるので余裕が生まれ、患者さんの微妙な代償姿勢にも気付けますし、思考を巡らせながら検査していくことができるようになります。

症例レポートを書こう

　下に症例レポートの基本項目を挙げました。これらの項目は、「このような形で書けば初学者でも情報の漏れがなくなり、最後までたどりつけますよ」という、"型"を示すためのものです。

　皆さんはきっと先輩からたくさんの症例レポートのデータをコピーさせてもらい、見る機会があると思うのですが、それを見ると、必ずしも同じ用語で記述されていなかったり、順序が違っていたり、内容が省かれていたりすると思います。かなり臨機応変、さまざまなのだなということがわかると思います。ここでは"型"としての基本部分を理解するようにしてください。次頁から各項目の書き方を示します。

症例レポートの基本項目

Ⅰ．はじめに
Ⅱ．患者情報（1.基本情報、2.医学的情報、3.社会的情報）
Ⅲ．理学療法評価
Ⅳ．問題点
Ⅴ．ゴール（目標）設定
Ⅵ．治療プログラム
Ⅶ．考察
Ⅷ．反省・感想
Ⅸ．参考文献

症例レポートの基本項目ごとの書き方

Ⅰ．はじめに

レポートの目的や症例選択理由などを簡潔に記載します。

要約まで書くような詳しく書くタイプもあれば、次の例のように簡単に書いて始める人もいます。指導のもとに臨機応変に進めてください。

(例「今回、脳梗塞により右片麻痺及び失語症を呈する発症後4か月の患者様を評価する機会を得たので、ここに報告する」

Ⅱ．患者情報

臨床実習指導者から担当患者様の決定を知らせていただいたら、カルテ、患者様・ご家族との面接、問診、そして他部門からいただく情報から患者情報を集めます。

いずれの情報もプライバシーにかかわるので、取り扱いに細心の注意が必要です。

カルテは忙しい日常業務のなかで書かれているので、記載内容が100％正しいとは限りません。乱筆で読めない場合もありますので、不明な点は確認しましょう。

それでは各要素を順に説明します。

1. 基本情報

氏名、性別、年齢、身長、体重、BMI、利き手、など。氏名は個人情報保護の意図から、「○○」のように記載することがほとんどです。

2. 医学的情報

・診断名（例「くも膜下出血」「脳動脈瘤破裂」「脳梗塞」）
・障害名（例「左片麻痺」）
・現病歴：患者様が訴えている症状がどのように始まり、どのような経過を経て現在に至っているかを書きます。文章で説明してもよいし、「○年○月○日　疾患名」のような書き方をしてもよいでしょう。
・既往歴：患者様の出生から現疾患にかかるまでの、健康状態に関する過去の情報です。
（例「高血圧　○年頃約半年間内服治療」）
・画像所見：必要があれば画像所見を入れ、この画像からどういう身体状況が読み取れるのかを一言入れておきます。（例「右側頭葉後部から頭頂葉の中大動脈領域に梗塞」「左被殻内包前脚の前外側部に梗塞」）
・主訴：患者様のありのままの訴えを書きます。（例「動作が速くできない」）
・患者様のHOPE：現実に到達できるかどうかは関係なく、患者様の希望を書きます。（例「山歩きがしたい」「栗拾いがしたい」）
・患者様のNEED：患者様自身に退院後に暮らす環境を想像してもらいます。すると、動作として「できるようになりたい」「できないと困る」というように浮かんでくるものがあるので、それを記載します。ここで挙げられた動作が、リハビリの目標設定をする際のゴールとなることが多いでしょう。（例「シルバーカー歩行がしたい」）
・ご家族のNEED：上記と同じ条件で、ご家族が患者様に「できるようになってほしい」と願っている動作を書きます。（例「杖歩行ができるようになってほしい」）

- 投薬状況：リハビリをするに当たり、影響を及ぼしそうな薬を把握します。（例「ハルシオン」作用・副作用も）
- 他部門からの情報：治療はチームアプローチで行われています。他部門から情報をいただくことにより、病室での過ごし方や、退院の方向性、治療方針などが確認できます。医師、看護師、作業療法士、ソーシャルワーカー、あるいは老人保健施設などであればケースワーカーやケースマネジャーなどからの情報も重要です。事前に臨床実習指導者と打ち合わせし、情報として何が知りたいかをはっきりさせてから臨むとよいでしょう。
- その他必要と思われる医学的情報：例えば実習地が老人保健施設などで、カルテから把握できるならば、「長谷川式簡易知能評価スケール」の値や、「障害老人日常生活自立度」「認知症老人日常生活自立度」などの数値を記入しておいてもよいかもしれません。

3. 社会的情報

社会的情報を患者様やご家族からいただく時は、傾聴する態度が重要です。家族の側からすれば、学生に対して家族や居宅の話をするのは骨が折れることです。実習生は勉強させていただく立場です。勉強しようという意欲、患者様の障害を少しでも良くしたいという意気込みを込めて、うかがうようにしましょう。

ここでうかがう情報、特に趣味や嗜好品、1日の過ごし方や病前のADLなどは、この後「目標設定」をしていく際に重要な情報となります。

- 住所、職業：発症前の職業や役割に、理学療法の側面から意味がありそうな場合には記載します。（例「職業は塗装業」）
- 家族構成：家族構成に加えて、退院後の生活に関連しそうな情報も書いておきます。（例「母親と2人暮らし。同敷地内に弟夫婦が住んでいる。母親はやや難聴」）
- キーパーソン（例「夫、次女」）
- 主たる介護者（例「夫」）
- 家屋構造：家屋の構造を図で表します。誰から聞いた情報かも書いておきます。段差などの情報、手すりなどの情報もうかがい、図や文章で残します。
- 趣味（例「山歩き、編み物、読書」）
- 嗜好品（例「飲酒1日5合。ビール、酒、ワイン」）
- 発症前の1日の過ごし方（例「5：30起床、6：00朝食、7：00農作業、8：00〜17：00シルバー派遣、18：30夕食、風呂、23：00臥床」）
- 病前のADL（例「洗濯、料理、掃除などの家事は一通り行っていた」）

III. 理学療法評価

- 第一印象：どのように入室されたか、移動の様子、印象、コミュニケーションの様子などを書きます。実習生、もしくはリハビリテーションに協力的かどうかなどの印象も書きます。
- 検査・測定：機能障害と活動制限に分けて、何を検査・測定するかを決め、評価をしていきます。検査・測定を行った日付を書き忘れないようにしてください。結果は図表にまとめると見やすくなる場合があります。最終評価で変化のなかった項目は、「変化なし」としても問題ありません。教科書通りには進まない症例に出合うかもしれませんが、標準的な方法を試し、それを応用する気持ちで進めてみてください。また、各検査結果に対して「考察」を記入します。

Ⅳ．問題点

以上の評価の内容を統合して、総合的に分析し、問題点を抽出するプロセスに入ります。現在はICFに従って、心身機能、身体機能、活動と参加、環境因子、他に分けて挙げることが必要なようですね。ICFについては、国際医療福祉大学の高橋泰氏がICFイラストライブラリーのサイト http://www.icfillustration.com/icfil_jpn/top.html を作成してくださっているので、大いに参考になると思います。

Ⅴ．ゴール（目標）設定

この部分の書き方があまり定まっておらず、さまざまな解釈にもとづく書き方があるようなのですが、筆者は次のように解釈しています。

- 短期目標（short term goal：STG）：長期目標を達成するために必要となる基本的機能、動作を書きます。（例「起き上がり動作の自立、立ち上がり動作の自立、トランスファーの自立、車椅子駆動の自立」）
- 長期目標（long term goal：LTG）：最終到達目標として、退院後の生活や社会生活も含めて、理学療法として改善できる最大限の到達点を書きます。（例「四点杖歩行の軽介助、トイレ動作の自立、入浴動作の自立」）

書き方ですが、まずは初期評価時に立てた短期目標・長期目標が、最終評価時にどうなったかという「結果」を書きます。そしてそれを踏まえたうえで、最終評価時にも新たな目標を立てて記入するというのが、混乱のない、ふさわしいあり方であるように思います。

Ⅵ．治療プログラム

上に挙げたゴール設定に対して整合性のある治療計画を作成します。具体的な量・回数・時間、強度を示せるものは示し（例「ブリッジ訓練10回×3セット」）、その訓練を取り入れる目的（例「体力、耐久性の向上」「筋肉維持、増強」「歩行の安定性」）も記載します。

Ⅶ．考察

最終的なまとめの部分です。患者様の状態や課題に対し、治療者が行った援助を記し、患者様の変化、効果があればその理由について、文献を参照しつつ検討を加えます。

初期評価と最終評価を比較し、問題点の抽出や分析は妥当であったか、目標や治療計画の設定は妥当であったかなど、批判的検討を行います。引き継ぐべき課題があればその旨も明記しておきます。

Ⅷ．反省・感想

症例から学んだこと、反省点などを簡潔にまとめます。

Ⅸ．参考・引用文献

活用した文献を列挙します。例えば次のような書き方があります。

- 「雑誌」の場合 —— 著者名：タイトル．雑誌名、巻（号）：ページ、発行年．
- 「単行本」の場合 —— 著者名：書名（版）、ページ、発行所、発行年．
- 単行本の中からある論文を引用した場合 —— 著者名：論文名（編者名：本のタイトル、ページ）．発行年．
- 「翻訳本」の場合 —— 原著者名：書名（版）、ページ、発行所、発行年．（訳者名：書名、ページ、発行所、発行年．）

**コラム　レポートに行き詰まったら、
「患者さんの求めている目標」に立ち返りましょう**　　守澤幸晃

　私の職場のスタッフに、学生のレポートに何を求めるかを尋ねてみました。答えは「読みやすさよりも、対象とする患者さんがイメージできるかどうかが大切」というものでした。

　この「患者さんがイメージできるかどうか」というのは、単にレポートの文章から疾患や動作などが想像できるということではないと思います。対象とする患者さんが本当に求めているものは何であり、そのためにどうしたらいいか、という考察にもとづく１本の筋が通っているということだと思います。

　この筋を通すためには、患者さんと接している時間の濃度が重要です。患者さんが本当に求めている目標がつかめなければ、測定や検査がつながらず、何のためにそれを行うのかがわからなくなり、レポート自体もまとめられないからです。

　時々、臨床実習指導者の前で測定や評価を行っている時はガチガチになって混乱しているのに、患者さんと２人で世間話をしている時は活き活きとしている学生さんを見かけます。そういう時、その学生さんは、知らず知らずに患者さんから素晴らしい情報を得ているのではないかと思うのです。なぜなら、疾患自体については本や雑誌を参考にすればいろいろと情報が出てきますが、患者さんの疾患に対する「思い」は、その患者さんの口からしか語られないからです。

　そこで、もしレポートに行き詰まったら、もう一度「患者さんが求めている目標」からレポートを見直してみてはどうでしょうか。まずはその目標のなかから最優先にすべきことを絞り込み、それを阻害するものを取り出してみる。そしてそれに必要な測定や検査は何かを考える。本当であれば専門用語をできるだけ使う習慣を付けてもらいたいのですが、ここではあえて自分の使いやすい言葉や絵を利用してみてもいいでしょう。そして、最後に自分がしてきた測定・検査からの情報を上から貼り付けてみると、患者さんの思いに応えるための流れが見えてくるとともに、何が足りないのかがなんとなく見えてくるのではないでしょうか。

　レポートがあまりに書けない時、もしかして「臨床実習指導者はどう考えているだろうか」とか、「この検査の意味は何だったろう」ということに視点が向いていないでしょうか。また、臨床実習指導者に質問したいけれど「何がわからないのかわからない」とパニックに陥っていないでしょうか。そんな時こそ「患者さん中心のレポート」を意識すれば、目的がはっきりして、やるべきことや質問すべきことが見えてくるかもしれません。

［参考文献］
1. 酒井吉仁：認知領域の教育方法（日本理学療法士協会編：臨床実習教育の手引き第５版．p29-41），2007.
2. 帯刀隆之：臨床実習指導の流れと臨床思考過程の基本的な流れ（日本理学療法士協会編：臨床実習教育の手引き第５版．p88-93），2007.
3. 網本和：ケーススタディの書き方（鶴見隆正編：標準理学療法学　臨床実習とケーススタディ．p90-95），2001.
4. 進藤伸一：臨床実習終了時のケースレポートの書き方．理学療法ジャーナル，31（5）：345-349，1997.

2.「統合と解釈」の考え方

永井絢也

情報と問題点の抽出の間をつなぐのが「統合と解釈」です

　統合と解釈というのは、それまでに得たさまざまな情報を統合させて、それが何を意味するのかを解釈することです。

　つまり、検査・測定したものから原因を考え（これが統合と解釈）、原因にもとづいたプログラムを立案する、ということです。ですから統合と解釈が不十分だと、その後の問題点の抽出や目標の設定の妥当性が揺らいでしまい、方向性を見失うことになりますので、ここは深く考察を進めましょう。

●統合と解釈に正解はありません

　検査・測定までは、同じ患者さんに同じ時期に実施したのであれば、誰が担当しても同じ結果が出るはずです。違っていたら、検査・測定の手技が間違っていることになります。

　ですが、統合と解釈や問題点の抽出以降は、担当した人によって違ってきます。問題点に対しての優先順位の付け方や、解釈の仕方は、人によって違うからです。「正解」というものはないのです。

　ですから、実習で求められる症例レポートでは、正解を探すような気持ちではなく、自分なりの統合と解釈を進めていくつもりで臨みましょう。そしてなぜ自分はそのように統合し解釈したか、という考察、論拠をしっかり持てるようにしていきましょう。

●整理して相互の関係を見い出していく作業です

　では、どのように統合と解釈を進めればよいのでしょう。

　統合と解釈で論じるための材料は、このレポートを書くために実施したすべての事柄と、あなたの考えです。

　検査を実施したり、患者さんとかかわったりしているうちに、あなたにはいろいろな考えや疑問が浮かんでいるはずです。日々感じたことや疑問に思ったこと、考えたことは、デイリーノートやデイリーアクションシートに初日から書いていくはずですが、それを統合と解釈

につなげていくのです。

　したがって、「指示されたから」と漫然と検査・測定をしたり、患者さんとかかわっていたら、統合と解釈につなげられないことになります。もちろんやっていない検査や空想にもとづくことを、統合と解釈に入れることはできません。ですから検査・測定を行う際は、1回単位で考えるのではなく、先につながっていくという意識で行うことが大切です。

コラム　KJ法を使うことがあります　　　　　　　　　　　　　　　　　永井絢也

　膨大な情報から統合と解釈をしていかなければならない時、私はKJ法を使って各情報間の因果関係、相互関係を見つけていくことがあります。KJ法は考えを整理したり問題点の分析に役立つだけでなく、新しい発想を開発するうえで有用な手段として、いろいろな分野で活用されています。

■手順1：カード作り
　まず、症例に関して得られた検査結果や情報を小さなカードや付箋紙に書き出していきます。関連して思い付いた事柄もそのままカードにメモし、できるだけ多くのカードを作成します。書く内容は、できるだけ短く。長文にならないよう、1行程度に収まるようにすることがポイントです。

■手順2：グループ編成
　次に、作成したカードをすべて机の上に広げ、それらを見渡しながら関連性の高いものをいくつかの小グループにまとめ、名前を付けます。この時、どのグループにも属さない1枚だけのカードがあっても大丈夫なので、それにも名前を付けましょう。分けられた小グループをさらに関連のある中グループにまとめて、そこにも名前を付けるというようなグループ化を何回か繰り返します。

■手順3：図解化
　全体がグループ化されたら、これらのさまざまな階層のグループをよくよく眺め、互いの関係を考慮しながら空間的に配置し、関連付けていく作業に入ります。この時に明示する関係というのは、因果関係にあるもの、対立関係にあるもの、相互関係にあるものなどです。統合と解釈は、そのようにして見えてきた関係性を文章化し、説明していく作業になります。

3. 症例レポート作成を助ける便利なノウハウ

永井絢也、上村忠正

薬剤の調べ方

永井絢也

症例レポートを作成するに当たり、薬剤情報を記載する必要があります。

まずは、患者さんに処方されている薬剤の情報を、カルテなどから収集しましょう。そうすると、さまざまな薬剤が処方されていることがわかります。

● 薬剤からわかること

患者さんに処方されている薬剤の中に、「発作などの症状出現時」に使用される薬剤があったとします。これは、理学療法中も発作が起きる危険性があるということを意味します。こういう場合はリスク管理の面を配慮する必要があります。

また、薬剤の中には、パーキンソン病のように、薬効によるon-off現象（身体が動ける時間と動けない時間がある）が見られることもあります。この場合は、投与される時間帯や、効果の持続時間などの関係を調べることで、理学療法を実施できる時間帯の目安が立てられるでしょう。

● 副作用を調べよう

処方されている薬剤にはさまざまな副作用があります。理学療法に影響が出る副作用もあるので、患者さんの薬剤投与状況を知るのは大事なことです。

例えば、抗精神病薬を服用しドーパミンが遮断されすぎてしまった状態にある患者さんには、薬原性のパーキンソン症状が見られるかもしれません。今、実際に見えている症状が、基礎疾患に由来するものなのか、それとも薬剤の副作用なのかを把握できるようにしておきましょう。

● 薬剤を調べる書籍

書籍から薬剤を調べるには以下の2冊が"鉄板"です。

- 『今日の治療薬』南江堂
- 『治療薬マニュアル』医学書院

　どちらも毎年改訂されています。情報量としては『治療薬マニュアル』のほうが多いですが、両方とも分厚くて持ち運びには向きませんので、机上で見るしかないでしょうね（持ち運びにこだわるのであれば、それぞれWEB版、電子版なども販売されています）。

● インターネットでの薬剤の調べ方

　インターネットで検索できる、代表的なサイトを紹介します。
- おくすり110番：http://www.jah.ne.jp/~kako/
　この中の「ハイパー薬事典」から検索します。
- yahooヘルスケア：
- ここカラダ　お薬事典：
　http://www.cocokarada.jp/medicine/index.html
　http://health.yahoo.co.jp/hospital/medicine/shoho.html

　yahooヘルスケアは「お薬」のタグから、ここカラダ　お薬事典は「お薬事典」のタグから薬剤を検索することができます。また、一般的な病気のことも検索でき、大まかな内容を調べることができます。

論文の探し方

永井絢也

論文を探す時に使える、便利な検索サイトを紹介します。

無料 J-STAGE
https://www.jstage.jst.go.jp/browse/-char/ja/

　右上の検索ボックスを「誌名」にして、「理学療法」で検索するといくつか雑誌が出てきます。

J-STAGEで見られる雑誌
- 関西理学療法
- 関東甲信越ブロック理学療法士学会
- 九州理学療法士・作業療法士合同学会誌
- 近畿理学療法学術大会
- 埼玉理学療法
- 東海北陸理学療法学術大会
- 日本理学療法学術大会
- 理学療法　臨床・研究・教育
- 理学療法科学
- 理学療法症例報告データライブラリ
- 理学療法の歩み
- 理学療法のための運動生理

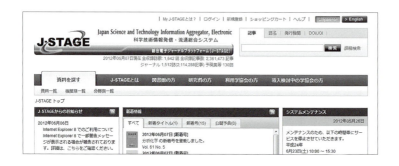

また、「記事」にして、調べたいキーワードを入力、検索すると、該当する文献がヒットします。

無料 CINII：http://ci.nii.ac.jp/

検索ボックス内を「論文」のタブに合わせて、検索したいキーワードを入力します。検索ヒット数は多いのですが、実際に閲覧が可能なのは、オープンアクセスとなっているもののみです。学会発表の要旨が多いので、レジュメを作成する際に参考になると思います。

CINII で見られる雑誌
- 理学療法学
- 日本生理人類学会誌、など

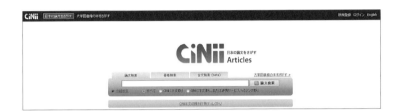

無料 日本理学療法士協会　解説付き英語論文サイト
http://www.japanpt.or.jp/eibun/index.html

収録数は少ないですが、選りすぐりの英語論文を日本語訳し、解説まで付けてくれる親切なサイトです。

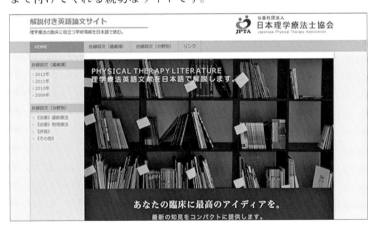

有料 メディカルオンライン
http://www.medicalonline.jp/

　基本料金プランは、アブストラクト（要旨）のみの見放題で1,000円/月、全文ダウンロードは1論文あたり550円〜となっています（いずれも税別）。

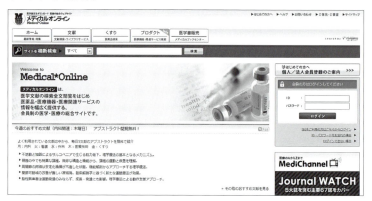

有料 MedicalFinder：http://medicalfinder.jp/

　医学書院提供の医学・看護電子ジャーナルサイト。ご存知『理学療法ジャーナル』もこちらから。しかし閲覧するにあたり、論文1件ずつに費用がかかるのが難点です。学校が法人契約してくれたりするといいのですが……なかなか難しいですね。

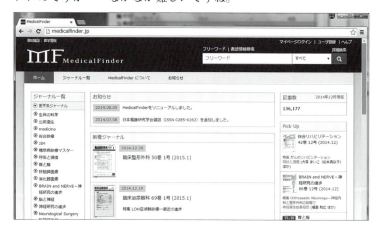

コラム　たくさん本は持っていきましたが……　　永井絢也

　私の場合は、参考文献として、実習地にはありとあらゆる本（ダンボールにして3～4箱分）は運んだと思います。でも、実際にはすべてを開くなんて無理でした。

　多く使ったものは、以下の通りです（当時使用した本です。現在は新しい版が出ていると思いますので確認してください）。

- 『基礎運動学　第5版』医歯薬出版（2000年3月発行）
- 『理学療法ハンドブック　改訂第3版』協同医書出版社（2000年5月発行）
- 『整形外科理学療法の理論と技術』メジカルビュー社（1997年4月発行）
- 『ステップス・トゥ・フォロー　第1版』シュプリンガー・フェアラーク（1993年3月発行）
- 『整形外科疾患の理学療法――ここがポイント！　改訂第2版』金原出版（2006年2月発行）

　とにかく、持って行かないよりは、持って行って安心したいという気持ちでした。ただ、たくさん持っていったからといって、どこに何が書いてあるのかなんてわかりません。ですので、実際に書く時は、考察を書くのに参考になる文章をいろんな本をしっちゃかめっちゃかになりながら探していました。たった1行のために2～3時間探しまくりました。でも、それを繰り返していくうちに「あの本にはこんなことが書いてあったな」と当たりがつけられるようになりました。

　生涯で、実習の時ほど勉強した時間はなかったなあと思います。いろいろ悩みながら、目の前の患者様と向き合った時間でした。

　いろんなツールを使って、目の前の患者様に専念できるよう頑張っていきましょう。

コラム　論文はあくまで、自分の結論を導くための「素材」です　　村上京子

　論文の実験結果というのは、実際に起きた出来事ではありますが、実験者が違えば解釈も違う可能性があり、そこから導き出される結論も変わってきます。

　さらに言えば、結果に影響を与える「観察者効果」とか「観察者バイアス」もあります。観察者効果とは、自然科学では「観察するという行為が観察される現象に与える変化」、社会科学では「見られていると意識した時に行動が変化する現象」という意味です。また観察者バイアスとは、社会科学用語ですが「観察者が見い出すことを期待している行動を強調しすぎて、それ以外の行動に気付かないという測定における誤差」という意味です。

　つまり実験者の存在や意識が実験結果に影響を与えている可能性があるので、別の人が同じ実験を行っても全く同じ結果が出るとは言えないのです。

　そういったことを踏まえていくと、もしあなたの測定した結果が論文と違っていたとしても、慌てずに、そこから考察していく可能性が開かれるでしょう。論文の結果や結論は絶対的な事実というわけではないことを理解したうえで参考にしていき、自分なりの結論を導くための「素材」として位置づけることができたなら、バランスがとれた考え方ができるのではないでしょうか。

エビデンスが見つかりやすい
日本理学療法士学会の診療ガイドライン

永井絢也

日本理学療法士学会が作成した診療ガイドラインを紹介します。エビデンスがまとめて記載されています。

検索で「理学療法士学会　診療ガイドライン」と入れると見つかるでしょう。

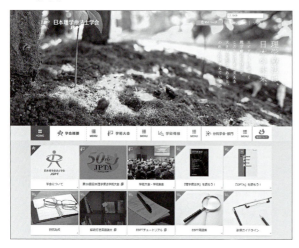

「診療ガイドライン」のページを開くと、下のような画面になります。右に記した疾患・領域それぞれに関する「理学療法評価（指標）」と「理学療法介入」が、エビデンスレベル付きで出てきます。

日本理学療法士学会が診療ガイドラインを示している疾患・領域

1. 背部痛
2. 腰椎椎間板ヘルニア
3. 膝前十字靱帯損傷
4. 肩関節周囲炎
5. 変形性膝関節症
6. 脳卒中
7. 脊髄損傷
8. パーキンソン病
9. 脳性麻痺
10. 糖尿病
11. 心大血管疾患
12. 慢性閉塞性肺疾患（COPD）
13. 身体的虚弱（高齢者）
14. 下肢切断
15. 地域理学療法
16. 徒手的理学療法

家族構成・相関図の描き方

上村忠正

家族構成の描き方（例）

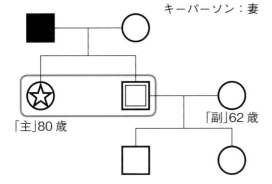

記号が表しているものの意味

☐ =本人　　○ =女性
☐ =男性　　● =死亡
☆ =キーパーソン

「主」=主介護者　「副」=副介護者
わかれば横に年齢を記載

同居家族は ☐ で囲む

（参考文献）長寿社会開発センター：介護支援専門員実務研修テキスト（四訂）

動作・姿勢の描き方

上村忠正

　以下に紹介するイラストはすべて、Web 上に、Microsoft PowerPoint ファイルと Microsoft Word ファイルで提供しています。コピーや変形をして、自分の症例レポートに使うことが可能です。実習までに操作に慣れておくようにしましょう。

● **そのままワードにコピーする方法**

　該当の図を全範囲指定して選択したら、外枠の枠線上で十字カーソルが出る部分を探し、そこで右クリックすると、「コピー」が選択できますので、ワードのファイル上に貼り付けます。貼り付けたワード上でも十字カーソルを探してドラッグすれば、好きな場所に移動することができます。

　拡大縮小したい場合は、一度「グループ化」し、図全体を1つの塊にします。その後、枠の頂点を動かせば、拡大縮小が可能です。

● **図を変更する方法**

　図を修正したい場合は、図の上でクリックすると、各パーツごとに枠が出てきますので、枠の角の部分で右クリックすると、「頂点の編集」という機能が出てきます。これをクリックすれば各パーツの角度や長さを自由に変形できます。

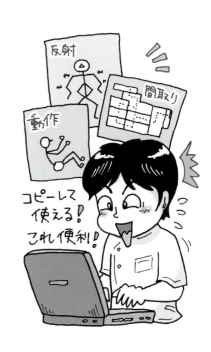

(1) 起居・移動動作

(2)反射検査

Webデータ上に下の図があります。

四角で示した部分に記号（－、±、＋、卄など）を挿入できるようになっていますので、操作後、ご自分のレポートにコピーして使ってください。

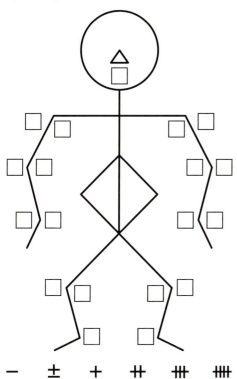

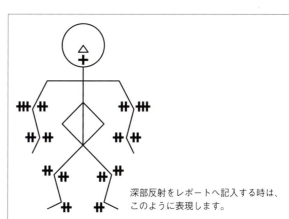

深部反射をレポートへ記入する時は、このように表現します。

深部反射

検査名	Rt	Lt
①下顎反射		
②上腕二頭筋反射		
③上腕三頭筋反射		
④腕橈骨筋反射		
⑤回内筋反射		
⑥胸筋反射		
⑦膝蓋腱反射		
⑧アキレス腱反射		

記録法
(－)消失
(±)軽度減弱
(＋)正常
(卄)軽度亢進
(卌)中等度亢進
(卌卜)高度亢進

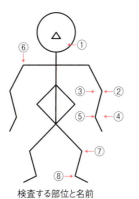

検査する部位と名前

病的反射

検査名	Rt	Lt
吸引反射		
口とがらし反射		
ホフマン反射		
トレムナー反射		
ワルテンベルグ指屈反射		
膝クローヌス		
足クローヌス		
バビンスキー反射		
チャドック反射		

記録法
(＋)陽性
(±)偽陽性、疑わしい
(－)陰性

(3) 背臥位から立位に至るまでの代表的な動作

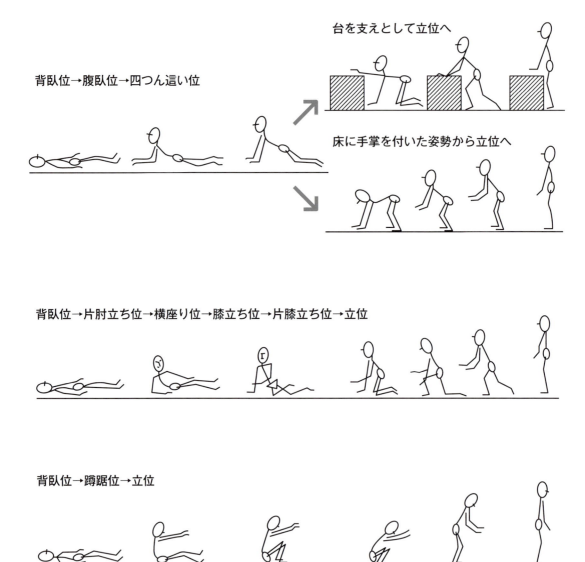

(4) 歩行動作

1. イニシャルコンタクト（初期接地）
2. ローディングレスポンス（荷重応答期）
3. ミッドスタンス（立脚中期：早期）
4. ミッドスタンス（立脚中期：後期）
5. ターミナルスタンス（立脚終期）
6. プレスイング（前遊脚期）
7. イニシャルスイング（遊脚初期）
8. ミッドスイング（遊脚中期）
9. ターミナルスイング（遊脚終期）

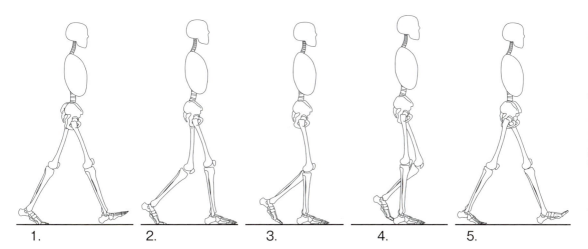

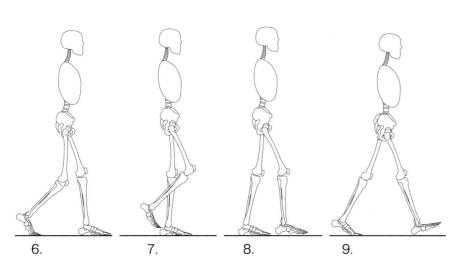

(5) 臥位とその応用姿勢

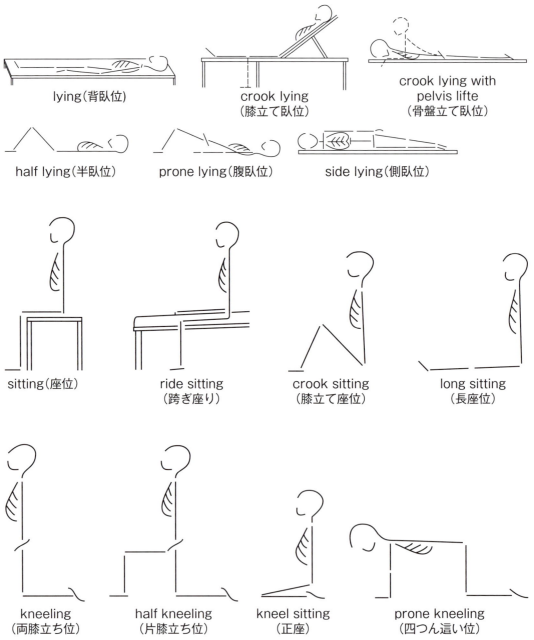

（参考文献）
1. 中村隆一，齋藤宏：基礎運動学　第6版，医歯薬出版，2003．
2. キルステン・ゲッツ=ノイマン（月城慶一，山本澄子，江原義弘，盆子原秀三翻訳）：観察による歩行分析．医学書院，2005．

3.症例レポート作成を助ける便利なノウハウ

デジタルカメラによる撮影方法

永井絢也

　実習施設によっては、デジタルカメラで撮影したデータをレポートに反映してもよいとする場合がありますので、ここでは撮影方法とレポートに反映する方法を紹介します。

①症例を撮影するに当たり、まずは臨床実習指導者、患者様に同意を得ます。

②どのような状態を撮影するべきか、臨床実習指導者と相談します。

③患者様に危険のない状態で撮影するのが基本です。

④介入前後での変化を捉えるため、患者様との距離、カメラの高さを統一します。できれば三脚などがあると固定しやすいです。

⑤歩行は平行棒内、もしくは5m程度の距離が撮影しやすいです。

⑥撮影した動画をパソコン内で見る際のソフトには、「Windowsムービーメーカー」がおすすめです。コマ送り、カーソルに合わせた動きをしてくれるので、各々のフェーズでの観察が容易になります。また、スナップショット機能で画像を切り取り、「ペイント」ソフトから必要部分を切り取って、ワード文書内に貼り付けることもできます。

1. 動画ファイルを右クリック→「プログラムから開く」→「Windows Live Movie Maker」を選択します。
2. 「ビデオの準備をします」とのコメントが現れます。数分待ちます。
3. 見たいフェーズまでカーソルでバーを動かすか、コマ送りをクリックしていきましょう。
4. 見たいフェーズで止めておき、切り出したい場合はスナップショット機能を使い、保存します。

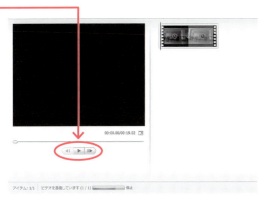
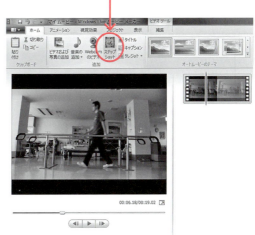

5. 保存した画像をペイントで開きます。
6. 切り抜きたい部分のみ「選択」します。
7. この際、他のフェーズでも多数切り出すことが決まっている場合は、下のサイズをメモしておき、切り出しサイズを統一するようにしましょう。
8. ペイントから切り取ったら、ワードに貼り付けます。
9. ワードでのサイズが大きければ、「オブジェクトの書式設定」からサイズの調整を行いましょう。

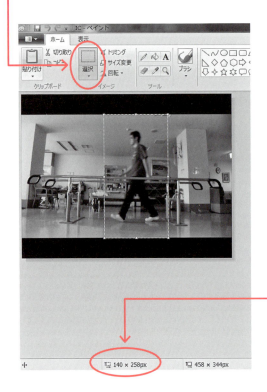

10. 最後に並べると、こんな感じになります。

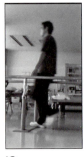 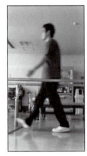 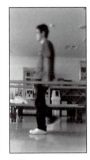 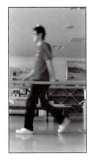 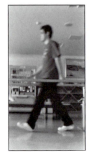

ISw　　　PSw　　　TSt　　　MSt　　　LR　　　IC

お知らせ　Webデータ上に、応用編として「デジカメ画像を使って棒人間を描く方法」を解説しています。興味のある方は参照ください。

4章

住環境情報と整備の考え方

理学療法士になったら、患者さんの身体状況と生活環境の両方を見て、現実に則したアドバイスを提供していく必要があります。
実習中も、患者さんのご自宅の環境を知ることを目的に、訪問調査にうかがうこともあります。
報告書の提出までは求められないかもしれませんが、将来、家屋のことも含めてアドバイスできる理学療法士になってもらいたいという意味で、参考までに家屋調査報告書の一例を紹介します。
また、疾患別・障害別に、住環境にどのような整備を行うべきかをまとめます。

この章の内容

1. 「住環境」情報の活かし方
2. 「家屋調査報告書」の例を紹介します
3. 疾患別・障害別にみた住環境整備の考え方

1.「住環境」情報の活かし方

上村忠正

　症例レポートには対象者の生活環境について記入する欄がありますが、そこに「住環境」の情報が必要になります。そして「住環境」の情報は、いずれ「目標」を設定したり「プログラム」を立案したりする際にも影響する情報です。

　「住環境」に関する情報をどのように収集していくべきか、そのコツをお伝えします。

● ご本人や家族から聞く際に、最初に聞くべき4つのポイント

　ご本人や家族に会ってお話を聞く前に、カルテを見て情報を収集しておくようにします。

　次に、ご本人あるいは家族に聴取させていただきますが、一度にすべての情報を聞こうとするとご本人と家族の負担が大きすぎるので、当初は次の4つの点に絞って以下のように聞きましょう。

①**家屋状況**──「集合住宅ですか？　一軒家ですか？」「(失礼ですが) 持ち家ですか？　借家ですか？」。これらの情報は福祉用具の設置や住宅改修の可否に関係してくるということを説明しながら尋ねましょう。

②**トイレ**──「和式ですか？　洋式ですか？」。和式であればしゃがみ込まなければならず、身体機能面のハードルは一気に上昇します。

③**風呂場**──「浴槽の高さ、広さはどれくらいですか？」「風呂の椅子の高さは？」。家庭内の事故が一番多いのが風呂場です。

④**家屋平面図**──「恐れ入りますが、ご自宅の平面図を描いていただき、入口の幅や、段差がある場合は何 cm かを書き入れて、次の面接時にお持ちいただけないでしょうか」。見本となりそうな平面図をコピーしてお渡し、描いていただくための用紙もこちらで用意したものをお渡しするとよいでしょう。

● 病院内での ADL 練習につなげます

　本人の治療の進行度合いを考慮して、将来、車椅子か屋内歩行可能かを予測しながら、平面図上で関係がありそうな部位の入口の有効幅

や段差などを教えてもらいましょう。

これらの情報をもとに、病院内で同様の場面を想定してADL練習を導入していき、実際に自宅に帰っても身の回りの動作ができるかを評価していくことになります。

● **実際の家屋で評価します**

症状が安定してくると試験的に外泊を行う場合がありますが、そのタイミングに合わせて理学療法士が退院前訪問指導（家屋調査）に入る場合があります。退院1か月〜1か月半前頃に行われることが多いです。

実際の家屋でご本人のADL自立度や家族の介助度の状況を把握して、生活環境に問題が生じていないかどうかを評価します。可能であれば実際に動作をしてもらうことにより評価しますが、これは危険を伴いますので、必ず臨床実習指導者に確認を取りながら行いましょう。チェックすべき点を列挙します。

① ADL──日常生活動作と環境との関連。
② IADL──その人らしさを実現するための日常生活動作と環境との関連。例えば、以前は1km離れたスーパーまで行っていたが、現在の歩行能力は100mだとすれば、代替方法を考えなければなりません。
③ 病前の生活リズム──患者様の行動パターンから、不便な点が見つかる可能性があります。転倒歴がある方は、場所や状況などを確認しておきましょう。
④ 使えるフォーマルサービス──デイサービス、ヘルパー、訪問リハビリテーション、転倒予防教室などの公共サービス。
⑤ 使えるインフォーマルサービス──地域に存在する支援ボランティア、ご近所の見守りなどの非公共サービス。
⑥ アプローチ部分──浴室、玄関、リビング、居室、食堂、トイレ、廊下、自室など。
⑦ 階段──広さ、有効幅、手すりの有無、段差など負担の有無。
⑧ 生活上の障壁となり得る部分の高さの測定──浴槽、上がり框、トイレ、段差、手すり、ベッド、椅子など。
⑨ 戸──種類、開ける方法、開ける方向、開ける時の負担の有無。
⑩ 冷暖房──有無、有効かなど。
⑪ 家具──占有率、配置の改善が可能かなど。

2.「家屋調査報告書」の例を紹介します

上村忠正

　家屋調査にうかがった際、報告書の提出を求められるかどうかは、実習先の判断によって異なると思います。私が実習に行った時は、提出はありませんでした。おそらく実習中は求められないことが大半だと思います。

　しかしここでは、将来、家屋のことも含めてアドバイスができる理学療法士になってもらいたいという意味で、参考までに家屋調査報告書の一例を紹介します。これは私が理学療法士になり、家屋調査に行くようになってから作ったものです。この対象者は室内で転倒し、骨折のため入院していた80代の方です。

患者さん情報

- 80代の女性。右大腿骨転子部骨折（術式：右人工骨頭置換術）。
- 現病歴：自宅の玄関上がり框で転倒し、手術目的で当院に入院する。
- 既往歴：高血圧（内服中）、白内障
- ＊リハビリ評価＝家屋調査前（術後1か月経過）
- 疼痛：歩行時に右下肢術創部に痛みが出るが、自制内。
- 関節可動域：目立った制限はないが、右股関節屈曲100°伸展5°体幹円背。
- 筋力：体幹、下肢MMT4レベル。
- バランス：TUG（一本杖使用）46秒、片脚立位右6秒　左3秒⇒転倒のリスクあり。
- ADL：基本動作自立、歩行は一本杖自立、FIM118点（運動83点、認知35点）、B.I85点（減点項目：入浴［機械浴なので全介助］、階段昇降［一部介助］、更衣動作［一部介助］）

家屋調査報告書　〇〇〇〇様宅　訪問：〇月〇日

家屋内の間取りと、生活動線（生活上でのご本人の動き）

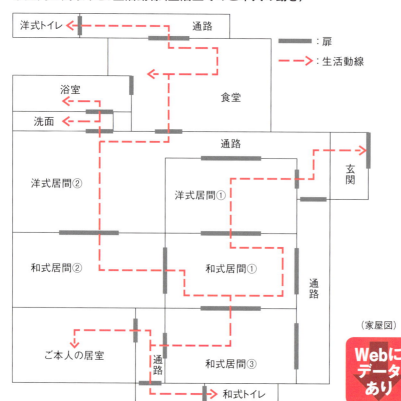

（家屋図）

Webにデータあり

玄関

　下の写真①の通り、玄関の出入口の有効幅は 81 cm でした。上がり框(かまち)の段差は、1 段目が 28 cm と比較的高く、2 段目が 13 cm でした。

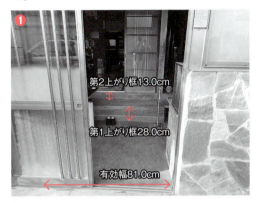

【提案】
- 玄関の出入口の幅は 81 cm と広さがあり、ご本人が杖を使用しても十分に出入りが可能なので、特に問題はないと考えます。
- 上がり框の 1 段目は段差が 28cm と高く、現在の身体状況では自身での昇降は難しいです。家屋調査でも確認しましたが介助を要していました。リハビリでは 20cm の昇降ではふらつかず一本杖で昇降可能でしたので、10cm 前後の昇降台を設置することを提案します。自宅の環境に慣れるまでは見守りで外に出るほうがよいと考えます。
- 上がり框の 2 段目は段差が 13cm であり、一本杖の使用で問題なく昇降できていました。
- 予後を考えると、住宅改修により手すりを設置（工事）するか、福祉用具として手すり（写真②）、あるいは手すり付段差解消台を設置することを提案します。
- 住宅改修に関してですが、介護保険制度では、在宅の要介護者及び要支援者が定められた住宅改修を行う場合に、居宅介護住宅改修費を支給しています。支給限度額は 20 万円で、ご本人負担は 1 割です。
- 福祉用具に関してですが、指定を受けた事業者から定められた福祉用具を貸与、あるいは購入すると、その費用の 9 割が介護保険から支給されます。

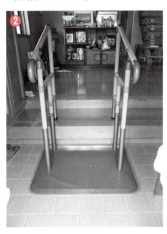

居室

　扉の有効幅は、写真③の通り、障子を左側へ移動することで 68 cm の広さを確保できました（障子が右側にある場合は 35 cm）。段差は、居室と通路の間に 5.0 cm でした。

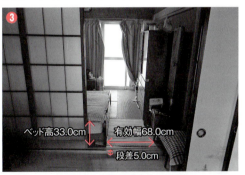

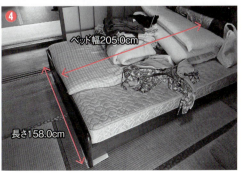

【提案】

- ベッド上（写真④）での起居動作（寝返り、起き上がり、立ち上がり、座り込み等の動作）は問題なく行えていました。
- 今回、手術で右側に人工骨頭が入っているために、起き方によっては脱臼の危険性があります。ご本人もわかっていらっしゃると思いますが、サッカーボールを蹴るような動作（屈曲、内転、内施）には注意してください。
- ちなみに特殊寝台（電動ベッド）が2006年度改正により要介護2から使用可となりましたので、今後必要と思われる時に導入を提案できればと思います。
- 部屋の中で杖を使用する場合、T字杖では75cm以上の幅が安全のために必要になりますが、傍らにベッドがあるため、ベッドに手をついて伝っていくことで、杖を使わなくても安全な歩行が可能と考えられます。

和式・洋式トイレ

洋式トイレ（写真⑤）は、出入口の有効幅が53cm、便器の高さが41.5cm、部屋内の幅が74.5cmでした。居室から洋式便器までの距離は、計算上、2944cm（29.44m）でした。

和式トイレ（写真⑥）は、出入口の有効幅が56cm、出入口から便器までの距離が47cm、便器の高さが24cm、部屋の幅が84cmでした。自室から和式トイレに至るまでには、230cm（2.3m）の距離でした。

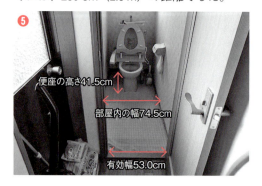

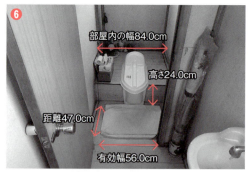

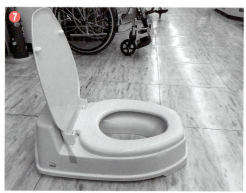

【提案】

- 居室またはその近くにご本人がいる時は、利便性の面から和式トイレを利用するのが便利と考えます。洋式トイレは、居室から向かうと距離がかなり長く、合理的ではありません。
- 和式トイレの使用方法ですが、一般的な方法である「深くしゃがみ込みながらトイレを済ます」ことは、下肢にかかる負担が非常に大きいので推奨できません。また、右股関節の脱臼の危険性があります。
- 今後は、住宅改修あるいは福祉用具を使って和式トイレを洋式トイレに変えることを提案します。ちなみに和式トイレを洋式トイレに変更した想定で、リハビリ中に24cmの段差に対して座り込みと立ち上がり動作を行っていただいたところ、問題なく行えていました。
- 写真⑦の福祉用具により、和式トイレを洋式トイレに変えることができます。

食堂

　食堂では、部屋の出入口の有効幅は72cmで段差が5.5cm（写真⑧）であり、部屋に入ってから椅子に到達するまでには、582cm（5.82m）の距離がありました。食事の際に座るご本人の椅子（写真⑨）の高さは46cmでした。

　ご本人の居室から食堂の椅子に到達するまでの生活動線をたどると、2314cm（23.14m）の距離を歩行することになります。

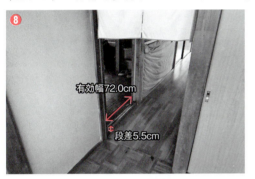

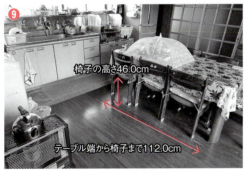

【提案】
・持久力の面で特に問題はありません。
・和式居間と洋式居間の間の段差が最大13cmでした。家屋調査でご本人に歩行していただきましたが、この段差を越えることに問題はありませんでした（リハビリでは20cmの段差昇降がふらつきなく可能でした）。
・椅子からの立ち上がりは、家屋調査で問題なく行えていました（リハビリでは30cmの高さの椅子への着座がふらつきなく可能

でした）。

浴室と洗面

　写真⑩の浴槽内の深さは59cmであり、洗い場と浴槽の縁の間の高さは38cmでした。浴槽の縦幅は70cm、横幅は92cmでした。

　洗い場の広さは縦長95cm、横長165cm、浴室への段差は9cm、扉の有効幅は72cmでした。また、写真では扉に隠れて見えませんが、体を洗う際に使用する座椅子が23cmでした。

　写真⑪の洗面台は、幅が76cm、高さが69cm。居間から洗面台へ向かう時に4.5cmの段差がありました。

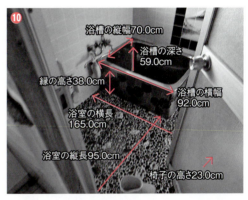

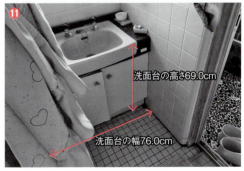

【提案】
・家屋調査でも入浴の動作確認を行いましたが、ご本人の恐怖心が強く、浴槽に入ることができませんでした。身体機能が低下し、転倒に対するバランス能力が低下している現在では、ご本人の身体への負担も大きく

なります。また、洗い場についても、床が濡れた状態であれば、滑って思わぬ転倒事故が生じる可能性も考えられます。入院前も入浴はデイサービスを利用していましたので、今後も「デイサービスを利用しての入浴」が合理的と考えます。
- 洗面については、洗面台に身体を接し立位の状態で歯磨きやうがい、手洗いを行うことは可能と考えられます。椅子の使用で安全性が向上することも考えられますが、椅子を置く場合は車輪付きのものは避けるようにしてください。

屋外について

ご本人が屋外へ外出することは普段から少ないですが、退院後に外出する機会が出てくる可能性も配慮し、玄関前から、車庫にあるシルバーカーまでの距離も計測しました（写真⑫、⑬）。その結果、1250cm（12.5m）でした。

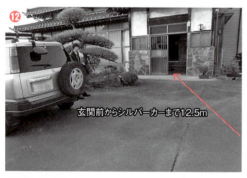

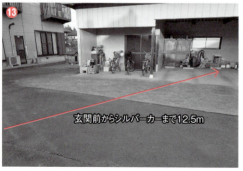

【提案】
- 玄関からシルバーカーのある車庫までの移動は可能であると考えられます。屋外はアスファルトで塗装されていますが、玄関の上がり框の昇降を考えると不安な面がありますので、外出する際は見守りで行うことをおすすめします。

「家屋調査報告書」のまとめ

ご本人の身体機能は改善傾向にありますし、入院前に限りなく近い状態にまで改善する可能性があります。

ただ、現状ではT字杖を使用しても、いずれの動作でも見守りが必要と思われます。

身体機能にかかわらず、退院後の生活で重要なことは、ご本人ができる限り自力で、かつ安全に動作が行えるようにすることであり、それが寝たきりの状態を防ぐことにつながります。

自宅内で転倒して骨折に至ったことを考慮すると、今後は床に小物などを置かないようにすることが重要です。また、小さな段差であればあるほど警戒することも必要です。小さな段差ほど油断しやすく、転倒にもつながりやすいことが最近よく言われているからです。この2点をしっかりと押さえていただければと思います。

今後も、退院に向けてご本人の身体機能向上に努めてまいります。今回、家屋調査にご協力いただいたことに感謝申し上げます。

3. 疾患別・障害別にみた住環境整備の考え方

上村忠正

　ここからは、疾患、障害別にみて住環境をどのように整備すべきかをまとめます。

脳血管障害の場合

　脳血管障害では、脳の損傷部位やその程度、リハビリテーションによる回復の度合い、合併症の有無、発症時の年齢などにより、直面する生活上の不便さや不自由さが異なります。ですからその人が自立して行える日常生活動作（ADL）の範囲を把握することが大切です。対象者の移動のレベルによって次の4つに分けて考えましょう。

●自力で屋外歩行が可能な場合

　「杖や下肢装具などを使用すれば1人で屋外を歩くことができ、移動におけるADLはほぼ自立している状態」を指します。両手を使う細かい動作が必要なADL（例えば容器の蓋の開け閉め、靴ひもを結ぶなど）に不自由さがある場合や、失語があればコミュニケーションが取りづらいかもしれないレベルを指します。そのような場合に最低限必要な住環境整備は以下が考えられるでしょう。

- （片麻痺の場合）必要な動作が片手でできる環境にする。シャンプーなどの容器はポンプ式の容器がよい。靴はマジックテープ式のものがよい。
- 立ち上がり動作を補助するために、手すりを設置する。
- 下肢装具を外していることを考え、体を洗う際に安定した姿勢が保てるような入浴用椅子を選ぶ。浴槽の縁に腰をかける場合は、洗い場床からの高さ400〜450mm前後が望ましい。

●屋内であれば歩行が可能な場合

　「家の中でなら壁や手すりにつかまりながら伝い歩きしたり、人に支えられて歩行したりすることができる状態」を指します。ADLは自立していて外出時のみ介助を必要とする人から、ADLの一部介助

を必要とするまでを想定しています。そのような場合に最低限必要な住環境整備には以下が考えられるでしょう。

- 畳の上での立ち座りは困難なので、テーブル、椅子、ベッドを使用する洋式の生活に変更する。
- 可能な限り1階で生活することができるような整備をする。

● 車椅子で移動する場合

「立ち上がり動作やその保持は難しく、自力では歩行ができず、車椅子で移動する状態」を指します。ベッドの端に腰掛ける端坐位が可能であることや、自立または介助によって車椅子に移乗して住宅内を移動できることを想定しています。段差や階段など、上下方向の移動が制限された状態と考えられます。そのような場合に最低限必要な住環境整備には以下が考えられるでしょう。

- 屋内の段差を解消する。
- 車椅子に座った状態で、必要な物に手が届くように配慮する。
- 特殊寝台、リフトなどの福祉用具を導入する。浴槽の出入りにはリフトなどが有効だが、家庭での入浴が困難な場合は入浴サービスの利用を検討する。

● 寝たきりの場合

「ADLのほとんどに介助が必要な場合」を指します。ベッドでの生活が主体となり、寝返りができないことも多く、夜間に排泄や寝返りの介助が必要になった状態です。介助者の心身の負担が増すと想定されます。そのような場合に最低限必要な住環境整備には以下が考えられるでしょう。

- 特殊寝台やリフトを導入する。介護者の腰痛予防のためにも、ベッドは高さを調節できるものがよい。
- 床走行式リフトを使用する場合は、床が絨毯や畳だとキャスタが食い込んで移動や方向転換の妨げになるので、フローリング仕上げに変更するとよい。
- 利用者の心身機能や家庭の負担を考慮し、入浴サービスの利用を検討する。
- 外出時は、車椅子用のクッションで体圧を分散させる。リクライニング式の車椅子を使うなど、姿勢を保てるように工夫する。

関節リウマチの場合

　関節リウマチになると関節可動域が減少したり、関節を動かす時に生じる痛みのために生活上に不便や不自由が出てきます。そうした場合は、関節にかかる衝撃や重力を軽減し、症状を悪化させない住環境整備が必要です。住宅改造では、段差の解消や座面の高さ調整などで関節への負担を軽くします。また、暖房設備、日当たりなど室内環境への配慮や、自助具（後述）の利用についても考慮します。リウマチは女性に多い疾患であるため、家事や育児がしやすい環境を心がけることも重要です。例えば以下のような住宅整備が考えられるでしょう。

・段差をなくす。
・椅子などの座面をやや高めに設定する。
・つかまりやすい手すりを付ける。手すりの高さは一般的に床面から750〜800 mm 程度が適当とされています。しかし肘が伸びないなどの上肢の関節可動域制限によって、床面から900〜1000 mm と高めの設置がよい場合もあります。手すりの太さや形状については、本人の握りやすさを考慮して、通常よりも太め（約4 cm）にしたり、円形ではなく断面が平たい手すりにしたりするとよいでしょう。
・水栓やドアノブを操作しやすいものにする。
・扉の開口幅を広くする。
・車椅子を使用する場合、床材をフローリングにする。
・台所の環境整備により疲労感を最小限に留められる工夫をする。椅子に座って調理したり、調理用具や材料は手の届く範囲にまとめます。手指関節の負担を軽減するトングや小さめの包丁、L型の包丁を利用します。
・寝具には羽毛布団のような軽い物を使用する。
・臥位や座位ではクッションを利用して体を整えると、体の負担が軽減される。

コラム 自助具について

上村忠正

　自助具とは、身体機能が低下したために困難になった日常的な動作を、自力で行うことができるように工夫された道具のことです。関節に負担をかけずに日常的な動作を行うために多くの自助具が開発されているので、それらを積極的に活用することによりADLの改善を図りましょう。

　関節リウマチの方の日常の自助具の使用について調べたデータ（日本リウマチ友の会：2010年リウマチ白書　リウマチ患者の実態／総合編）では、自助具を使っている人は59.8％、使っていない人は30.3％、回答なしが9.9％でした。

　関節リウマチの方が使っている自助具は、上位から、「ビン・缶・ペットボトル開け」74％、「孫の手」52.7％、「リーチャー」33％、「ドアノブ回し」30.5％、「水道栓回し」28.5％、「すべり止め」23.4％、「トング」22.2％、「ハサミ・カッターなど」21.8％、「長柄ブラシ・クシ」18.8％、「爪切り（固定、首振り等）」17.8％、「マジックハンド」15.2％、「太柄や長柄のスプーン・フォーク」13.7％、「靴下履き補助具（ソックスエイド）」9.5％、「ボタン掛け補助具（ボタンエイド）」8.9％、「点眼補助具」6.2％、「錠剤取出器」5.4％、「坐薬挿入機」3.5％、「その他」5.4％でした。

　関節リウマチの方が「自助具・福祉用具を使わなければ1人ではできない～全くできない」と答えた動作は、上位から「ビン類のフタの開閉」「タオル・ふきんを絞る」「階段の昇り降り」「爪を切る（手・足）」「平地を300m歩く」「浴槽に浸かる」「服の着替え（靴下・装具の着脱を含む）」でした。

　自助具がないと日常生活動作がどのように困るのかを理解し、患者さん・家族にとって有用な情報を提供できる理学療法士になりたいものです。

ボタンエイド：ボタンの掛けはずしが簡単にできる。

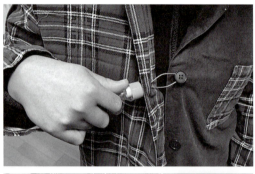
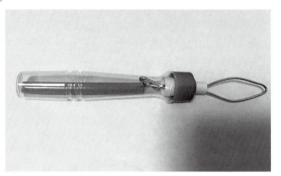
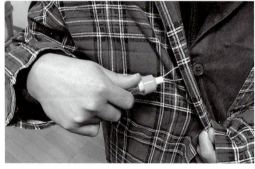

リーチャー：遠くの物をつかんだり、物を拾ったりできる。

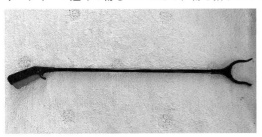

ソックスエイド：膝を大きく曲げずに靴下を履くための道具。

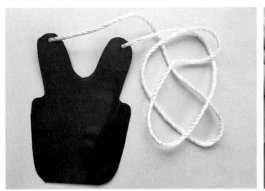 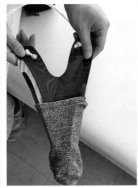 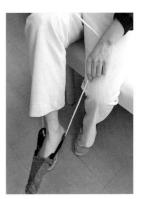

ドアノブ回し：弱い力でもドアノブを楽に回せる。

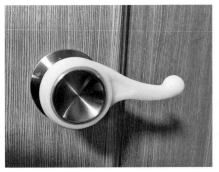 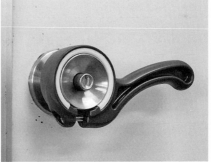

自助スプーン：握力が弱くても保持しやすいスプーン。

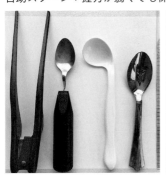 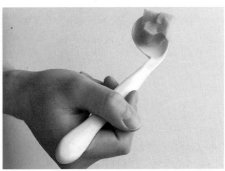 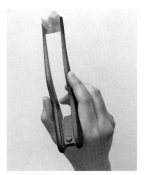

骨折の場合

　高齢者の骨折はほとんどが転倒によるものですから、再転倒を予防するために、以下のような住環境整備を考えます。

- 室内では、床から新聞や座布団、電化製品のコード、絨毯のめくれなど、つまずきそうな物を排除し、室内のあらゆる段差解消に努める。
- トイレや浴室などに手すりを設置する。浴槽の出入り時など床から立ち上がったり、片足立ちをしたりする場所には、手すりやつかまりやすい台などを設置する。
- 玄関の上がり框の段差が大きい場合は、式台を設置したり椅子を置き、座って靴を着脱できるように配慮する。
- 床材を滑りにくいものにし、滑りにくい上履きや靴を選ぶ。
- 骨折後は、布団よりも特殊寝台を使用するほうが早期離床につながる。ベッドから立ち上がる際につかまれるベッド用手すりを付ける。
- 人工骨頭置換術を受けた場合は、禁忌肢位に気をつける（「人工股関節置換術［THA］を受けた場合に可能なADL動作の範囲」を調べましょう）。股関節90度以上の屈曲肢位は禁忌ですので、座面の高い椅子に変更する。洋式便器はかさ上げして便座を高くしたり、立ち上がり補助便座を使用するなどの他、利き手側には立ち上がり動作を支える手すりを設置する。手すりの高さは大腿骨大転子の高さに合わせる。通常は床面から750～800mmになる。
- 動線をなるべく短くし、単純にする。特に居室からトイレまでの距離は3m以内が望ましい。3mより遠くなる場合は居室を変更することも検討する。

パーキンソン病の場合

　姿勢反射障害により転倒しやすくなることと、歩行時のすくみ足などが、生活上の不便・不自由さをもたらす主な要因となります。

　このような不便・不自由さを解消するには、家族をはじめとする介護者の協力が必要ですが、パーキンソン病の症状には日内変動や週内変動が見られることが多く、介護が必要かどうかを見極めにくい面があります。その時々の状況をよく観察して判断していきましょう。体を楽に安全に動かせるように、福祉住環境整備をしたり福祉用具を利用したりします。日用品についても、Hoehn Yahrステージに応じた選択や工夫が必要です。

- わずかな段差でも歩行が困難となります。転倒の危険にもつながるため、段差は解消するのが基本です。解消できない場合は、床の色を変更する、テープを貼るなどして、段差の目印とします。廊下や台所、部屋の出入口などの床に20〜30cm間隔でカラーテープなどで目印を付けたり、足の振り出しを誘発させる介助バー付きの杖を使用したりすると、第一歩が出やすくなることがあります。
- 進行すると階段昇降は危険であるため、生活空間を同一の階にまとめます。生活空間はできれば1階にするのが望ましく、水回りや寝室、居間などを隣接させて、歩行距離を短くするようにします。
- 突進歩行、小刻み歩行、すくみ足などがあり、体のひねりや方向転換が極めて難しいため、直角に曲がる必要があるような部屋の間取りや家具の配置は避け、手すりを設置して安全性を確保するようにします。
- 浴室は、必要な箇所に手すりを設置し、入浴用椅子、滑り止めマットなどを用意します。暖房器具を配置して、急激な温度変化を避けるようにします。
- トイレは、洋式便器で温水洗浄便座が望ましいです。夜間頻尿がある場合はトイレまでの移動・起居動作の改善を図ります。バランス保持のため、便器の両側に手すりを設置し、介助しやすいように片側を可動式とします。パーキンソン病特有の頻尿があると、30〜60分ごとに尿意をもよおす方がいます。失禁してしまう場合は、排泄動作よりもトイレまでの移動・起居動作を点検します。夜間はポータブルトイレを使用することにより介助の軽減を図りたいところです。

脊髄損傷の場合

脊髄損傷のレベルと、完全麻痺か不全麻痺かによって、生活上の不便・不自由さは異なるので、ADL能力に合わせた住環境整備を行います。残存能力を活かすとともに、年齢や性別、生活歴を考慮して生活上の配慮や工夫、福祉用具の導入などを行います。

脊髄損傷のレベルごとに異なる住環境整備

損傷レベル	ADL	運動機能	移乗・移動方法	自助具・福祉用具など
C1～C3	全介助。呼気、唇や顎の動きを利用したハンズフリースイッチの操作が可能。	首を動かすことができるが、呼吸に障害がある。上肢・下肢・体幹が麻痺。	専用の電動車椅子を操作して移動する。	人工呼吸器、専用の電動車椅子を利用する。環境制御装置、特殊寝台の設置が必要。
C4	全介助。頭に取り付けた棒や、口でくわえた棒を使っての動作（本のページをめくるなど）が可能。	自力での呼吸が可能。肩甲骨を上に上げられる。	専用の電動車椅子を操作して移動する。	専用の電動車椅子、ベッドポインターを利用する。環境制御装置、特殊寝台の設置が必要。
C5	ほとんどの動作で要介助。ただし手を動かすことができ、上肢装具付きの自助具を使えば食事や筆記などが可能。	肩、肘、前腕の一部を動かすことが可能。	平らな場所ではハンドリム（大きい車輪の外側についている小さい車輪）を工夫した車椅子の操作が可能。	電動車椅子、ハンドリムを工夫した車椅子を利用する。そのために車椅子用手袋（滑り止めのため）があるとよい。上肢装具付きの自助具（食事・筆記用のものなど）、環境制御装置、特殊寝台、リフトの設置が必要。
C6	中等度～一部介助。自助具を用いて食事、筆記などが可能。上半身の着替えが可能。	肩に力を入れられるが不完全な状態。肘を曲げられるが伸ばすことは不可能。手首を上げることは少しだけ可能。プッシュアップの力も少しだけ入る。起き上がりや寝返りが可能。	平らな場所ではハンドリムを工夫した車椅子の操作が可能。プッシュアップによりベッドと車椅子の移乗が可能な場合もある。専用の自動車を運転することが可能な場合もある。	ハンドリムを工夫した車椅子、電動車椅子を利用する。自助具（食事、筆記、着替、入浴など）、バスボード、特殊寝台、リフトの設置が必要。
C7	一部介助、あるいはほぼ自立。自助具なしでの食事、着替えが可能。起き上がりや寝返りが可能。	手関節の動きはほぼ完全。プッシュアップが可能。	標準タイプの車椅子での移動が可能。プッシュアップによるベッドと車椅子の移乗が可能。便器と車椅子の移乗が可能。専用の自動車の運転が可能。	車椅子、バスボード、入浴用自助具が必要。
C8～T1	車椅子によるADLが可能。	上肢を動かす動作が可能。	小さな段差であれば、車椅子で乗り越えることが可能。専用の自動車の運転が可能。	車椅子、入浴用自助具が必要。
T2～T6	簡単な家事動作が可能。	体幹のバランスが少しだけ安定している。	―	車椅子が必要。
T7～L2	住環境を整えることにより、家事や仕事が可能。スポーツも可能。	体幹のバランスがほぼ安定している。	車椅子移動。練習程度の歩行であれば、装具と松葉杖を利用することにより可能。	車椅子が必要。
L3～L4	すべて自立。	体幹が安定している。下肢の一部を動かすことが可能。	短下肢装具と松葉杖を利用することにより歩行可能。	短下肢装具、松葉杖が必要。
L5～S3	すべて自立。	下肢を動かすことができるが、足関節の動きが不十分。	自立した歩行が可能。	―

頸髄損傷、胸髄損傷、腰髄損傷の場合

　頸髄損傷では、四肢麻痺によりプッシュアップや移乗動作が困難なため、リフトや環境制御装置などの福祉用具を積極的に活用します。

　胸髄損傷では、両側の上肢機能は正常に動きますが、車椅子の使用となるため、ベッドや便座、浴室の洗い場の高さを車椅子の座面の高さと同じにします。段差を解消する、ドアを引き戸にする、などの配慮が必要です。トイレの使用では、前方アプローチや側方アプローチか、本人が安全で確実に行える方法を選びます。

　腰髄損傷では、上肢や体幹の機能は正常なので、床から自力で車椅子に乗ったり手すりにつかまって立ち上がったりすることができます。本人のADL能力を活かすことをよく考慮して整備するようにしましょう。

●感覚障害がある場合

　ベッドやテーブルの脚部など、体をぶつける可能性のある場所にクッション材を取り付けます。台などの角は面取りをして丸みを持たせます。最低1時間に1回はプッシュアップや体を側方に傾ける体幹側屈などで座位姿勢を変え、坐骨にかかる圧力を軽減します。電動車椅子の場合45度程度リクライニングするのもよいでしょう。車椅子利用の際にはクッションを使います。

　他に、やけど防止に温度調節機能の付いた給湯器などを設置する、皮膚や清潔を保ち、褥瘡を防ぐ。1日1回は皮膚を観察するといったことが必要です。

●膀胱、直腸機能障害がある場合

　トイレは寝室や居間の近くに配置します。腸閉塞（イレウス）の発生に注意し、緩下剤、座薬、浣腸などを併用して便秘を防ぎ、規則正しい排便習慣をつけるようにします。排便に長時間要する場合は、空調や冷暖房設備を備えた空間にし、クッション性のある便座を用いるようにします。

5章

先輩たちが書いた症例レポート+レジュメ

この章では、実習に受かった先輩たちが書いた症例レポートとレジュメを紹介します。

掲載したのは、著者たちが特に優れたレポートと認めたもの2本です。どのような経緯や考えでこのような記述をしたのか、あるいは実習指導者から受けた指導やエピソードを、このレポート作成者にコメントしてもらいましたので、これから実習に出る人に参考になると思います。

またWebデータには、この2つのレポートの他にも17種類のレポートとレジュメを、同じくコメント付きで収載しました。

＊各症例は、個人が特定されないよう改変を加えています。

Webデータに行くと、19種類の症例レポート+レジュメを見ることができます。

Webにデータあり

キーワード
1. **γ-nail** …… 「右大腿骨転子部骨折によりγ-nailを施行した90歳代の女性──グループホーム復帰に向けて日常生活動作の自立レベル獲得を目指して」　大西亮一さん（千葉・柏リハビリテーション学院）
2. **人工膝関節置換術** …… 「左変形性膝関節症を呈し、左人工膝関節置換術が施された症例──移動能力の再獲得による参加拡大」　川﨑紘四郎さん（北柏リハビリ総合病院）

> 本書には、上記1、2のみを掲載しています。3以降はWebデータへアクセスしてください。

3. **脳梗塞・急性期** …… 「脳梗塞（橋梗塞）により左片麻痺を呈した症例──既往に変形性膝関節症があり、歩行時に疼痛を招いている症例」　《匿名》
4. **脳梗塞・回復期** …… 「右中大脳動脈領域梗塞、前頭葉再梗塞にて両片麻痺を呈した症例──退院後趣味活動での参加拡大を目指して」　中山功一さん（湖南病院リハビリテーション部）
5. **脳梗塞・歩行リハビリ（回復期）** …… 「右放線冠梗塞により左片麻痺を呈した80歳代男性──自立でのQuad-cane歩行獲得を目指して」　《匿名》
6. **脳梗塞（維持期）** …… 「脳梗塞により左片麻痺を呈し、通所リハビリを利用している症例」　木瀬貴博さん（湖南病院リハビリテーション部）
7. **脳梗塞・心原性（維持期）** …… 「心原性脳梗塞による左片麻痺を呈し、日常生活動作困難となった80歳代女性の症例報告──トイレ動作に着目して」　《匿名》
8. **頸髄損傷** …… 「褥瘡手術後の長期臥床で耐久性と活動性が低下し、復学困難となっている完全頸髄損傷の症例」　《匿名》
9. **肩関節周囲炎** …… 「肩関節周囲炎を呈した症例──日常生活の不便さ解消を目指して」　《匿名》
10. **腰椎破裂骨折** …… 「腰椎破裂骨折後、日中の臥床が続き、活動量が低下している症例に対する離床促進を中心とした理学療法アプローチ」　《匿名》
11. **変形性股関節症・全人工股関節置換術** …… 「変形性股関節症を呈しTHAを施行した症例」　飯村浩輔さん（湖南病院リハビリテーション部）
12. **変形性膝関節症・全人工膝関節置換術** …… 「両変形性膝関節症により左膝関節にTKAを施行した症例」　中島拓也さん（湖南病院リハビリテーション部）
13. **前十字靱帯・半月板損傷** …… 「右膝関節前十字靱帯損傷、半月板損傷を呈した症例」　木瀬貴博さん（湖南病院リハビリテーション部）
14. **靱帯損傷** …… 「左足関節外側靱帯損傷にて前距腓靱帯縫合術後評価・治療の症例」
15. **下肢切断** …… 「糖尿病性壊死により下肢切断の症例」※レポートのみ　《匿名》
16. **ALS** …… 「ALS症例に積極的離床を促したことによる呼吸機能の変化──介入で感じたこと」　河西孝佳さん（自由が丘整形外科）
17. **パーキンソン病** …… 「パーキンソン病を呈し、上肢が使える座位保持を目指した症例」　《匿名》
18. **パーキンソン病・認知症** …… 「認知症を伴うパーキンソン症候群を呈した症例──日常生活で転倒のリスクを減らすために」※レジュメのみ　飯田智成さん（湖南病院リハビリテーション部）
19. **脳性麻痺（小児）** …… 「脳性麻痺により四肢麻痺を呈した症例」　林寛人さん（相模原療育園）

レポート1

右大腿骨転子部骨折により γ-nail を施行した 90 歳代の女性

グループホーム復帰に向けて 日常生活動作の自立レベル獲得を目指して

レポート提供：大西亮一さん

■ 著者たちがこれを「優れたレポート」として選んだ理由

◎このレポートの随所から、大西さんがこの患者様とよくコミュニケーションを取っていたであろうことや、患者様が根気よくリハビリにお付き合いくださっていた様子が伝わってくる。優れたレポートの根本には、患者様との良好なコミュニケーションが存在すると言える。
◎施設入居の患者様であるが、家屋環境、生活スタイルがしっかり把握できていることにより、治療プログラム、ゴール設定に活かすことができている。
◎各評価事項に対するアセスメントを丁寧に行うことができている。
◎アセスメントに解剖学・生理学・運動学などの知識やエビデンスを活かすことができている。
◎ゴール設定と治療プログラムとの連動がよく練られている。
◎ゴール設定の際に、達成度を「○」「×」で示すようにしたことは、結果が一目でわかる工夫として秀逸。

● 患者様とどのように出会ったのか

レポート作成者からのコメント

　臨床実習でまず心がけたことは、「挨拶をしっかりする」ことです。コミュニケーションは患者様との信頼関係を作る1つのツールになるのでとても大事です。あらかじめ話題やネタをいくつか用意しておくと、コミュニケーションがスムーズに取れると感じました。コミュニケーションの際は、「7（聴）：3（話）」になるように気を付けました。こちらが一方的に話をしてしまうと、「私の話を聞いてくれない」と思われたり、「私に何かをしてほしいに違いない」と誤解される経験があったので、できるだけ話を聞き、1つの質問から話が広がるように会話を行っていきました。

　最初にお会いした時の話題は、①自己紹介（自分を紹介できるよう、準備しておくことをおすすめします）、②患者様の趣味や特技の話（ここで患者様との接点や共感できそうなものを探しました）、③現状で患者様が身体に関して困難に感じていること（ここで聞いた話を主訴やHopeへつなげました）、という流れでした。

　どんな話題の時も患者様を観察して、不快感や不満の色を見落とさないように注意しましょう。他愛のない話でも、患者様にとっては不快な話題かもしれませんので、私は常に患者様の姿勢や表情、目の動きを観察するようにしていました。

　また、話してくださった内容を覚えておくことも大切です。ただし、その場で逐一メモを取ったりしていると、事情聴取のようになって、何を書いているのか不安になってしまう患者様もいるので気を付けましょう。これは大事な単語だなあ、覚えておかないといけないなあ、と思うようなキーワードがあった場合は、患者様に断ってから（「大事な言葉だと思うので、メモを取ってもいいですか？」のように）、短くメモを取るようにしましょう。

　患者様のなかには、急に半身や足が動かなくなってしまい、自分でも現状が把握できておらず、不安のさなかにいる方もいます。そのような場合、こちらがあまりにいろいろと詳しく質問してしまうと不快や不安を強めてしまう場合もあるので、どの程度深く質問していくかという点には常に気を配るようにしてみてください。

● **レポートを書く前に**

　レポートを書く前におさえておきたいのは「レポートを書く目的」です。私は次の2点だと考えています。
＊患者様の状態を、理学療法士の立場から把握し、得られた情報から問題点を形式化するため。
＊得られた情報を正確な記録として残す技術を身に付けるため。

　レポートを書く前に、まずは全体の流れ（アウトライン）を決め、紙にメモをするなどしてから取りかかりましょう。最初から詳細に書こうとすると後で流れを見失って混乱してきます。また、物事を整理してから文字にしてみましょう。

　また、個人情報の取り扱いには細心の注意を払ってください。レポートであっても流出すると大変なことになってしまいます。

　評価や治療を行ううえでは、文献やエビデンスが裏付けとしてとても重要になるので、普段から目を通しておくことをお勧めします。先生方との話題としても文献は役に立ちました。
〈活用した文献の種類〉
　見守りと自立レベルの判定に関する文献、治療頻度と回数に関する文献、予後予測に関する文献、バランスに影響する要素に関する文献

I. はじめに

　今回、転倒により右大腿骨転子部骨折を呈した患者様の理学療法評価・問題点の抽出・治療プログラムの立案を行う機会を得たのでここに報告する。

II. 基礎情報

1. 基本情報・社会的情報

【氏名】○○様　【性別】女性　【年齢】90歳代　【利き手】右利き
【身長】147.0 cm　【体重】61.0 kg　【BMI】28.2（肥満気味）
【住所】○県在住　【家族構成】夫は他界し、長男（60歳代）・長女（70歳代）・次男（60歳代）がいるが、別居である。

［夫・死去］
［長男・別居（○県）・Age：60代］
［長女・別居（○県）・Age：70代］
［次男・別居（○県）・Age：60代］
［孫娘・別居（○県）］
［キーパーソン：孫娘］

家族構成
◎：本人
○：女性
□：男性

【家屋構造】
　病前はグループホームに入居し、2階建ての2階に自室がある。自室の扉は引き戸で、入口や室内に段差はない。自室にはトイレ・浴室はなく、共同スペースにあるトイレ・浴室を使用している。寝具はベッドで、ギャッチアップ機能は付いていないが右側に手すりはある。その他に5段のクローゼットがある。トイレは自室から530 cm離れており、扉は引き戸で、入口に段差はない。便器は洋式で右側に置き型手すり、左側にL字型の手すりが設置してある。浴室は1階にあり、2階の自室から70 m離れている。2階から1階まではエレベーターで移動する。浴室の扉は引き戸で、入口に段差が6 cmあり、浴槽は半埋め込み式で、手すりは3か所ある。

　廊下の幅は174 cmで、食堂までは23 mあり、廊下には手すりがあるが、一側のみで高さは82 cmである。

レポート作成者からのコメント

● **基礎情報を聞く時に、私が心がけたこと**
＊常に笑顔でいるようにしました。
＊メモをする際は、下を見過ぎないようにしました。
＊話を聞く姿勢も、患者様は見ています。
＊敬う姿勢を忘れないようにしました。
＊必要なことを最小限質問し、無駄な時間をかけないように気を付けました。ただし、カルテに記載があることでも患者様に確認するようにしました。
＊経済状況や家族情報などは信頼関係ができあがってから聞くようにしました。

● **体重やBMIの数値が高い場合**
　「循環器疾患の併発」「下肢にかかる負担」なども考えるべきでしょう。また、数値の推移を把握することから見えてくるものもあります。

1) 自室
　①入口：引き戸
　　幅：80 cm
　②ベッド
　　高さ：37 cm
　　縦幅：194 cm
　　横幅：98 cm
　③クローゼット
　　高さ：185 cm
　　幅：85 cm
　④手すり
　　高さ：73 cm
　　長さ：68 cm
　⑤洗面台：75 cm

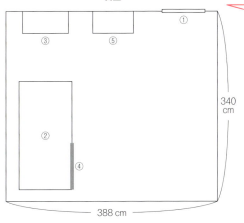

> **レポート作成者からのコメント**
>
> ● **家屋構造を把握する時のポイント**
>
> 　家屋構造を詳細に把握することで、自宅復帰する際の支障や、導線を正確に予測することができました。問診で把握する場合は、記憶違いがあるため、家族の確認も必要です。特に、自室や日常生活で使用する頻度が多い場所（段差、手すり、トイレ形式、風呂、扉、玄関、廊下、階段［段数］、椅子の種類、床の材質など）は、詳細に調査します。

2) トイレ
　①入口：引き戸
　　長さ：80 cm
　②便器：洋式
　　高さ：41 cm
　　幅：37 cm
　③L字手すり
　・横手すり
　　長さ：42 cm
　　床面から上縁：72 cm
　　床面から下縁：69 cm
　・縦手すり
　　長さ：63 cm
　④置き型手すり　床面から上縁：72 cm
　　幅：66 cm　　床面から下縁：55 cm

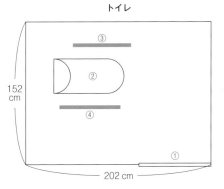

3) 食堂の位置
　①自室　　　　　　④エレベーター　　　　⑦食卓
　②トイレ　　　　　⑤キッチン／カウンター
　③カーテン（高さ：90 cm）　⑥手すり（高さ：82 cm）

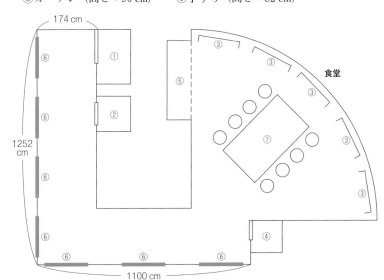

4) 脱衣所／浴室
　①入口：引き戸
　　幅：80 cm
　②イス
　　高さ：41 cm
　　幅：103 cm
　③入口：引き戸
　　幅：91 cm
　　段差：6 cm
　④シャワー台
　　・手すり
　　　長さ：62 cm
　　　床から：75 cm
　　・シャワー
　　　床から：87 cm
　　・蛇口
　　　床から：59 cm
　　・洗面台
　　　床から：34 cm

脱衣所／浴室
260 cm
199 cm
249 cm
188 cm

　⑤浴槽
　　高さ：45 cm
　　（浴槽内高さ：62 cm）
　　長さ：140 cm
　　浴槽縁：10 cm
　　・手すり
　　　長さ：60 cm
　　　床から：75 cm

　・L字手すり
　　横：61 cm
　　縦：83 cm
　　床から：53 cm
　・手すり
　　長さ：59 cm
　　床から：70 cm

　⑥シャワーチェア
　　高さ：32 cm
　　幅：50 cm

【経済状態】年金生活　【保険】医療保険、介護保険
【介護度】要介護2　【趣味】短歌　【主訴】手術した右脚が、動いていなくても痛い　【本人のHope】しっかりと歩けるようになりたい
【本人のNeed】歩行補助具を利用したADL（歩行、起居動作、立ち上がり動作、トイレ動作、更衣動作）自立

【病前生活】
　入院前は、グループホームに入居し、基本的動作自立レベル（起居・更衣・整容・清拭・トイレ入浴）、移動はシルバーカー歩行自立レベルであった。ただし、衣服の洗濯や食事の調理は介護職員が行っていた。自室は2階にあり、トイレ・浴室がないため、共同スペースのトイレ・浴槽を利用していた。入浴は介護職員同伴のもと、週2回。浴室は1階にあり、入浴時はエレベーターで1階へと移動する。食事は必ず食堂で食べていた。食堂はレクリエーションを行う場所として使用することもあり、トランプ・塗り絵・歌・ボール投げをしていた。日中の活動性は高く、レクリエーションに積極的に参加し、シルバーカー歩行でグループホームの周囲を散歩することもあった。
　病前より、日中はリハビリパンツでパッドを使用、夜間は失禁が多くパッド対応であった。また、夜間や朝方にかけて不穏が強い時もあったが、昼には状態が安定する。

【生活スタイル】
　5：30～ 6：00　起床
　6：00～ 6：50　食堂のカーテンを開ける
　7：00～ 8：00　朝食
　8：00～11：30　自由時間［レクリエーション／休憩／
　　　　　　　　散歩（介護職員同伴）］
　12：00～13：00　昼食
　13：00～16：50　自由時間［レクリエーション／休憩／散歩／

> レポート作成者からのコメント
>
> ● 保険を理解しておこう
> 　保険の種類や、介護保険で要介護認定を受けている場合は何のサービスが利用できるのか、などを把握しておくことも大切でした。
>
> ● 病前生活はこうやって把握しました
> 　1日の問診で病前生活をすべて把握するのは困難なので、日々の評価や治療の合間にも情報収集をしていました。認知機能の低下が疑われる場合は、ご家族や施設の介護者にも確認させていただきました。思い違いがあった場合、ゴール設定に誤差が生じてしまう場合があるからです。

洗濯物をたたむ（共同生活者分も）〕
17：00〜18：00　　夕食
18：00〜19：50　　休憩
20：00　　　　　　就寝〔側臥位で寝ていることが多かった〕
※夜間トイレ誘導〔21：00、12：00、3：00〕

基本情報・社会的情報からの考察
　上記の内容は術後25日目に家屋調査にて確認。患者様は家族とは同居しておらず、病前よりグループホームで生活していた。退院先としても家族の希望を配慮し、グループホームの可能性が高い。グループホームに入居された経緯は、平成○年6月、髄膜腫により独居生活が困難となり、家族も近隣に住んでいなかったためである。
　グループホームへの復帰には、〔トイレ動作自立レベル〕〔起居動作自立レベル〕〔入浴動作一部自立レベル〕〔更衣動作自立レベル〕が必要条件となる。そして、家屋環境から、移動動作はシルバーカー歩行自立レベル、または伝い歩き自立レベルが必要である。現在は、①トイレ動作自立レベル、②更衣動作自立レベル、③起居動作自立レベル、④またぎ動作見守りレベル、⑤シルバーカー歩行自立レベルである。
　トイレ環境は、手すりが両側に設置してあり、室内の幅も広いため、シルバーカーでの移動に支障はないと考える。ただし、トイレは転倒リスクが高い場所であるため、手すりを利用した立ち上がり動作を徹底してもらう必要性がある。現在、トイレ動作は自立レベルであるため、グループホームに戻っても自立レベルで行うことが予測できる。
　更衣動作は上位・下位自立レベルであるため、グループホームに戻っても、自立レベルで行うことが予測できる。しかし、自室のクローゼットの下段が床面から11cmであるため、床上動作の獲得が必要となる。床上動作は転倒リスクが高いため、下段のクローゼットは使用しないものとし、残りの5段に衣服や日用生活品を入れるように指導する。起居動作は、フラットなベッド面からの起き上がりが可能で、左右とも側臥位をとることができるため、グループホームのベッドでも自立レベルで動作を行うことが可能であると考える。
　グループホームでの入浴は、介護職員が同伴し、浴槽は浴室から45cmの高さがある。現在、またぎ動作は40cm台が見守りレベルで可能なため、介護職員同伴のもと、問題なく入浴が可能であると考える。また、浴槽内の着座動作、浴槽内立ち上がり動作、浴槽から浴室への移動動作は介護職員が介助する。
　病前の生活スタイルでは、決まった役割ではないが自主的に食堂のカーテンを開けていた。現在、シルバーカー歩行自立レベルで、カーテンの開閉も行える。役割は自身の責任感を生み、毎日の日課となり、認知能低下予防につながると考えるため、グループホームに戻ってからも引き続き行ってもらいたい。
　高齢者の転倒による外傷数は年齢とともに指数関数的に増加し、大腿骨頸部／転子部骨折患者1685例中106例（6.29％）が前回骨折箇所と反対側（両側）の骨折例で、初回骨折から2

年以内に75％が受傷していると言われている。本症例の患者様は90代であるため、転倒リスクが高く、復帰後も転倒対策に関する自主トレーニングを行う必要性があると考える。

2. 医学的情報

【診断名】大腿骨転子部骨折　【術式】ORIF（γ-nail）
【合併症】なし　【発症日】入院日当日　【入院日】3月下旬
【手術日】入院2日目　【現病歴】3月下旬の早朝、自室からトイレに向かうところ、床で滑って転倒し受傷。その後スタッフに発見され○○クリニックに受診し、手術目的で当院へ入院となる。手術翌日よりリハビリを開始。術後9日目に身体状況が安定したため、ADL向上を目的に回復期病棟へ転棟。
【既往歴】5年前に髄膜腫の手術（後遺症なし）
【服薬情報】

薬品名	効能	副作用
ルプラック®	利尿剤であり体内の余分なナトリウムや水を体外へ排泄してむくみを解消するほか、血圧を下げる。	肝臓障害、肝機能障害、電解質失調、吐き気、便秘、下痢、めまい、知覚異常、脱力感、起立性低血圧
アムロジン®	血圧を下げる。	潮紅、頭痛、動悸、頻脈、徐脈、めまい起立性低血圧、血圧低下、足のむくみ
パリエット®	胃酸分泌を抑制する。	呼吸困難、めまい、貧血、全身倦怠感、呼吸困難、尿量減少、むくみ、吐き気
フェノバール®	てんかんのけいれん発作を予防するほか、寝つきをよくし、不安や緊張感をやわらげる。	眠気、注意力・集中力低下、ふらつき、めまい

【画像所見】

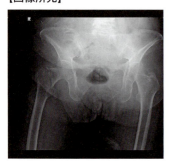 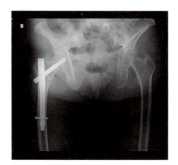

［手術前］右側の転子部が2 part fractureの安定型である。Evansの分類ではグレード1のタイプ1であり、内側皮質の粉砕はない。画像より、骨盤の傾斜が見られ、右側の骨盤が高位である。

［手術後］手術では大転子先端より2cm近位を4cm切開し、大腿筋膜張筋を2cm切開している。外側よりオウル、guide pinを挿入し、遠位部をstatic fixationで固定している。

【血液検査データ】検査日：術後7日目（以降、血液検査は実施せず。）

項目	検査値		標準値
総蛋白 (g/dL)	Low	6.1	6.7〜 8.3
アルブミン (g/dL)	Low	3.0	3.8〜 5.3
尿素窒素 (mg/dL)	High	20.9	8.0〜20.0
CRP (mg/dL)	2.00 (2+)		0.30 L
ヘモグロビン (g/dL)	Low	11.6	12.0〜16.0
ヘマトクリット (％)	Low	36.4	37.0〜47.0
D-Dダイマー (μg/mL)	High	10.8	1.0>

レポート作成者からのコメント

● 医学的情報を理解する必要性

診断名、術式、合併症、既往歴について、理解できるようにそのつど勉強しました。疾患によってそれぞれ特性やリスク管理が異なってきます。手術を行っている場合は、手術方法から切開した部位・幅まで把握しておきましょう。機能障害の要因として詳細に記載する必要性が出てくる可能性が高いためです。

合併症や既往歴は、リスク管理を行う際に常に念頭に置いておく必要があるので、十分理解して患者様に接するように心がけていました。

レポート作成者からのコメント

● 服薬情報を記載する時のポイント

現在飲んでいる薬の効能と副作用を把握しておくことで、リスク管理につながります。今回のレポートでは記載できませんでしたが、服薬を自己管理しているか否か、1日の服薬回数なども記載しておくことで、FIMの評価やADL指導の参考になります。

レポート作成者からのコメント

● 生化学データを記載する時のポイント

血液検査などの生化学データは膨大な量なので、疾患特性やリスク管理など重要な部分に限って記載しました。数値が高い場合、なぜ高くなっているか原因を探求するにあたり、生理学の知識が必要となりました。

医学的情報からの考察

受傷機転が転倒であるため、リハビリを行う際には十分に転倒対策を行う必要性があると考える。生化学データではCRPの値が高いため炎症徴候を確認し、治療プログラムとしては過度のものは避けるべきであると考える。また、D-Dダイマーの値が高いため深部静脈血栓症（以下DVT）のリスクがあり、血栓症の疑いが高く、DVTの徴候を確認する必要性があると考える。

薬の副作用として、めまいや眠気、だるさ、起立性低血圧、頭痛、動悸、下肢のむくみ、呼吸困難など種々の症状があるので、リスク管理が必要である。

【他部門情報】
初期：術後13日目

医師	術式はγ-nailを使用し、切開部位は、中殿筋・大腿筋膜張筋である。安静時の右下肢の外旋位と右腰背部の疼痛は経過観察中とのことである。 手術によるリスク管理としては、大腿外側遠位でスクリュー固定しているため、転倒した際に再骨折の危険性がある。
看護師	病棟での日常生活動作は、見守りまたは一部介助である。起居動作や移乗動作ではふらつきや転倒はみられない。日中はトイレでの排泄となっているが、夜間はオムツである。日中のトイレの介助量は、パッドの着脱が一部介助で、排尿のコントロールは良好である。病棟での生活スタイルとしては、リハビリ以外はベッドで座位または臥位でいることが多い。
MSW	退院先に関しては、グループホームの可能性が高いが、患者様の身体レベルによっては特別養護老人ホームの可能性も考えられる。ご家族もグループホームへの退院を希望している。

最終：術後50日目

医師	術後経過は良好であるが、lag screwのスライドが軽度生じており、遠位端が突出して大腿部外側の疼痛が発生する可能性がある。
看護師	病棟での日常生活活動は、見守りレベルで安全に行えている。トイレ動作も日中は見守りレベルで行っているが、夜間は不穏症状が出現するため、オムツ対応である。日中のリハビリ以外の時間は、椅子に座っていることが多いが、色塗りをしているため、活動性は入院当初より上がってきている。

他部門情報からの考察

初期評価では、術創の疼痛、筋緊張亢進が出現していたが、経過とともに改善した。しかし大腿外側部の疼痛の訴えが続いているため、スクリューの遠位端の突出による影響が考えられる。病棟での日常生活活動も見守り～自立レベルで過ごされ経過は良好。活動範囲は座位でいることが多く変化はみられないが、色塗りをしていることが多く、病棟生活は充実していると考える。

> **レポート作成者からのコメント**
>
> ● **他部門情報をいただく時のポイント**
>
> 手術方法や生化学データ、患者様自身やご家族に関する事項で、自分で調べて理解できないことや把握できないことは、医師や看護師、医療ソーシャルワーカー（MSW）に確認しました。緊張するので、メモを取っておかないと言われたことを忘れてしまいますよ。

【Mini-Mental State Examination】
初期：術後13日目／最終：術後50日目

	質問内容	回答	初期	最終
1	『今日は何日ですか』	8日	1	1
	『今年は何年ですか』	○年	1	1
	『今の季節は何ですか』	春	1	1
	『今日は何曜ですか』	火曜日	1	1
	『今月は何月ですか』	4月	1	1
2	『ここは都道府県でいうとなんですか』	茨城県	1	1
	『ここ何市ですか』	―	0	1
	『ここはどこですか』	病院	1	1
	『ここは何階ですか』	2階(4階)	0	1
	『ここは何地方ですか』	―	0	0
3	『さくら　ネコ　電車（言葉の繰り返し）』		3	3
4	『100から順番に7を繰り返し引いてください』	93	1	1
5	『3つの言葉（上記3と同じ）』		3	3
6	『これは何ですか（時計）』	時計	1	1
	『これは何ですか（ペン）』	ペン	1	1
7	みんなで力を合わせて綱を引きます		0	1
8	紙を右手で持って半分に折りたたみます		3	3
9	文を読んでこの通りにしてください		1	1
10	ここに何か文章を書いてください		0	1
11	この図形を正確にそのまま書き写してください		1	1
	合計		21	25

カットオフ値：23点以下は認知症疑い

Mini-Mental State Examinationからの考察

　初期ではMini-Mental State Examinationの結果から軽度認知機能低下の疑いがあったが、最終では4点増えた。

　得点が増えた要因は、場所の見当識・復唱・自発書字が可能となったためと考える。

　コミュニケーションにおいて、やや大きめの声で話しかけることが必要であるが、日常生活に支障は少ないと考える。初期では午後になり疼痛が強い場合訓練を拒否することがあったが、最終では疼痛が緩和し訓練拒否もなく、認知的な理解に問題はなかった。問題解決では、簡単な課題はクリアできるため、施設復帰された後の再転倒予防のための指導を理解することは可能であると考える。

レポート作成者からのコメント

● 認知機能検査の種類と特性を理解しておこう

　認知機能検査では、ここに記したMMSE以外にも、長谷川式簡易知能評価スケール（改訂版）がありますが、それぞれの特性を理解したうえで患者様に適したものを使用しましょう。

レポート作成者からのコメント

● 検査を行う時は「カットオフ値のファイル」を準備しておくと便利です

　検査項目ごとのカットオフ値のファイルを準備しておくとスムーズに比較し、考察が行えますよ。実際に検査を行う場合は、場所や時間配分を決めておくことで1日の流れが円滑に進みます。最初は緊張してしまい、定められた時間内に検査を終えられないことがありますので、時間配分も考えながら学校で練習しておくとよいと思います。

　なお、どのような順番で検査結果をレポートに記載していくかですが、これは人によって考え方に違いがあると思います。私自身は「患者様の状態を読み手が理解しやすいように」と考えて配置していくようにしました。疾患によって、評価バッテリー（必要かつ適切な複数の検査を組み合わせること）や、評価する順番も異なってくるので、臨機応変に対応できることが望ましいと思います。

Ⅲ．理学療法評価

1．全体像

初期：術後13〜17日目

　軽度肥満体型の女性である。印象は、きさくで感じのよい方であった。発語はしっかりとされているが、質問は大きめの声でしゃべらないと聞き直すことがある。看護師やPTとよく話す光景を見かけるた

め、コミュニケーションは良好である。発症日や入院日、受傷機転などは自分で的確に覚えているが、感情失禁などが見受けられることもあり、認知機能低下の疑いがある。病棟での日常生活は、車椅子介助レベルにより移動を行っている。起居移乗動作では介助レベルで行っているが、トイレ動作は日中一部介助レベルで夜間はオムツである。リハビリへの参加意欲はあるが、不穏症状がある。

最終：術後47～49日目

　リハビリの際、日付や趣味の色塗り、相撲の話をすることで、感情失禁は軽減し、認知機能低下も予防することができている。また、大腿部の炎症反応は軽減し、大腿部・腰部の痛みの訴えも自制内である。そのため、右股関節可動域の確保、右下肢支持性の向上に伴い、日常生活動作が改善し、病棟内の移動はシルバーカー歩行見守りレベルで、起居動作は自立レベルである。トイレ動作は日中自立レベルで、夜間は見守りレベルだが、不穏症状があるため大きめのパッドで対応している。シルバーカー歩行は100 m歩行が可能で、歩き始めは軽度のふらつきがみられるが、数歩歩くとふらつきがなくなる。

2. 全身状態の把握

初期：術後13～17日目　　意識レベル：問題なし

日付	病棟血圧		血圧		脈拍	SpO₂	備考
4/8	123	86	157	94	70	97	訓練前
	—	—	165	84	69	96	訓練後
4/9	134	84	158	88	71	97	訓練前
	—	—	138	99	75	98	訓練後
4/10	120	66	167	68	114	98	訓練前
	—	—	147	64	84	97	訓練後
4/11	139	76	138	86	85	98	訓練前
	—	—	156	94	86	97	訓練後
4/12	129	79	142	84	76	98	訓練前
	—	—	152	88	88	96	訓練後

最終：術後47～49日目　　意識レベル：問題なし

日付	病棟血圧		血圧		脈拍	SpO₂	備考
5/12	115	60	140	72	70	98	訓練前
	—	—	143	80	76	98	訓練後
5/13	120	74	127	77	70	98	訓練前
	—	—	146	95	80	95	訓練後
5/14	118	78	115	60	65	96	訓練前
	—	—	142	79	76	96	訓練後

> **レポート作成者からのコメント**
>
> ● **全身状態を把握するために、日々バイタルサインを計測します**
>
> 　全身状態の推移をわかりやすくするために、日々のバイタルを記載するようにしました。リスク管理を行ううえでも簡便に行える方法です。なお、循環器疾患がある場合はバイタルの推移が参考となるという指導を受け、ここでは割愛しますがさらに詳細なデータを日々取って表にしていました。

全体像からの考察

　初期評価では認知機能の低下が疑われていたが、コミュニケーションは良好で、言語理解もしっかりしているため、リハビリ中は自主トレーニング、動作指導が可能であった。リハビリ時間外に色塗りや自主トレーニングを行ってもらうことで、日中に睡眠を取る頻度が減少し、集中力が向上した。また、日中に不穏症状が軽度みられたが、これも色塗りや自主トレーニングを行うことで軽減し、最終評価時では認めなくなった。そのため、グループホームに復帰後は、認知機能低下予防のため

に、レクリエーションの参加を積極的に促し、自主トレーニングを行うことが望ましいと考える。

　病棟内では、シルバーカー見守りレベルであるが、安定性・安全性・持久性・円滑性から総合的に考えると、自立レベルであると考える。しかし、歩行開始時に筋発揮力が低下し、ふらつきや体幹動揺の出現を認めるため、筋発揮力を向上することで、より安全に歩行動作が獲得できると考える。そのため、施設復帰後もできるかぎり歩行時間を増やし、筋発揮力を高める必要性があると考える。

　トイレ動作は、日中は自立レベルだが、夜間は見守りレベルで、不穏症状があるため大きめのパッド対応である。病前より、グループホームでも夜間は同様の対応であったため、トイレ動作は病前レベルに達したと考える。グループホームでの夜間トイレ対応は、3時間おきに排尿確認を行っているため、失禁することはないと考えるが、不穏症状が強い日は、転倒リスクを考慮すると、見守りにてトイレ動作を行うことが望ましいと考える。

以下、省略。Webデータを参照ください。

3. 疼痛検査

初期：術後13日目
①右側大転子部（NRS 8）
　安静時痛あり　夜間痛なし
　運動時痛あり　荷重時痛あり
　圧痛：大腿筋膜張筋、中殿筋
　※痛みの質：鋭痛「裂かれるような痛み」
②右側鼠径部（NRS 2）
　安静時痛なし　夜間痛なし
　運動時痛あり　荷重時痛あり
　圧痛：腸腰筋
　※痛みの質：鈍痛「つっぱるような鈍い痛み」
③右大腿内側部（NRS 1）
　安静時痛なし　夜間痛なし
　運動時痛軽度あり　荷重時痛なし
　圧痛：長内転筋
　※痛みの質：電撃痛「触れるとビリビリ痛い」
④右大腿外側部（NRS 2）
　安静時痛あり　夜間痛なし
　運動時痛あり　荷重時痛あり
　圧痛：大腿筋膜張筋、中殿筋
　※痛みの質：鋭痛「裂かれるような痛み」
⑤腰背部（NRS 5）
　安静時痛あり　夜間痛なし
　運動時痛あり　荷重時痛なし
　圧痛：腰方形筋、梨状筋
　※痛みの質：鈍痛「つっぱるような鈍い痛み」

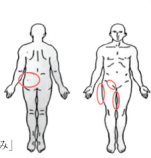

○＝疼痛部位

> **レポート作成者からのコメント**
>
> ●「疼痛」を表記する時のポイント
>
> 　痛みの質を問診した場合、患者様の言葉通りに記載するように指導を受けました。また、痛む部位を示す図を入れることで、読み手が理解しやすくなります。
>
> 　最終レポートでは、疼痛が消失した場合は、「※○○○は疼痛改善」と記載するように指導を受けました。
>
> 　考察で疼痛の原因を探求する場合、「その原因は？」そして「その原因の原因は？」と掘り下げていくことで、障害像の仮説が出てきやすくなります。疼痛の要因は1つとは限らないため、幅広く考えていくようにしました。

⑥炎症徴候

右大腿部に熱感、腫脹、疼痛を認め、下腿部は左右に浮腫が認められた。
足趾は著明な筋緊張は認められないが、冷感がある。

最終：術後47〜50日目

③右大腿内側部（NRS 1）

　安静時痛なし　夜間痛なし
　運動時痛なし　荷重時痛なし
　圧痛：長内転筋・大内転筋
　※痛みの質：鈍痛

⑤腰背部（NRS 2）

　安静時痛なし　夜間痛なし
　運動時痛なし　荷重時痛なし
　圧痛：梨状筋
　※痛みの質：鋭痛

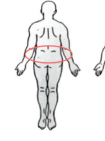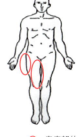

○＝疼痛部位

※①②④は疼痛改善

疼痛検査からの考察

　初期評価では、①右側大転子部（NRS 8）、④右大腿外側部（NRS 2）の疼痛は、皮膚を切開したことで、傷口の痛みや皮膚の伸張性低下、手術による侵襲で中殿筋・大腿筋膜張筋を切開したことにより出現していた。また、炎症による疼痛でスパズムが生じ、pain-spasm-pain cycle が起こっていると考え、治療アプローチとして、大腿筋膜張筋・外側広筋や硬結部位へのリラクゼーションを行った。経過は良好で、大腿筋膜張筋・外側広筋の疼痛が段階的に軽減してきた。そして、疼痛物質貯留改善のために、ストレッチング、ROM-ex を施行し、右大腿部外側部と右側大転子部の疼痛は緩和した。しかし、術後12日目から右側大転子部に、圧痛が生じた。原因として主に考えられるのは、lag screw のスライドが軽度生じているため、lag screw の遠位端が突出し、大腿筋膜張筋と接触することで、筋スパズムが発生し、圧痛が引き起こっていると考え、リラクゼーション、ROM-ex により、疼痛の閾値が改善し、現在疼痛は消失した。

　②右側鼠径部（NRS 2）の疼痛は、股関節屈曲の際に訴えていることが見受けられた。そして、触診時にスカルパ三角に膨隆と硬さを感じたので、腸腰筋の過緊張によって筋スパズムが生じ、股関節屈曲時に収縮痛が発生したと考えた。治療アプローチとして、腸腰筋のリラクゼーション、ROM-ex を施行した。結果的に腸腰筋の過緊張が軽減することで、筋スパズムが改善し、ROM-ex で疼痛物質貯留の改善が図れたため、疼痛が消失したと考える。

　③右大腿内側部（NRS 1）の疼痛は、長内転筋・大内転筋のスパズムが要因であると考えた。外転筋の筋力低下により骨盤を支持できない場合内転筋の攣縮が生じることや、高齢者では大腿骨頸部骨折後に内転筋群の筋スパズムが生じやすいことが言われている。本症例では、外転筋の筋力低下により、歩行時にトレンデレンブルグ歩行、デュシェンヌ歩行を認め、骨盤を

レポート作成者からのコメント

● **考察で推測したことが統合と解釈へとつながります**

　現象に対し、1つの評価項目から原因探求を行う作業です。原因探求作業であるため、考えられる限りの推測を記載することで、のちの統合と解釈がスムーズになります。

水平に保持できないため、攣縮が生じ、攣縮によりスパズムが生じていると考えた。治療アプローチとして、内転筋群のリラクゼーション、ROM-ex を施行した。結果的に内転筋群の過緊張を軽減することで、疼痛が一時的に緩和するが、歩行練習やCKCでの筋力増強訓練を行うことで、外転筋と内転筋の不均衡が生じ、内転筋群が過緊張状態となるため、疼痛の消失には至っていないと考える。

⑤腰背部（NRS 5）の疼痛は、転倒・廃用性筋委縮・常時骨盤不良によるアライメントの変形により、脊柱起立筋・腰方形筋が過緊張状態となり、筋スパズムが生じたことや、廃用性筋委縮により梨状筋の短縮、または過緊張が生じ、筋スパズムが発生し、要因となっていると考えた。また、腹筋群の筋力低下により、座位肢位保持や立位肢位保持では、背筋群が過緊張状態となっていることや、右側下肢の荷重痛を避けるため左側重心となり、左側の背筋群の過緊張が生じ、疼痛発生要因となっていると考えた。そのため、治療アプローチとして、座位肢位や立位肢位のアライメントを改善し、脊柱起立筋や腰方形筋の負担を軽減し、その後リラクゼーションを行うことで、過緊張の改善を図った。結果的に、初期評価時では NRS 5 であったが、最終評価時では NRS 1 にまで疼痛が緩和した。しかし、日中は座位肢位や同一肢位でいることが多く、座位肢位が仙骨座りであるため円背が強く、腰椎の生理的前弯が消失して後弯となり、仙腸関節や股関節周囲筋にストレスを生じ、完全な疼痛消失に至っていないと考える。

施設に戻った後も疼痛の出現により臥床時間の延長や活動量の低下が起こると考えられるため、自主トレーニングにより、疼痛緩和を行う必要性がある。右側内側部に対しては、外転筋の筋力増強訓練を行ってもらい、腰背部に対しては、ドローイングを行い腹筋群と背筋群の均衡を保ち、疼痛の増悪を避けることが望ましいと考える。

4. 筋緊張検査

初期：術後 13～17 日目／最終：術後 47 日目
【臥位】

触診部位	初期	最終	筋名
腹部	柔らかい	初期よりも緊張ある	腹直筋、内・外腹斜筋
背部	背臥位時に高い（左＞右）	初期よりも緊張改善	脊柱起立筋、腰方形筋
臀部	側臥位にて両側高い	仙骨から大転子にかけて一部が高い	梨状筋
大腿部前面	近位外側部・外側部が高かった	やや外側が高い	外側広筋
大腿部後面	膝伸展位において高い	内側よりも外側がやや高い	大腿二頭筋、半腱様筋
大腿内側部	左右共に内側部が高い	左右共に硬いが、近位ほど硬い	長内転筋、大内転筋
大腿外側部	左右共に外側部が高い	大転子付近がやや高い	大腿筋膜張筋
下腿部	左右の浮腫が認められた	浮腫軽減	下腿三頭筋

> **レポート作成者からのコメント**
>
> ● **筋緊張検査で経験したこと**
>
> 患者様によっては、背臥位の姿勢が疼痛を増悪させてしまうケースもあるため、注意が必要であると学びました。また、体位変換の回数が多くなってしまい、緊張が増加し、正しい評価ができないこともありましたので、注意してください。

【座位】

触診部位	初期	最終	筋名
腹部	臥位と同様に柔らかい	初期よりも緊張ある	腹直筋、内・外腹斜筋
背部	胸部・胸背部が高い	初期よりも緊張改善	脊柱起立筋、腰方形筋
大腿部	臥位との差はない	臥位よりも緊張軽減	外側広筋

【背臥位：被動性】

被動性部位	初期	最終	MAS[※2]（R/L）
股関節の屈曲－伸展	右側動作時に全範囲で抵抗を感じた【腸腰筋・大腿直筋】P[※1]	著明な左右差なし	2/0 → 0/0
股関節の外転－内転	両側内外転時にやや抵抗感を感じた【長内転筋・大腿筋膜張筋】P	両側内外転時にやや抵抗感を感じた【内転筋群・大腿筋膜張筋】	2/1 → 1/1
股関節の外旋－内旋	両側内旋時にやや抵抗感を感じた【梨状筋】P	両側内旋時にやや抵抗感を感じた【梨状筋】	1^+/0 → 1/0
足関節の底屈－背屈	左＞右：左側の背屈時に抵抗感を感じた【腓腹筋・長短腓骨筋】	著明な左右差なし	1/1^+ → 0/0

※1 P＝疼痛：疼痛は右側のみで、左側では疼痛は発生していない
※2 MAS
0 緊張の亢進なし
1 わずかな亢進（関節を他動的に屈伸すると開始時または運動の最後にわずかな抵抗）
1^+ 軽度の亢進（他動的に屈伸すると引っかかって、その後の運動に対する持続的抵抗）
2 中等度の亢進（他動運動で全可動域にわたる抵抗がある、容易に関節を動かすことができる）
3 高度の亢進（他動運動が困難）
4 屈曲または伸展位で動かすことができない

筋緊張検査からの考察

　初期評価では、腹部の筋緊張が背臥位・座位ともに低下しており、腹直筋・腹斜筋の廃用性筋委縮により緊張が低下していた。腹筋群の活動が減少し、座位肢位を保つために、背筋群を過剰に利用することで、腰背部の筋緊張が高くなっていた。背部の筋緊張は初期評価時に体位変換の回数が増え、疼痛の増悪が起こり、疼痛の増悪によって過緊張状態になったと考える。治療プログラムとして、腰背部の疼痛緩和を目的に、脊柱起立筋、腰方形筋、腰部多裂筋を対象に、リラクゼーションとROM-exを施行し、腹筋群と背筋群の均衡を保つために、腹筋群に対して筋力増強訓練を施行した。結果として、初期評価よりも腹筋群の筋力が向上し、筋緊張が増加し、腰背部の過緊張は軽減したと考える。

　大腿外側部と大腿部前面では、疼痛や廃用性筋委縮に伴い、外側広筋・大腿筋膜張筋の短縮または過緊張を認め、緊張が高かった。治療プログラムとして、リラクゼーション、ストレッチング、ROM-exにより、過緊張が軽減し、初期よりもやや筋緊張が低下した。しかし、右側大転子部の疼痛が残存してpain-spasm-pain cycleが生じ、大腿筋膜張筋・外側広筋の緊張がやや高い状態であると考える。

以下、省略。Webデータを参照ください。

5. 形態測定検査

初期：術後 15 日目→最終：術後 48 日目

[単位:cm]

肢長部位	R	差（初期−最終）	L	差（初期−最終）
下肢長（棘下長）	78.0 → 78.0	0.0	79.0 → 79.0	0.0
下肢長（転子果長）	72.0 → 73.0	1.0	73.0 → 73.0	0.0
大腿長	38.0 → 38.0	0.0	39.0 → 39.0	0.0
下腿長	37.0 → 37.0	0.0	37.5 → 37.5	0.0

※下肢長は初期・最終ともに服を着たままで計測

周径部位	R	差（初期−最終）	L	差（初期−最終）
大腿周径				
膝蓋骨上縁	40.0 → 39.5	−0.5	39.0 → 39.0	0.0
上縁より 5 cm	42.0 → 41.5	−0.5	41.0 → 41.0	0.0
上縁より 10 cm	48.0 → 47.5	−0.5	46.0 → 46.5	+0.5
上縁より 15 cm	52.0 → 50.5	−1.5	49.0 → 49.5	+0.5
下腿周径				
最大	33.5 → 26.5	−7.0	35.0 → 28.0	−7.0
最小	21.0 → 20.5	−1.0	22.0 → 21.5	−0.5

> **レポート作成者からのコメント**
>
> ● 形態測定する時は、こうすれば正確に計測できる
>
> ランドマーク（目印）を作り、正確に計測するように心がけていました。例えば周径では、初期評価と最終評価で同じ部位で計測できるようにランドマークとなる位置を決め、メモしておきました。こうすれば適切な計測が行えます。
>
> 例）下腿周径最大：ランドマークとして、「膝蓋骨下縁より○○ cm 下の位置」、下腿周径最小：ランドマークとして、「外果または内果より○○ cm 上の位置」

形態測定からの考察

1）形態測定（肢長）

右側転子果長が変化した要因としては、①リラクゼーション②ストレッチング③臥床-ex により ROM（膝関節伸展）が−20°から−10°となったためと考える。

2）形態測定（周径）

右側大腿周径では、初評価期よりも数値が低下している。低下した要因として、炎症徴候である腫脹、疼痛伝達物質の出現による浮腫が軽減したことが考えられる。しかし、左側と比較すると右側の方が数値が高い。高い要因としては、炎症徴候は認められないため、脂肪組織の影響が強いと考える。

左側大腿周径では、上縁より 10 cm と 15 cm の部位で数値が高くなった。上縁より 10 cm は外側広筋、15 cm は大腿部全体の筋群の状態を把握する指標となるため、外側広筋の筋肥大が生じていると考える。

下腿周径では、両側とも初期よりも数値が低下している。初期に両側とも浮腫の影響が強く出現し、最終では浮腫が軽減していたため、数値が低下したと考える。しかし、現在でも靴下の跡が残っており、軽度浮腫を認める。そのため、施設復帰後も浮腫改善とし、リンパドレナージを自主トレーニングとして行うよう指導することが望ましいと考える。

6. 反射検査

初期：術後 15 日目 → 最終：術後 48 日目

項目	R	L
膝蓋腱反射	(±)→(+)	(±)→(+)
アキレス腱反射	(±)→(+)	(±)→(+)
足底反射	(+)→(+)	(+)→(+)

判定：(－) 消失　(±) 減弱　(+) 正常　(╫) 軽度亢進
(╫) 中等度亢進　(╫╫) 高度亢進

【初期時】

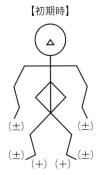

【最終時】

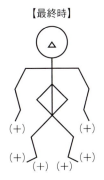

反射検査からの考察

　伸張反射は筋の筋紡錘に由来するIa線維の活動がα運動細胞を興奮させ、その筋自身の収縮を起こす反射活動である。深部反射は健常者でも減弱、消失、亢進することがあり、筋によっても反応が異なる。

　初期評価では深部反射が両側減弱しており、ハムストリングスの緊張・浮腫によって深部反射が減弱していると考えた。そのため、①ハムストリングスの持続的伸張、②大腿四頭筋筋力増強（相反性抑制）、③リンパドレナージを施行した。ハムストリングスの持続的伸張と相反性抑制効果により、ハムストリングスの筋緊張が改善し、リンパドレナージにより両側の浮腫が改善した。そのため、膝蓋腱反射とアキレス腱反射は（±）→（+）になったと考える。そして、両側の反応が出現し、左右差を認めないことから、神経障害を引き起こしている可能性は低いと考える。

レポート作成者からのコメント

● **反射のメカニズムを理解しておきましょう**

　反射のメカニズムは理解しておいてください。反射の減弱は、下位運動ニューロンの障害か筋自身の疾患を考えますが、その他の要因として加齢に伴う神経線維の脱落や浮腫による影響なども考えられるので、見落とさないようにしましょう。

7. 感覚検査

初期：術後16日目 → 最終：術後47日目

種別	検査部位	R（初期→最終）	L（初期→最終）
運動覚	股関節	未実施→5/5	未実施→5/5
	膝関節	3/5→5/5	3/5→5/5
	足関節	0/5→5/5	1/5→5/5
位置覚	股関節	未実施→5/5	未実施→5/5
	膝関節	5/5→5/5	5/5→5/5
	足関節	2/5→5/5	3/5→5/5
足底感覚（座位）	足底	3/5→4/5	3/5→4/5

判定：4/5～5/5＝正常　2/5～3/5＝鈍麻　0/5＝消失

※触圧覚に関してはスクリーニングを実施し、著明な左右差や異常は認められなかった。
※股関節は、初期評価では疼痛が強かったため、膝関節と足関節のみ実施。

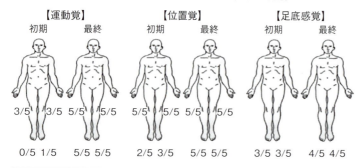

感覚検査からの考察

　感覚機能が低下すると、バランス機能が悪くなり転倒リスクが増大すると言われている。初期の感覚機能低下の原因として、手術による神経損傷、同一姿勢による神経圧迫、代謝・栄養障害、炎症、生理的退行（加齢変化）を考えた。最終では深部感覚の向上が認められた。向上した要素として、栄養状態が良好となり炎症症状も改善したことが考えられる。また歩行訓練・片脚立位訓練・足趾筋力増強訓練により感覚刺激が増大し、神経動員数の増大により感覚機能が改善したと考える。

　感覚機能は、バランス機能にも影響を与えるが、運動学習や感覚－運動の連関、姿勢や課題遂行時のパフォーマンスに影響を及ぼすと言われている。そのため、感覚機能の改善により、機能的な下肢全体のコントロールが向上し、ADL動作に影響を与えたと考える。

8. 関節可動域測定

初期：術後16日目 → 最終：術後47日目　　　［単位：°］

部位	運動方向	参考可動域	R（active/passive）	L（active/passive）	制限因子
股関節	屈曲	125	100（P）/100（P）→120/125	120（P）/130（P）→125/130	腸腰筋・大腿筋膜張筋収縮痛、大殿筋伸張痛、大腿二頭筋・半膜様筋・半腱様筋短縮

レポート作成者からのコメント

● 感覚検査をする時は、オリエンテーションを特にしっかりしましょう

　疾患によって感覚検査の信頼性は異なりますが、患者様に対するオリエンテーションを適切に行わないと数値にばらつきが生じやすいので注意してください。
　図を用いることで読み手が理解しやすくなるという指導を受けました。

レポート作成者からのコメント

● 関節可動域測定をする時に私が気を付けたこと

　activeとpassiveで測定する意義を理解し、測定するようにしていました。制限因子を考察するうえでは、Hoffaの分類と関節構成体の欠陥、関節周囲の軟部組織の短縮・拘縮、疼痛などを理解しておくことが大切だと思います。また、正確を期すため、測定部を露出し、身体の状態を観察することを忘れないでください。
　関節可動域の初期考察は、activeとpassiveとの差から、制限因子の推測まで幅広くなってしまい苦労しましたが、これにより統合と解釈における問題点の抽出がスムーズになりました。

股関節	伸展（側臥位）	15	−10(P)/−5(P)→−5/−5	−5/−5→−5/−5	腸腰筋伸張痛、大腿筋膜張筋短縮、腰痛
	外転	45	20/20→25/25	20/25→25/25	長内転筋・大内転筋短縮、中殿筋・大腿筋膜張筋収縮痛
	内転	20	10/10→15/15	15/15→20/20	中殿筋・大腿筋膜張筋
	外旋	45	30(P)/30(P)→40/40	40(P)/40(P)→45/45	梨状筋収縮痛、大腿筋膜張筋短縮、皮膚伸張痛、関節包
	内旋	45	5(P)/5(P)→5/5	20(P)/20(P)→20/20	梨状筋伸張痛、大殿筋・腸腰筋・大腿二頭筋・長内転筋の短縮
膝関節	屈曲	130	120/125→130/130	125/130→130/130	
	伸展	0	−20/−20→−10/−10	−10/−10→−10/−10	大腿二頭筋・半腱様筋・半膜様筋短縮
足関節	背屈	20	10/10→10/10	10/10→10/10	腓腹筋・ヒラメ筋の浮腫
	底屈	45	30/30→40/40	30/40→40/40	
胸腰部	屈曲	45	40→40		
	伸展	30	15→25		腹直筋・腹斜筋
	側屈	50	15(P)→35	20(P)→40	腰方形筋短縮、脊柱起立筋・腰方形筋収縮痛
	回旋	40	25→35	20→40	腰方形筋短縮・収縮痛、脊柱起立筋過緊張

※ベッドサイドにて実施

関節可動域測定からの考察

可動域制限には［軟部組織性］［結合組織性］［骨性］［虚性］が存在し、activeとpassiveでの疼痛の発生によって制限因子の推測が行える（active疼痛なし−passive疼痛あり＝収縮性要素［筋や腱］、active疼痛あり−passive疼痛あり＝非収縮性要素［筋・腱に加え関節包・靭帯］）。

初期評価では、両下肢ともに可動域制限が認められ、特に右下肢の制限が著明であった。原因として、術創部の疼痛や軟部組織の柔軟性低下、拮抗筋の筋緊張亢進、浮腫による制限を考えた。また、加齢に伴う変性、日中ベッド上座位姿勢でいることが多いための関節の不動により、制限が発生したものと考えた。本症例での可能域制限の著明なものは、［股関節：屈曲（右側）］［股関節：伸展（両側）］［股関節：外転（両側）］［股関節：内転（両側）］［股関節：外旋（両側）］［股関節：内旋（両側）］［膝関節：伸展（両側）］［足関節：背屈（両側）］［体幹：側屈（両側）］［体幹：回旋（両側）］である。そのため治療アプローチとして①モビライゼーション、②リラクゼーション、③ROM-ex、④ストレッチング、⑤リンパドレナージ、⑥足底筋膜リリースを施行した。

以下、省略。Webデータを参照ください。

9. 筋力検査（MMT）

初期：術後 17 日目 → 最終：術後 49 日目

運動方向	作用筋	測定値 R	測定値 L	備考
股関節屈曲	腸腰筋	2(P)→4	4→5	
股関節屈曲・外転・外旋	縫工筋	2(P)→3	4→4	
股関節伸展	伸展筋群	3→3	3→3	側臥位【左右：3以上】
股関節伸展（大殿筋）	大殿筋	2→3	3→3	側臥位【左：3以上】
股関節外転	中殿筋・小殿筋	2→3	3→4	
股関節屈曲位からの外転	大腿筋膜張筋	2→3	3→4	
股関節内転	内転筋群	3→4	3→4	
股関節外旋	深層外旋六筋	3→4	4→4	
股関節内旋	小殿筋	3→3	4→4	
膝関節屈曲	ハムストリングス	4→5	4→5	
膝関節伸展	大腿四頭筋	4→5	4→5	
足関節底屈	下腿三頭筋	3→3	3→3	座位【左右：3以上】
膝屈曲位での足関節底屈	ヒラメ筋	3→3	3→3	座位【左右：3以上】
足関節背屈・内がえし	前脛骨筋	4→4	4→4	
足関節底屈・外がえし	長短腓骨筋	4→4	4→4	
足趾屈曲	長・短母趾屈筋	2→3	3→4	
体幹屈曲	腹直筋	3→5		
体幹回旋	腹斜筋	3→5	3→5	

> **レポート作成者からのコメント**
>
> ● **筋力検査から学んだこと**
>
> 　苦労した点としては、マニュアル通りの肢位が取れず、疼痛も増悪するケースだったので、正確な検査測定をするのが大変でした。臨床では、臨機応変に対応することが必要だということを学びました。
>
> 　筋力低下には、加齢によるもの、廃用性筋萎縮によるもの、筋自体に原因があるもの（筋原性）、神経筋接合部の障害によるもの、末梢神経や中枢神経など神経系の障害によるもの（神経原性）、心理的要素などさまざまな要因が考えられます。そこからさらに深く探究し、真の問題点を抽出して考察に記すことが大切だと学びました。

筋力検査からの考察

　初期評価では、関節拘縮や廃用性筋委縮、疼痛による筋力発揮の抑制、腫脹による筋活動の抑制、拮抗筋の過剰収縮による主動作筋の抑制（相反抑制）、体幹固定作用低下やさまざまな因子が影響し、筋力が低下したと考えた。そのため①臥床-ex②疼痛緩和-消失、③股関節屈筋群-体幹筋群の協調性-ex、④ドローイング、⑤足趾・足部-ex、⑥横歩きによる外転筋力増強、⑦立ち直り-ex、⑧片脚立位練習、⑨立ち上がり練習、⑩歩行練習により、筋力増強を図った。

　最終評価では、①臥床-ex の施行により姿勢アライメントが正中化して、②疼痛緩和により筋発揮が向上したと考える。また④ドローイングにより下部体幹筋の筋力が向上し、体幹の固定作用が得られてから、③股関節屈筋群-体幹筋群の協調性-ex を行うことで、下肢・体幹を連動して使用することができるようになったと考える。結果的に股関節周囲筋（腸腰筋・縫工筋・大腿筋膜張筋・大殿筋、深層外旋六筋）が向上したと考える。

　そして抗重力伸展位で⑨立ち上がり練習、⑧片脚立位練習、⑥横歩きによる外転筋力増強、⑩歩行練習を行うことで、さらに骨盤周囲筋の筋力が改善し、下肢支持性、骨盤固定作用が向上したと考える。

　股関節内転筋群は、大腿部にボールを挟んで内転筋の等尺性

収縮を意識して行ったため、内転筋向上が得られたと考える。

股関節内旋筋の筋力向上が未改善になった理由として、深層外旋六筋（梨状筋）の筋緊張の抑制が十分に行えなかったこと、股関節内旋可動域が得られなかったことが考えられる。

> 以下、省略。Webデータを参照ください。

10. 姿勢・アライメント観察

【側臥位】

初期：術後15～17日目

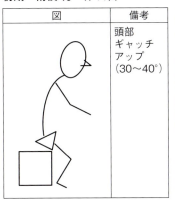

図	備考
	頭部ギャッチアップ（30～40°）

各部位での観察	
頭頸部	軽度屈曲位、軽度回旋位、左側屈
上部体幹	胸椎後弯し、体幹は前傾位
下部体幹	腰椎の前弯が減少
上肢	右：肩関節軽度内転、軽度屈曲位、肘関節伸展位 左：肩関節軽度内転、軽度屈曲位、肘関節軽度屈曲位
骨盤	後傾し、回旋
股関節	屈曲位
膝関節	屈曲位
足部	底屈位

最終：術後50日目

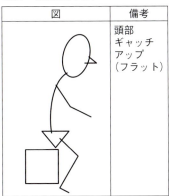

図	備考
	頭部ギャッチアップ（フラット）

各部位での観察	
頭頸部	軽度屈曲位、軽度回旋位、左側屈
上部体幹	胸椎後弯減少
下部体幹	腰椎の前弯が軽度減少
上肢	右：肩関節軽度内転、軽度屈曲位、肘関節軽度屈曲位 左：肩関節軽度内転、軽度屈曲位、肘関節軽度屈曲位
骨盤	後傾し、左回旋
股関節	屈曲位
膝関節	屈曲位
足部	底屈位

側臥位からの考察

術創部が右側にあるが、初期評価では患者様の習慣で右半身を下にしていた。そのため、循環不全や治癒回復遅延が考えられたので、左半身を下にして就寝するように指導した。背臥位肢位を促すことを考えたが、胸椎の後弯が減少し、相対的に腰椎の前弯が増強し、骨盤が軽度前傾となるため、仙腸関節や股関節周囲筋にストレスが生じ疼痛が発生することから、背臥位肢位は避けるようにした。

最終評価では、創傷部の経過も良好で、右半身を下にしても支障はないと考えた。しかし、脊柱のアライメントの改善が困難なため、背臥位肢位をとると疼痛が発生することから、背臥位肢位での臥床は難しいと考える。

【座位（前額面）】

初期

各部位での観察	
頭頸部	左側屈位
上部体幹	右肩甲帯挙上
上肢	右：肘関節軽度屈曲位、前腕回内位 左：肩関節軽度内旋位、肘関節軽度屈曲位、前腕回内位
股関節	右：屈曲位、軽度外旋位 左：屈曲位、軽度内転位
膝関節	屈曲位
下腿	右：軽度外旋位
足部	右：足部軽度外転位

最終

各部位での観察	
頭頸部	正中位
上部体幹	両側肩甲帯変化なし
上肢	右：肘関節軽度屈曲位、前腕回内位 左：肘関節軽度屈曲位、前腕回内位
股関節	右：屈曲位、軽度外旋位 左：屈曲位、軽度内転位
膝関節	屈曲位
下腿	右：軽度外旋位
足部	右：足部軽度外転位

座位（前額面）からの考察

初期評価では、ボディイメージの低下・右下肢疼痛回避・右側腰背部筋緊張亢進により、頭頸部側屈・右肩甲帯挙上を認めた。そのため治療アプローチとして、①鏡を使用し視覚的フィードバックによる姿勢矯正、②リラクゼーション、③体幹筋力増強を施行した。①を施行することで、姿勢アライメントが正中化し、頭部の側屈が改善したと考える。また②リラクゼーションを施行することで、腰背部の筋緊張が軽減し、右肩甲帯挙上が改善したと考える。そして③体幹筋力増強を施行することで、腹横筋・腹直筋・内、外腹斜筋の筋力向上を認め、体幹固定作用が向上し、背もたれがなくても座位肢位を保持することが可能となった。しかし右側股関節外旋位が改善されなかった要因として、股関節外旋筋の過緊張が強く、軽度外旋位となっていることが考えられる。

【座位（右側より矢状面）】

初期

各部位での観察	
頭頸部	軽度屈曲位
上部体幹	胸椎後弯し体幹前傾位
下部体幹	腰椎の前弯減少
上肢	肩関節軽度屈曲位、肘関節軽度屈曲位、前腕回内位
骨盤	後傾位
股関節	股関節屈曲位
膝関節	屈曲位
足部	正中位

最終

各部位での観察	
頭頸部	軽度屈曲位
上部体幹	胸椎後弯減少
下部体幹	腰椎の前弯矯正
上肢	肩関節軽度屈曲位、肘関節軽度屈曲位、前腕回内位
骨盤	軽度後傾位
股関節	股関節屈曲位
膝関節	屈曲位
足部	底屈位

座位（右側より矢状面）からの考察

初期評価では、腹筋群の筋力低下により体幹前傾が増大され、背筋群優位で、背もたれに寄りかかる座位姿勢保持となっていた。また、骨盤が後傾位となり、腰部の前弯が減少し、胸椎の

後弯が増強した仙骨座りになっていると考えた。この姿勢を今後も続けると仙骨座りが増し、さらに腰痛の増悪因子になると考え、①姿勢アライメント矯正、②腹筋群筋力増強、③脊柱起立筋リラクゼーションを施行した。その結果、腹筋群が増強し、脊柱のアライメントがやや改善した。座位姿勢が改善したことで、目線が下方ではなく前方を向くようになったと考える。

【立位】

初期：サークル歩行器使用

図	備考
	サークル歩行器を使用し立位保持。サークル歩行器の支持面は、肘関節－前腕－手掌で把持している。

各部位での観察	
頭頸部	軽度屈曲位、目線は下方へ
上部体幹	胸椎後弯増強、屈曲位
下部体幹	腰椎の前弯減少、屈曲位
上肢	肩関節軽度屈曲・軽度外転位、肘関節屈曲位、前腕回内位にてサークル歩行器を把持
骨盤	軽度前傾位
股関節	股関節屈曲位 股関節外旋位：右側優位
膝関節	軽度屈曲位：右側優位、右膝関節軽度内反
足部	右足部外旋位、内反位

最終：フリーハンド

図	備考
	重心位置は、間接法を用いて下腹部にあり、軽度後方重心である

各部位での観察	
頭頸部	軽度屈曲位、目線は前方
上部体幹	胸椎後弯軽減
下部体幹	腰椎の前弯軽度増加
上肢	肘関節軽度屈曲位、前腕は大腿外側へ垂らす
骨盤	正中位
股関節	股関節軽度屈曲位、股関節軽度外旋位
膝関節	軽度屈曲位
足部	右足部軽度外旋位

立位からの考察

初期評価では、腹筋群の筋力低下により体幹前傾位となり、相対的に頭頸部が軽度屈曲位となり、目線が下方へ向いていた。上肢は前方のサークルを把持し、体幹前傾位で、骨盤は軽度前傾位となっていた。本症例の施設復帰条件は[日常生活自立レベル]であるため、サークル歩行器ではなく、シルバーカー歩行器の獲得が必要となる。またトイレ動作中に立位肢位での更衣動作が予測されるため、フリーハンドでの立位肢位保持能力が必要となる。そのため、①下肢筋力増強練習、②体幹筋力増強、③姿勢アライメント矯正を施行した。①下肢筋力増強により骨盤周囲筋が増強し、骨盤固定作用が改善し、下肢支持性が向上した。また②体幹筋力増強により、体幹固定作用も改善した。③鏡を使用した視覚的フィードバックにより、姿勢アライメントが正中化した結果、フリーハンドで立位肢位保持が可能

となったと考える。

　本症例の患者様は高齢であり、年相応で支持基底面が狭く、重心移動能力の低下も起こっているため、立位肢位では、両下肢を軽度広げて支持基底面を広くし、安定性を高めた。

　右側股関節が外旋位である原因として、梨状筋の短縮、大腿筋膜張筋の過緊張が考えられる。短縮・過緊張に対して治療アプローチを行っているが、まだ軽度筋緊張が高い。今後ADL動作の注意として、立ち上がり動作、歩行動作で、股関節外旋位のまま動作を繰り返すと、梨状筋の短縮が生じ、疼痛が発生する恐れがあるため、できる限りつま先が前方を向くように生活指導することが望ましいと考える。

11．バランス検査

【荷重検査（静止時立位）】
初期：術後19日目→最終：術後50日目

R	L
23.0 kg → 27.0 kg	35.4 kg → 30.0 kg
左右差（L-R）：12.4 kg → 3.0 kg	

※計測は平行棒内にて左右の高さを揃え一側ずつ、靴着用で行った。

荷重計測からの考察

　初期と最終では、左右差が12.4 kgから3.0 kgへと変化した。左右差が減少した要因としては、右側荷重への恐怖心が軽減したことで、右側への荷重量が増加したためと考える。初期評価では本検査中に疼痛の発生がなかったため、直接的な疼痛ではなく恐怖心による面が強いと考えた。その他にも、姿勢アライメントの変化やボディイメージの変化によって左側荷重になっていると考え、歩行動作・立ち上がり動作時に右側荷重の意識付けをして、恐怖心を軽減した。姿勢アライメントとボディイメージの変化に対しては、立位肢位を鏡で確認し、正中位を視覚的にフィードバックしアライメントを整えた。

【姿勢保持時間（立位）】
初期：術後19日目／最終：術後49日目

初期：30秒以上可能　［動揺が強く安定性は低い＝軽度］
最終：30秒以上可能　［動揺が減少し、安定性も向上していた＝安定］

※姿勢保持時間は座位の判定基準を参考にした。
安定：30秒以上、体軸の傾斜や動揺が大きくなく、垂直に保持できる
軽度：30秒以上保持することができるが、体軸の傾斜や動揺が大きい
中等度：30秒間保持することができない
重度：短時間の保持すらできない

レポート作成者からのコメント

● 「バランス」については実習前に考察しておきましょう

　「バランス」は、理学療法に関連の深い用語ですが、姿勢の変化や外乱に対する立ち直り反応や平衡反応といった姿勢反応としてのバランス、生体力学的分析に適した身体重心線と支持基底面の関連性としてのバランス、特定の検査方法を通してみた結果としてのバランスなど、さまざまな捉え方があり、その意味内容はそのケースごとに異なっているため、バランスについては予め深く理解しておく必要性が高いと思います。バランス能力は、神経機構や筋出力、間接可動域、疼痛、認知機能、呼吸循環機能など姿勢調節にかかわる身体要素全体による機能とし、各要素の移乗や要素間の関連性が重要視されています。

　バランス能力の評価は、「functional reach」「TUG」「Berg Balance Scale」「6分間歩行」「直立検査」「継ぎ足位・片足位」「マッスルインバランス」などさまざまな方法があるなかで、そのどれを使うかは目的や意義によって異なるでしょう。しっかりと検査の目的と意義を理解して評価をすることが重要だと思います。また、それぞれのカットオフ値や歩行との関連性などの文献も多く発表されているので、読んでおくことでレポートの質が高くなると思います。

姿勢保持時間（立位）からの考察

初期では、直立姿勢を 30 秒以上は行えるが、動揺が著明であり、安定性にも欠けていた。原因としては下肢支持性低下、姿勢アライメントの変化、体幹の固定作用の低下、骨盤固定作用低下が考えられた。そのため治療プログラムとして①下肢・体幹筋力増強、②姿勢アライメントの矯正、③姿勢制御能力向上を行った。身体重心位置を再学習したことで、ボディイメージが改善した。また、下肢・体幹筋力が向上したことで、下肢支持性が改善し、姿勢制御能力の向上に伴いふらつきや体幹動揺なく、安定して立位保持ができたと考える。安定して立位保持が可能となったことで、トイレ動作時に立位肢位で、下位更衣動作が自立レベルに至ったと考える。

【外乱応答（立位）】
初期：術後 20 日目→最終：術後 50 日目

項目	右側	左側	前方	後方
頸部の立ち直り	(±)→(+)	(±)→(+)	(±)→(+)	(±)→(+)
体幹の立ち直り	(±)→(+)	(±)→(+)	(±)→(+)	(±)→(+)
保護伸展反応	(+)→(+)	(+)→(+)	(+)→(+)	(+)→(+)
ステッピング反応	(±)→(+)	(±)→(+)	(±)→(+)	(±)→(+)

判定：陽性（＋）、陰性（－）、鈍麻（±）

外乱応答からの考察

初期評価では、頸・体幹の立ち直り反応は鈍麻であり、保護伸展反応は全運動方向で陽性だが、反応がすべて後方保護伸展反応であった。そして、ステッピング反応は全運動方向で認めなかった。そのため日常生活動作において、座位・立位肢位保持能力低下や重心移動が困難となり、立ち上がり動作・トイレ動作・歩行動作に影響が出現すると考えた。また、再転倒のリスクを減らすため、立ち直り反応、保護伸展反応、ステッピング反応を促通または再学習する必要性があると考え、①ハンドリングによる立ち直り反応の再学習、②立位肢位での重心移動練習、③エアスタビライザーを使用した座位練習、④鏡を使用した姿勢アライメントの矯正、⑤体幹 ROM-ex、⑥立位肢位でボール投げを施行した。結果として、①ハンドリングによる立ち直り反応の再学習、②立位肢位での重心移動練習、③エアスタビライザーを使用した座位練習により、頸部と体幹の立ち直り反応が徐々にだが出現するようになってきた。そして、④鏡を使用した姿勢アライメントの矯正、⑤体幹 ROM-ex を行うことで、体幹柔軟性が向上し、さらに立ち直り反応が向上した。その後は、動作の中で立ち直り反応の出現と保護伸展反応を向上する目的で、立位肢位で左右へのボール投げを行った。

以下、省略。Webデータを参照ください。

【functional reach】
初期：術後 20 日目→最終：術後 50 日目

前方リーチ　　　　　　　　　　　　　　　　　　　　　　　　　　　　　［単位：cm］

右側		左側	
1 回目	5.0 → 9.0	1 回目	11.5 → 7.5
2 回目	8.5 → 13.5	2 回目	13.5 → 12.5
3 回目	12.0 →—	3 回目	14.5 → 16.0

基準値：70～97歳の女性＝26.7±8.9 cm
カットオフ値：15.3 cm未満は転倒の危険性が高い

側方リーチ　　　　　　　　　　　　　　　　　　　　　　　　　　　　　［単位：cm］

右側		左側	
1 回目	8.0 → 9.5	1 回目	7.5 → 7.0
2 回目	10.5 → 11	2 回目	10.0 → 10.5
3 回目	12.0 → 13.0	3 回目	11.0 → 12.5

functional reachからの考察

初期では、課題中に姿勢制御として股関節周りのhip strategyは軽度認めたが、体幹の終末期回旋と足関節周りのankle strategyは認めなかった。高齢者では足底内重心の移動範囲が狭くなり、足関節でバランスを維持する比率が減少し、股関節で姿勢を調整していると言われている。本症例においてもhip strategyで姿勢を調整していると考えた。そのため、治療アプローチとして①足部でのエアスタビライザー操作練習、②立位肢位でのボール投げ、③足関節ROM-ex、④重心移動練習を施行した。治療プログラムにより、最終では立位肢位の姿勢アライメントの正中化、下肢の支持性向上、hip strategyの増大、ankle strategyの改善により、数値が改善されたと考える。

しかし、前方リーチのカットオフ値は15.3 cmで、15.3 cm未満は転倒の危険性が高いと言われている。最終評価での前方リーチテストの結果は16.0 cmで、カットオフ値に達してはいるが年齢の基準値（26.7±8.9 cm）に達していない。側方リーチ動作は、25 cm以上の高齢者に比べ、15 cm未満の者は転倒の危険性が4倍になると言われており、検査結果は12.5 cmなので転倒の危険性が高いと考える。施設復帰後のADLとして、前方や側方から物を取る場合、できる限り対象物に近づくか、介護職員に頼むように指導することで、再転倒リスクを軽減できると考える。また、シルバーカー操作時に、常にシルバーカーと体幹を近づけておくように指導することが重要であると考える。

【TUG】
最終：術後 50 日目

回数	歩行	備考
1 回目	18.75 秒	左回り
2 回目	15.25 秒	左回り

※シルバーカー歩行で実施。施設では左回りの動線であるため、左回りで計測した。

カットオフ値：10 秒以内＝健常者
　　　　　　20 秒以内＝屋外外出可能レベル
　　　　　　30 秒以上＝起居動作や ADL に介助を要する
転倒予測値＝13.5 秒

> **TUG からの考察**
> 　初期時では立ち上がり動作に軽度の介助を要し、着座動作も見守りレベルだったため、TUG の計測を行わず、10 m 歩行で評価した。最終では立ち上がり動作、着座動作、移動動作が自立レベルであるため、TUG を施行した。数値は 15.25 秒で、カットオフ値と比較すると屋外外出可能レベルであるが、転倒予測値は超えている。時間を要した動作は立ち上がり動作で、運動開始時に右下肢の筋発揮が不足しているため、左側の遊脚が不十分となり、歩行速度が低下したことが考えられる。方向転換動作は、シルバーカーの操作が 1 回で 90°回転するため、シルバーカーの向きと身体の向きが逆転し、再転倒リスクが高いと考える。着座動作は時間がかからず、安全に行えていた。
> 　施設復帰後の ADL 指導として、現在の方向転換動作は再転倒リスクが高いため、シルバーカーの回転を 3 動作に分けるように指導することが必要であると考える。また、運動量が低下すると筋発揮が低下し、歩行開始時のふらつきや体幹動揺が著明になる恐れがあるので、1 日 300 m は歩行するように指導することも必要である。

【10 m 歩行】
初期：術後 20 日目（サークル歩行）
最終：術後 50 日目（シルバーカー歩行）

1 回目	26.0 → 20.5 秒
2 回目	24.0 → 19.2 秒
3 回目	21.0 → 18.5 秒

カットオフ値：24.6 秒＝屋内歩行、11.6 秒＝屋外歩行

【歩行率（自由速度）】
初期：術後 20 日目（サークル歩行）
最終：術後 50 日目（シルバーカー歩行）

歩幅［単位：cm］	歩行率［単位：steps/s］	速度［単位：cm/s］
43.5 → 41.5	0.85 → 1.29	38.5 → 54.1

※70〜79 歳平均：歩幅 cm＝54.2、歩行率 step/s＝2.03、速度 cm/s＝111.3

歩行率（自由速度）からの考察

歩行と生活機能自立の閾値として、鈴木らは「転倒リスク：1.0 m/秒、青信号で横断歩道を渡る：1.0 m/秒」とし、Imms らは「屋外活動性の高い高齢者：自由歩行速度 1.16～1.33 m/秒、屋外活動性の低い高齢者：自由歩行速度 0.66 m/秒」と述べている。

本症例の自由歩行速度は、初期では 0.38 m/秒、最終では 0.54 m/秒と軽度改善した。しかし、屋外活動性は低いレベルである。右下肢の支持性低下により、10 m 歩行開始時に左側遊脚が不十分となり、軽度ふらつきが生じた。歩行開始時の右側支持性を向上させることで歩容が改善し、10 m 歩行と歩行率がさらに改善すると考える。

【6分間歩行】

最終：術後50日目

1）周回数：40 m×4＋16.5 m
2）歩行：シルバーカー歩行
3）バイタルサイン

項目	血圧	心拍数	SpO_2
運動開始前	158/87	70	98%
運動終了後	159/92	82	95%

4）息切れ：著明な息切れなし
5）疲労感

時間	1分後	2分後	3分後	4分後	5分後	6分後
修正Bolg	0	0	0	2	2	3

6）中止あるいは休憩：中止せず、休憩もとらず
7）総歩行距離：176.5 m
8）予測値：$(2.11×147.0) － (2.29×94) － (5.78×61.0) ＋ 667 ＝ 409.3$ m
9）予測値に対する割合：43%
10）計測タイム

周回（40 m）	1周目	2週目	3週目	4週目	176.5 m
タイム（分）	1:11	2:35	4:05	5:25	6:00

カットオフ値：6分間歩行距離が 400 m 以下になると外出に制限が生じ、200 m 以下では生活範囲は極めて身近に制限される。

6分間歩行からの考察

予測値が 409.3 m だが、総歩行距離は 176.5 m であるため、運動耐用能は軽度低下していると考える。しかし Bolg 指数をみると、疲労度が少ないこと、開始時と終了時のバイタル変動が少ないことから、歩行速度を上げることで、検査数値が向上すると考えられる。また、すり足と体幹前傾によるふらつきと体幹動揺は声かけにより改善できるため、常に意識できるようにしていくことが今後の課題になると考える。

12. 起居移乗能力観察

【起き上がり】

初期：術後 17 日目
右側臥位より反対側のベッド端坐位へ

所要時間約 40 秒＝見守りレベル

最終：術後 49 日目
右側臥位より反対側のベッド端坐位へ

所要時間 14 秒＝自立レベル

①側臥位	①側臥位
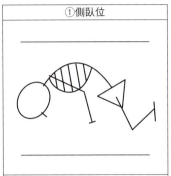	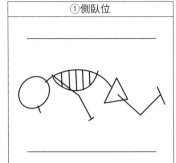
備考	備考
病棟内にて実施した。計測は普段寝ているベッド上で、右側臥位を開始肢位とした。 ギャッチアップベッド ギャッチアップ角度は 20～30°程度	病棟内にて実施した。計測は普段寝ているベッド上で、右側臥位を開始肢位とした。 ギャッチアップベッド ギャッチアップ角度はフラット

②側臥位より長座位へ	②側臥位より長座位へ
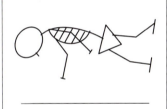	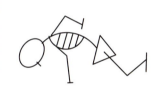
備考	備考
側臥位より、頸部を左回旋したのちに頸部屈曲を行う。頸部の屈曲を行うと同時に、右肩関節を伸展させ、体幹に近づけ on elbow 肢位となる。右肘を支点として、右前腕にて支持をする。その後、on elbow から on hand へ移行すると同時に、上部体幹の屈曲・左回旋が生じ、丸太のように下部体幹、下肢も回旋運動が生じる。上部体幹がベッド面から離れると同時に、右側股・膝関節を伸展・外転させ支持基底面を広げていた。体幹の回旋が終了すると同時に、左肩関節を伸展させ、ベッド面へ手掌を置き、長座位となる。	側臥位より、頸部を左回旋したのちに頸部屈曲を行う。頸部の屈曲を行うと同時に、右肘関節を屈曲させ、on elbow 肢位となる。右肘を支点として、右前腕にて支持をし、on elbow から on hand へ移行すると同時に、上部体幹の側屈・左回旋が生じ、続いて、下部体幹の左回旋が生じ、下肢も回旋運動が生じる。 上部体幹がベッド面から離れると同時に、右上肢で手すりを保持し、長座位となる。

> **レポート作成者からのコメント**
>
> ● **動作観察を言葉にする練習をしておきましょう**
>
> 自分が見た動作を言葉にするにあたり、専門用語を使って文章に起こすのは慣れないと大変な作業なので、前もって練習しておくことをおすすめします。
>
> 観察する際のポイントとして実習指導者から指導を受けたのは、まずは全体像を把握し、次に違和感のある関節と、その近くの関節を重点的に評価するように、ということでした。
>
> 動作時の時間を計測しておくと、初期と最終を比べて治療効果の判定をする際に使用できます。

以下、省略。Web データを参照ください。

起き上がりからの考察
　グループホームのベッドはギャッチアップ機能がないため、フラットなベッド面からの起き上がり動作の獲得が必要となった。初期評価では、ギャッチアップを使用することで腰背部の疼痛を軽減できていたが、治療プログラムの①筋力増強、②ストレッチング、③リラクゼーションにより、腰背部の疼痛が軽減し、下部体幹・下肢筋力が向上し、フラットな面での臥床が可能となった。
[側臥位より長座位へ] 初期評価では、on elbow から on hand へ移行すると同時に、上部体幹の屈曲・左回旋が生じ、下部体幹、下肢も回旋運動が丸太のように生じたが、最終評価では、on elbow から on hand へ移行すると同時に、上部体幹の側屈・左回旋が生じ、続いて下部体幹の左回旋が生じ、下肢の回旋運動が開始した。
[長座位から端坐位へ] 初期評価では、腰背部の疼痛、右側外側部の疼痛、胸腰部側屈 ROM 制限により、左下肢の外転と同時に下部体幹と上部体幹を、上肢を利用して体幹の回旋・側屈が生じないよう側方へ移動していた。しかし最終評価では、腰背部の疼痛・右外側部の疼痛が改善し、胸腰部 ROM が改善したため、スムーズに左下肢を外転、右下肢を内転させ、ベッド面から両下肢を降ろすことができたと考える。
　初期評価の起き上がり動作は疼痛や体幹 ROM 制限により所要時間が 40 秒であった。しかし、疼痛の緩和、体幹筋力増強、体幹 ROM 改善により所要時間が短縮し、14 秒となった。また左右どちらからでも寝返り、起き上がりが可能であるため、起居動作は自立レベルであると考える。

【移乗動作】

初期：術後 17 日目
ベッド端坐位から車椅子へ
所要時間約 30 秒
離殿時に軽度介助レベル

最終：術後 49 日目
ベッド端坐位から立位姿勢へ
所要時間 5 秒
自立レベル

①ベッド端坐位

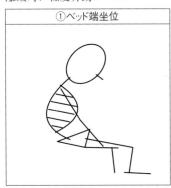

②ベッド端坐位から離殿へ

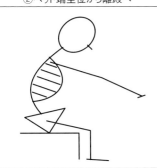

備考

頸部屈曲し、目線は下方へ向いている。両上肢は、肩関節屈曲軽度外転し、肘関節伸展、前腕回内位にて、手掌面で車椅子のアームサポートを把持している。体幹は、前傾で骨盤はやや後傾となっており、後方重心である。股関節と膝関節は屈曲し、足部は床面へ接地している状態で、上部体幹の前屈を行い、重心を前方へと移動する。しかし上部体幹の前屈のみで、下部体幹は後傾であり、重心は後方へとどまっている。そして、後方重心のまま離殿となるため、立ち上がる際に、足部の支持基底面内に重心を移動させることができず、前方への重心移動に軽度介助を要する。

①ベッド端坐位

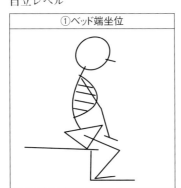

②ベッド端坐位から離殿へ

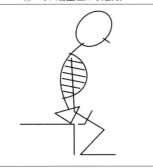

備考

臀部を軽度前方へ移動させ、膝関節を屈曲し、足部を軽度後方へ引く。続いて、上部体幹を前傾させ、重心を軽度前方へ移動させると同時に、両上肢でベッド面をプッシュアップし、離殿させ前上方に重心を移動させる。

③離殿から体幹回旋	③離殿から体幹回旋
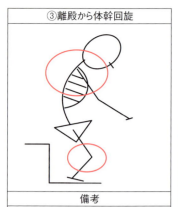	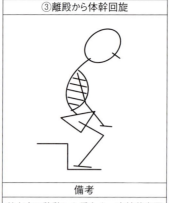
備考	備考
前方への重心移動を介助することで、支持基底面内に重心が入り、立位姿勢となるが、股関節屈曲位、膝関節屈曲位、足関節背屈位である。立位姿勢となると同時に右側上肢を右側のアームサポートに移し替える。その後、骨盤を左回旋させると同時に、体幹も左回旋し、着座肢位となる。	前上方に移動した重心を、支持基底面内に移動させ、その後、体幹を伸展させることで、立位肢位となる。

④車いす座位	④立位肢位
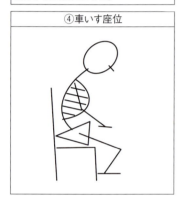	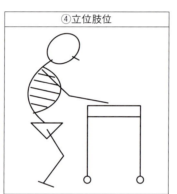

移乗動作からの考察

　初期では円背による後方重心、臀部の位置、足底の位置、前方への移動不足、推進力の低下により離殿時に軽度介助を要した。そのため、治療プログラムとして①姿勢アライメントの矯正、②腹筋群筋力増強、③骨盤周囲筋力増強、④前方への重心移動訓練、⑤ROM-exを施行した。

　治療プログラムにより、膝関節屈曲・足関節背屈可動域が改善したことで、「ベッド端坐位から離殿」時に、足部を後方へ引くことができたと考える。そして上部体幹の前方への重心移動可能となったことで、離殿がスムーズに行えるようになったと考える。「離殿から体幹回旋」相では、体幹固定作用の改善、骨盤周囲筋力増強、身体の正中軸が改善したことで、下肢・体幹の伸展が生じたと考える。

　立ち上がり動作は、40 cm台は介助なしに安全に安定して行うことができ、10回連続して行うこともできるため、耐久性もあると考える。そのため40 cm台からの立ち上がり動作は自立レベルであると考える。しかしグループホームのシャワーチェアの高さが32 cmであるため、30 cm台からの立ち上がり動作の獲得が必要である。30 cm台からの立ち上がり動作は、

上前方への重心移動が不足しており、軽度介助を要するが、入浴中は介護職員が同伴し軽度介助するため、入浴動作において支障はないと考える。

13．歩行観察

【サークル歩行】
初期：術後 20 日目　　＊見守りレベル

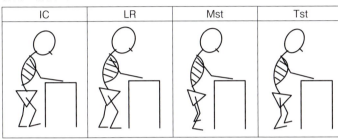

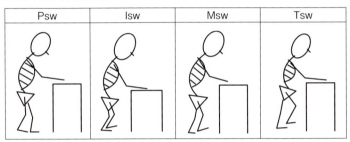

術側(R)	立脚期				遊脚期		
	IC	LR	Mst	Tst	Psw	I・Msw	Tsw
頭部	全周期にわたり軽度左側屈し、屈曲位で、視線は前下方に向いている							
肩甲帯	全周期にわたり左肩甲帯が挙上している。 LR～Tst にかけて右肩甲帯の下制が増加する							
上肢	サークル歩行器を把持している、把持部は前方である							
体幹	全周期にわたり、屈曲位であり、軽度ふらつきがみられる							
		体幹が右側へ軽度傾斜する、Tst 時に左回旋し正中		わずかに左回旋	回旋し正中位	
骨盤帯	全周期にわたり軽度前傾位である							
		LR～Tst にかけて右骨盤が軽度下制する		右骨盤が軽度挙上し、正中位へ		
股関節	屈曲位		骨盤前傾による軽度屈曲位		軽度屈曲位	屈曲位	屈曲位
膝関節	屈曲角度約15～20°、軽度外旋、IC 時に足底接地となり、完全伸展せず、Tst へ				屈曲は出ているが、下腿の振りが弱い		徐々に伸展
足関節	踵接地期はなく、足底接地であり、外転・内反位である				軽度底屈位～底屈位となるが床面とのクリアランスが狭い		

> **レポート作成者からのコメント**
>
> ● **可能であれば歩行を撮影させていただきましょう**
>
> 歩行観察で大事なことは、正常の歩行周期、歩行時の特性について理解しておくことです。
>
> 学生は歩行動作を1回観察しただけでレポートに起こすことは難しいので、可能であれば撮影させていただき、何度も見て考察できるようにしたいものです。
>
> レポートでは、文章と絵だけでは理解しにくいので、表なども使用して読み手が動作を想像しやすいようにする工夫も大切だと思います。

【シルバーカー歩行】
最終：術後50日目　＊見守りレベル

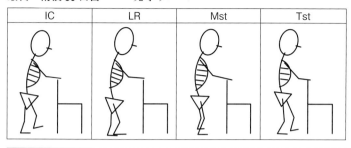

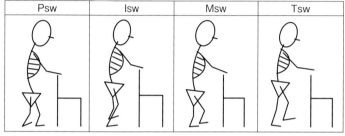

術側(R)	立脚期				遊脚期		
	IC	LR	Mst	Tst	Psw	I・Msw	Tsw
頭部	軽度屈曲し、目線は前方を向いている						
肩甲帯	左下肢立脚期に右肩甲帯の軽度挙上あり						
上肢	肩関節軽度屈曲位、肘関節屈曲位にて手部でシルバーカーを保持している						
体幹	全周期にわたり、軽度屈曲位　※Mst～Tst時に左側が軽度側屈する						
骨盤帯	全周期にわたりやや前傾位である						
		LR～Tstにかけて左骨盤が軽度下制する			左骨盤が軽度挙上し、正中位へ		
股関節	屈曲位		骨盤前傾による軽度屈曲位		屈曲位	屈曲位	屈曲位
膝関節	屈曲角度20～30°	屈曲角度15～20°	屈曲角度10°	屈曲角度15～20°	屈曲角度30～35°	屈曲角度20°	徐々に伸展
足関節	全周期にわたり軽度外転位・軽度内反位						
	踵接地 背屈:5°	足底接地 背屈:10°	足底接地 背屈:0°	踵離地 底屈:15°	足趾離地 底屈:20°	底背屈:0°	背屈:5°

歩行観察からの考察

　初期評価はサークル歩行器による歩行だった。前腕でサークルに触れており、体幹の支持性と右下肢の支持性を必要としていなかった。しかしサークル歩行器は、トイレ動作やエレベーター移動時に幅をとるため、シルバーカー歩行器の獲得が必要であると考えた。また病前もシルバーカー歩行器を使用していたため、使い慣れたシルバー歩行器を補助具として選定した。

　サークル歩行時の問題点として、1) 全周期にわたる頭部・体幹の屈曲と目線下方［再転倒リスク］、2) 右股関節外転筋力低下によるデュシェンヌ現象［ふらつき、体幹動揺］、3) 体幹筋力低下による体幹固定作用低下［四肢の運動性低下、先行的姿勢制御低下］、4) 右下肢筋力低下による下肢支持性低下［右立脚期減少、左遊脚不十分］、5) バランス反応低下・姿勢アライメント変形［円背、ふらつき、体幹動揺］、6) 足関節背屈可動域制限・前脛骨筋力低下［足底接地、床面とのクリアランス・再転倒リスク］であると考えた。また、シルバーカー歩行

を獲得するためには体幹固定作用、下肢支持能力、バランス能力が必要不可欠であると考えた。そのため、治療初期は疼痛緩和を目的にリラクゼーション・ROM-exと体幹筋力増強を目的に、ドローイングを施行した。疼痛が緩和してからは、OKCで下肢筋力増強から開始し、徐々にCKCでの筋力増強訓練として、横歩き、足関節底屈運動、片脚立位練習を施行したことにより、下肢筋力向上、下肢支持性向上が得られ、体幹固定作用、骨盤固定作用の向上に伴い、姿勢アライメントが軽度改善した。歩行動作訓練として、サークル歩行からシルバーカー歩行、多脚杖歩行、T字杖歩行を施行し、右側立脚期の支持性向上を図った。

以下、省略。Webデータを参照ください。

14. ADL評価（FIM）

初期：術後20日目→最終：術後50〜54日目

評価項目			点数	評価内容
運動機能	セルフケア	食事	7 → 7	全ての性状の食物を口に運ぶ、咀嚼、かき集める
		整容	4 → 6	初期：手洗い・口腔ケア・整髪 最終：口腔ケア・手洗い・整髪・洗顔（時間かかる）
		清拭	3 → 5	初期：胸部、腹部、上肢（左・右）、大腿部（左・右）、会陰部 最終：身体部位洗えるが、準備に介助が必要
		更衣（上位）	7 → 7	かぶる、両腕通す、衣服引き下ろす
		更衣（下位）	6 → 6	ズボン、下着、靴下、靴（時間かかる）
		トイレ動作	3 → 6	初期：パッド更衣のみ介助必要 最終：手すりが必要
	排泄コントロール	排尿管理	4 → 6	初期：失敗ないが、パッド交換介助（夜間） 最終：夜間大き目のパッド使用、自力で交換
		排便管理	6 → 6	失敗ないが、時間がかかる
	移乗	ベッド・いす・車いす	3 → 6	初期：軽く引き上げる 最終：手すり必要
		トイレ	6 → 6	手すりが必要だが、自力で移乗
		浴槽・シャワー	1 → 1	機械浴利用
	移動	歩行	4 → 6	初期：患者に手を添える程度 最終：補助具が必要
		主な移動手段		車いす→シルバーカー
		階段	1 → 1	危険性が高く未評価
	小計		55 → 69	
認知項目	コミュニケーション	理解	5 → 5	やや大きめな声での配慮
		表出	5 → 5	手助け0/10
	社会的認知	社会的交流	6 → 7	初期：適切な交流できるも慣れるまで時間かかる 最終：適切な交流
		問題解決	2 → 5	初期：ゆっくり食べられる 最終：日常課題はクリア（複雑な課題は困難）
		記憶	3 → 4	初期：Ⅰ-80%　Ⅱ-80%　Ⅲ-50% 最終：Ⅰ-100%　Ⅱ-90%　Ⅲ-60%
	小計		21 → 26	
合計点			76/126 → 95/126	

レポート作成者からのコメント

● **ADL評価はこのように行いました**

評価方法として「Barthel index」「Functional Independence Measure」(FIM) などがありますが、時期や疾患によって使用する頻度が異なるので、目的と意義をしっかりと理解してから評価してください。特にFIMは詳細な採点方法があるので、よく勉強しておくことをおすすめします。

根本的に「ADL能力とは何か」について把握しておくことも大切です。根本を理解しないで評価すると、評価結果が意味のないものになってしまうことがあります。

考察には、初期と最終で点数が改善された場合、なぜ改善したのか、その理由を記載しました。また、改善しなかった場合も、その考えられる理由を記載しました。

ADL評価からの考察

[運動機能]

　最終評価においては、初期評価と比べ19点向上した。向上した運動機能項目は、セルフケアで整容・清拭・トイレ動作、排泄コントロールの排尿管理、ベッド・いす・車いすの移乗、移動の歩行である。認知項目では、社会的認知の社会的交流と問題解決である。

　初期評価の整容は、手洗い、口腔ケア、整髪は行えたが、洗顔は下肢支持性低下と立位保持困難により行っていなかったため、4点であった。治療プログラムである下肢・体幹筋力増強により下肢の支持性が向上し、体幹固定作用も向上した。結果的に立位保持時間が拡大し、安定した立位での洗顔が可能となり、点数が改善したが、手すりが必要であるため、6点である。

　初期評価の清拭は、胸部、腹部、両上肢、両大腿部、会陰部を自分で行えるが、座位肢位アライメント不良、立位保持能力低下により両下腿部・臀部の清拭に介助を要し、3点である。治療プログラムである体幹・下肢筋力増強、座位アライメント矯正、重心移動練習、清拭動作練習により、座位肢位アライメントが正中化した。また、体幹筋力増強に伴い、体幹固定作用が向上し、四肢の運動性が改善した。結果的に、安定した座位肢位での前方重心移動が行え、下腿部へ手が届くようになった。また、安定して立位肢位が保てるため、立位での臀部の清拭動作が自分で行えるようになったが、タオルに石鹸をつけることと、温度調節の準備に介助が必要で、点数は5点である。グループホームの入浴時には、介護職員が同伴し、軽介助を行っているため、現在の清拭動作で支障は少ないと考える。

　初期評価のトイレ動作は、ズボン・下着の脱着と拭く動作は自分で行えるが、パッドの取り付けに軽度介助を要する。パッドの取り付けは立位肢位にて行うが、立位保持能力が低下しているため、背側のパッドの取り付けが不良で、3点であった。治療プログラムの体幹・下肢筋力増強に伴い、立位保持が向上し、体幹固定作用が向上した。また、バランス練習とボディイメージ改善により、安定して立位保持が可能で、手すりを使用した立位肢位での更衣が可能となった。最終評価では、ズボン・下着の脱着、拭く、パッドの取り付けが自分で行えるが、手すりを使用するため、6点である。

　初期評価の排尿管理は、日中は失敗もなく自力でタイミングよく排尿しているが、夜間のパッドの交換に介助を要し、介助量として週2日以上の介助を要するため、4点であった。パッドの交換は立位肢位にて行うが、立位保持能力が低下しているため、背側のパッドの取り付けが不良で、介助を要する。治療プログラムの体幹・下肢筋力増強に伴い、立位保持が向上し、体幹固定作用が向上した。また、バランス練習、ボディイメージ改善により、安定して立位保持が可能で、手すりを使用した立位肢位での更衣が可能となり、6点となった。

以下、省略。Webデータを参照ください。

V. 問題点抽出（ICF）

初期：術後20日目／最終：術後50日目

心身機能・身体構造

初期	最終
♯1 右下肢疼痛【安静時痛：大腿外側部、大腿内足部、鼠径部】【収縮痛：腸腰筋、大腿筋膜張筋、中殿筋、長内転筋、梨状筋】【伸張痛：股関節伸展時、股関節外転時、股関節外旋時】	♯1 右下肢疼痛【右大転子部疼痛、右大腿内側部疼痛（内転筋群）】
♯2 左腰部疼痛【伸張痛：体幹屈曲、右体幹側屈】【運動時：体位変換時の回旋動作】	♯2 左下肢疼痛【左母趾内側部】
♯3 右股関節可動域制限【防御性収縮、過緊張、筋短縮、皮膚粘弾性低下】	♯3 腰背部疼痛【腰方形筋、梨状筋】
♯4 左股関節可動域制限【防御性収縮、過緊張、筋短縮】	♯4 左股関節伸展制限【腸腰筋伸張性低下】
♯5 右膝関節可動域制限【過緊張、筋短縮、軟部組織伸張性低下】	♯5 左股関節外転制限【内転筋群過緊張、伸張性低下】
♯6 左膝関節可動域制限【過緊張、筋短縮、軟部組織伸張性低下】	♯6 左股関節内旋制限【深層外旋六筋短縮または過緊張、伸張性低下】
♯7 左右体幹側屈可動域制限【防御性収縮、過緊張、筋短縮】	♯7 左右膝関節伸展制限【ハムストリングス過緊張・伸張性低下】
♯8 体幹筋力低下【腹筋群、大殿筋、中殿筋、内転筋】	♯8 左右足関節背屈制限【腓腹筋伸張性低下】
♯9 下肢支持性低下【大腿四頭筋筋力低下、腸腰筋、大腿筋膜張筋、中殿筋、内転筋群、大殿筋、小殿筋】	♯9 右下肢支持性低下【大殿筋、中殿筋、小殿筋、大腿筋膜張筋、長母趾屈筋】
♯10 バランス能力低下【下肢支持性低下、姿勢制御能力低下、体幹固定作用低下、ボディイメージの崩れ】	♯10 バランス能力低下【片脚立位、姿勢制御】
♯11 左右足底感覚軽度鈍麻	♭意識障害なし
♯12 左右運動覚軽度鈍麻	♭理解可能
♯13 荷重不均衡	♭表出可能
♭意識障害なし	
♭理解可能	
♭表出可能	

活動

初期	最終
♯歩行能力低下【病棟内サークル歩行：見守り】	♯歩行耐久性不足（シルバーカー歩行）
♯歩行耐久性低下	♯歩容不安定（シルバーカー歩行）
♯歩容不安定	♯再転倒リスク
♯立ち上がり動作【病棟内：中等度介助】	♯30 cm台立ち上がり動作見守りレベル
♯パッドの着脱【病棟内：介助】	♯入浴動作見守りレベル
♯下位更衣動作【病棟内：一部介助】	♭病棟内基本動作自立レベル【起居動作、立ち上がり動作、歩行動作（シルバーカー）、移乗動作】
♯転倒リスク	♭病棟内日常生活動作自立レベル【トイレ動作、更衣動作、整容動作、食事動作】
♯座位肢位	
♯危機管理不足	
♯記憶能力低下	
♯問題解決能力低下	
♭食事動作自立	
♭上位更衣動作自立	
♭起き上がり自立（ギャッチアップ使用）	

> **レポート作成者からのコメント**
>
> ● **私はここで「統合と解釈」をこのようにして行いました**
>
> 統合と解釈は、患者様の動作能力と、検査結果との因果関係を結び付けて、活動制限を引き起こしている原因を探求していく作業です。
>
> ```
> 動作観察
>   ↓
> 逸脱動作
>   ↓
> 安定性／速度
>   ↓
> 動作各相
>   ↓
> 原因究明（仮説）
>   ↓
> 検査結果との照合
> ```
>
> 活動制限の原因を考える際、私は次のことを念頭に置きながら進めていきました。
> * 基本動作能力との関連。
> * 機能障害との関連。
> * （活動制限を引き起こしている）機能障害の原因の探究。
> * 機能障害相互の関連性（一次的要素なのか二次的要素なのか）。
> * 心理的要素の影響。
> * 疾患の特性。
>
> 情報収集・問診・検査結果・動作観察に不十分な点があると、適切な統合と解釈ができない恐れがあるため、評価する際は丁寧に、そして詳細に行うことも忘れないでください。
>
> 適切な統合と解釈を行うことによって、今の患者様にとってどの動作が重要なのか、どうすれば日常生活動作能力を向上できるのか、家庭や社会復帰に必要なものは何なのかなどがわかり、患者様にとって適切な援助を提供することにつながります。

参加

初期	最終
♯旅行	♯屋外散歩
♯レクへの参加	♯旅行
♯カーテン開け	♭カーテン開け
♯屋外散歩	♭レクへの参加（ボール投げ）

個人因子

初期	最終
♯肥満	♯肥満
♯高齢	♯高齢
♯恐怖心強い	♯恐怖心強い
♭リハビリへの参加意欲高い	♭リハビリへの参加意欲高い
♭適応能力が高い	♭適応能力高い

環境因子

初期	最終
♭独居	♭住み慣れた環境
♭住み慣れた環境	♭入浴時に介護職員が同伴
♭エレベーターがついている	♭エレベーター付き
♭廊下の幅、トイレの幅が広い	♭廊下の幅、トイレの幅が広い
♭廊下に手すりが設置	♭廊下・トイレ・浴室に手すり設置
♯ギャッチアップ機能がないベッド	♭孫が近くに住んでいる
♯子供の家が遠い	♯子供の家が遠い

♯：negative、♭：positive

Ⅵ. 理学療法ゴール設定

【短期目標】
グループホーム復帰を想定した病棟内ADL改善（2週間）

大項目	達成○×	小項目	達成○×	備考
疼痛緩和・消失	○	股関節屈曲に伴う収縮痛・伸張痛	○	術後35日目消失
		股関節伸展時に伴う伸張痛	○	術後35日目消失
		股関節外旋時に伴う収縮痛	○	術後35日目消失
		体幹側屈時に伴う伸張痛	○	術後35日目消失
		体幹屈曲時に伴う伸張痛	○	術後35日目消失
		体幹回旋時に伴う伸張痛	○	術後35日目消失
座位肢位改善	○	体幹固定作用向上	○	術後30日目
		ボディイメージ改善	○	術後28日目
		バランス能力向上	○	術後28日目
立位保持能力向上	○	下肢支持性	○	術後30日目
		耐久性	○	術後30日目
		荷重量均衡	○	術後30日目
病棟内起居動作自立	○	体幹筋力	○	術後33日目
		動作手順学習	○	術後30日目
		疼痛緩和・消失	○	術後35日目
病棟内立ち上がり自立レベル	○	体幹・下肢筋力	○	術後34日目
		動作手順学習	○	術後33日目
		疼痛緩和・消失	○	術後35日目

> レポート作成者からのコメント
>
> ● 問題点の抽出では、独りよがりにならないように注意
>
> 問題点抽出では、「自分が捉えている問題点」「患者様が感じている問題点」「家族が感じている問題点」「他職種が捉えている問題点」に配慮し、今、何がこの患者様にとって重要な動作なのか、その動作に支障を来している要因は何なのかを明確にしていきます。また、自宅復帰や施設復帰では、家族や施設の側に"復帰のための条件"があるので、その条件に対しての問題点（課題）も考慮する必要があります。
>
> 注意点としては、自分の考えた問題点と、患者様が感じている問題点とに食い違いがあると、適切な治療プログラムやゴール設定が行えないので、独りよがりにならないようにすべきだということです。
>
> ♯1、♯2、♯3の順に優先度が高い問題点となるので、現時点での疾患特性を考えたうえで、順位を付けるようにしてください。

> レポート作成者からのコメント
>
> ● 理学療法ゴール設定で、私は達成度を書くようにしました
>
> ゴール設定は、短期目標と長期目標に大きく分けて記載することが多いです。他のケースレポートを閲覧すると、この部分を4～5行にまとめているものが多かったのですが、実習指導者から、詳細と達成度を記載するようにと指導を受けたこともあり、このような形になりました。達成度を記載することで、患者様の状態、現状の把握が行え、今、何が必要なのかもすぐに理解できるので、理学療法士になってからも活用していきたい形式です。

大項目	達成○×	小項目	達成○×	備考
病棟内移乗動作自立レベル	○	体幹・下肢筋力	○	術後34日目
		動作手順学習	○	術後37日目
		疼痛緩和・消失	○	術後35日目
トイレ動作見守り	○	座位肢位改善	○	術後28日目
		動作手順学習	○	術後29日目
		立位肢位改善	○	術後30日目
病棟内サークル歩行見守りレベル	○[※1]	耐久性向上	○	術後27日目
		歩容改善	○	術後28日目
		下肢支持性向上	○	術後30日目
病棟内下位更衣動作自立レベル	○	座位肢位改善	○	術後28日目
		動作手順学習	○	術後26日目
		危機管理能力[※2]	○	術後30日目

※1：現在はシルバーカー歩行見守りレベル
※2：危機管理能力：記憶能力と問題解決能力を含む。

【長期目標】
日常生活動作自立レベル（4～5週間）

100 m シルバーカー歩行自立レベル：自室から浴槽まで往復70 m 程度

小項目	達成○×	備考
下部体幹・下肢筋力向上	○	術後43日目
下肢支持性向上	○	歩行開始時支持性作用やや低下
歩容改善	○	歩行開始時硬性墜落跛行出現
耐久性・持久性向上	○	
バランス能力向上	○	術後43日目
姿勢アライメント改善	○	術後38日目

入浴動作見守りレベル

小項目	達成○×	備考
下肢支持性向上	○	術後43日目
動作手順	○	術後43日目
伝い歩き動作3 m	○	術後51日目
またぎ動作：40 cm 浴槽	○	術後47日目
立ち上がり動作 ①浴槽から立ち上がり ②チェアから立ち上がり30 cm	介護職員により介助	
清拭動作	○	術後47日目
注意力向上	○	

カーテン開閉動作：床から90 cm

小項目	達成○×	備考
下部体幹・下肢筋力向上	○	術後43日目
下肢支持性向上	○	術後50日目
立位肢位保持能力向上	○	術後47日目
バランス能力向上	○	術後43日目
姿勢アライメント改善	○	術後38日目

伝い歩き歩行3m獲得

小項目	達成○×	備考
下肢筋力向上	○	術後43日目
下肢支持性向上	○	術後50日目
体幹筋力向上	○	術後43日目
注意力・危機管理能力改善	○	術後43日目

再転倒対策

小項目	達成○×	備考
下部体幹・下肢筋力向上	○	術後43日目
下肢支持性向上	○	術後48日目
バランス能力向上（下記①～③）	○	
注意力・危機管理能力改善	○	

バランス能力向上

小項目	達成○×	備考
①立ち直り反応	○	
②ステッピング反応	○	
③保護伸展反応	○	
④重心移動能力	○	
⑤足関節ストラテジー	○	
⑥股関節ストラテジー	○	
⑦体幹固定能力	○	

【最終目標】
グループホーム内のQOL向上
「屋外散歩」「旅行」

理学療法ゴール設定からの考察

　本症例は退院後、入院前と同様に、グループホームへ行く方向性である。復帰条件は「日常生活動作自立レベル」「入浴動作一部介助レベル」であるため、病前の生活スタイルを基準として［疼痛緩和・消失］［座位肢位改善］［立位保持能力向上］［病棟内起居動作自立レベル］［立ち上がり動作自立レベル］［清拭動作自立レベル］［病棟内立ち上り動作自立レベル］［病棟内サークル歩行見守りレベル］［病棟内トイレ動作見守りレベル］［病棟内下位更衣動作自立レベル］を短期目標（short term goal；以下 STG）とした。長期目標（long term goal；以下 LTG）は「100 m シルバーカー歩行自立レベル」「伝い歩き歩行3m獲得」「入浴動作見守り・一部介助レベル」「カーテン開閉動作」「再転倒対策」「バランス能力向上」とした。
　病前生活の活動範囲は施設内で［2階活動範囲（自室から食堂）往復 50 m 程度］［1階活動範囲（自室から浴室）往復 60 m 程度］であり、最低でも往復 100 m の歩容能力の獲得が必要であると考えた。施設への復帰条件としても、日常生活動作自立レベルが必要である。そのため、STGでは病棟内基本動作自立レベルを目標とし、LTGで日常生活動作自立レベルを目標と考えた。
　疼痛が緩和または消失した要因として、急性炎症の改善、過

緊張部位の軽減、硬結部位へのリラクゼーション、pain-spasm-pain cycle の改善が考えられる。手術の侵襲的な刺激により生じた急性炎症の経過は約3〜4週間で改善すると言われている。そのため、生理的な痛覚系の興奮が軽減したことで疼痛が緩和・消失したと考える。そして、過緊張部位・硬結部位へのリラクゼーションによって、過緊張が軽減し、筋スパズムも改善した。また、ROM-ex で疼痛物質貯留の改善が図れたため、疼痛が緩和・消失したと考える。

以下、省略。Webデータを参照ください。

Ⅶ．治療プログラム

本症例の患者様は、背臥位肢位により腰痛が増悪するため、以下の治療プログラムは、座位または立位で行うものとする。

①ストレッチング

ストレッチングは、1) 疼痛軽減、2) 筋のリラクゼーション、3) 軟部組織の線維性癒着防止、4) 筋の柔軟性向上、5) 心理面の緊張緩和を目的として行う。

②関節可動域訓練（ROM-ex）

関節可動域を制限する因子としては、疼痛、皮膚の癒着や可動性の低下、関節包の癒着や短縮、筋・腱の短縮および筋膜の癒着、筋緊張増加、腫脹・浮腫が考えられる。このなかで筋および腱が原因の場合の ROM-ex では、結合組織に作用させることで柔軟性を回復させ、関節可動域の改善につながる。本症例では、筋の短縮、筋緊張亢進が関節可動域制限因子となっていることが考えられる。そのため、スタティックストレッチングが有効であると報告されている。スタティックストレッチングは、反動や弾みをつけずに筋をゆっくり伸張する方法である。スタティックストレッチングは、最終域での伸張を維持することにより、ゴルジ腱器官の Ib 抑制を利用し、筋緊張を低下させる。時間的には30〜60秒間保持することが推奨されている。訓練中の注意点としては、決して痛みを起こさせてはならず、痛みの起こらない範囲の可動域にとどめることである。痛みを伴う関節可動域訓練はやらないほうがましであるという警告もある。

③Patella mobilization

Patella の滑走をよくすることで、膝関節伸展改善を目的として行う。

④筋力増強訓練（MSE）

筋力増強訓練の目的としては、正常な運動や抵抗運動のなかで筋活動を促し、運動時痛、荷重時痛の軽減を図る。また、動作のなかで筋力強化を図ることで、運動学習が促通できる。本症例は高齢であるため、廃用症候群の筋力維持のためにも行うものとする。下肢、体幹筋力増強を行うことで、支持性の向上、筋持久力、立位バランス能力向上、体幹固定作用の向上を目的に行う。

初期においては、等尺性収縮や自動介助運動により、収縮参加する運動線維数の増加を図る（筋再教育）。中期以降は、筋横断面性の増大を図る。

回数の設定においては、1 RM を計測し、[1 RM の 30〜40%にて筋血流量の増加、血圧低下] [1 RM の 40〜50%にて協調性向上、全身バランス向上] [1 RM の 40〜50%にてコラーゲン線維への線条刺激] [1 RM の 60〜90%にて筋横断面積増大] [1 RM の 90〜100%にてス

> **レポート作成者からのコメント**
>
> ● 治療プログラムを
> このようにして作りました
>
> 統合と解釈と問題点抽出から、患者様の全体像を把握したうえで、今の状態に適した治療プログラムを選定します。患者様の改善によってそのつど必要な治療プログラムは変更していくので、ゴール設定における達成度を目安にしながら進んでいきました。
>
> 治療手技は実習指導者やスタッフの先生方を見本とし、わからない部分は指導をいただきながら行いました。

ピードを伴う筋力、横断面積変化なし］にて、対象とする目的に合わせて回数を変化させていく。

> 以下、省略。Webデータを参照ください。

Ⅷ．全体考察

　目標達成のために、STG を 1）疼痛緩和・消失、2）座位肢位改善、3）立位保持能力向上、4）病棟内起居動作自立レベル、5）病棟内立ち上がり動作自立レベル、6）病棟内移乗動作見守りレベル、7）トイレ動作見守りレベル、8）病棟内サークル歩行見守りレベルとした。

　1）疼痛緩和・消失に関しては、右下肢の疼痛、左腰背部の疼痛が筋力の低下、可動域制限、治療プログラムの阻害因子となっており、特に、運動時痛の訴えが強い。疼痛部位の局所循環を高めて、疼痛伝達物質の除去が必要であると考え、大腿部に対し、Quad Setting、股関節周囲の ROM-ex を施行した結果、疼痛が緩和した。また過緊張部位である腸腰筋、大腿筋膜張筋、大殿筋、中殿筋、深層外旋六筋、ハムストリングス、脊柱起立筋、腰部多裂筋、腰方形筋、内転筋群、下腿三頭筋を改善する目的でリラクゼーション、ROM-ex を施行した結果、過緊張より生じていたスパズムの改善に伴って、運動時痛・圧痛が消失した。また、該当筋の過緊張軽減に伴い、股関節・膝関節・足関節可動域制限は改善した。そのため、関節可動域制限は疼痛に伴う防御性収縮により発生したと考える。

　2）座位肢位改善では、腹筋群の筋力低下により円背肢位となり、骨盤後傾位で、腰部の前弯が減少、胸椎の後弯が増強していると考え、腹式呼吸を意識した棒運動で下部体幹筋力増強し、エアスタビライザーを用いた座位バランストレーニング、鏡を用いた座位肢位アライメント矯正を施行した。結果的に、円背が改善し、坐骨支持での座位肢位が行えるようになった。体幹固定作用の向上に伴って、四肢の運動性が改善し、清拭動作の両下腿部・臀部が全介助レベルから見守りレベルに至っている。

　3）立位保持能力向上では、直立姿勢を 30 秒以上行えるが、動揺が著明で、安定性にも欠けていた。原因として、下肢の筋力低下、内外転筋の不均衡、体幹筋力低下や、バランス能力低下、立位肢位アライメントの崩れが考えられた。そのため、closed kinetic chain での下肢・下部体幹筋力増強、立位肢位重心移動訓練、鏡による立位肢位アライメント矯正を施行した。下部体幹・下肢筋力増強に伴い、体幹固定作用・骨盤固定作用の改善、鏡による立位肢位アライメント矯正により、立位姿勢が正中化し、30 秒以上安定して立位保持が可能となった。そして、立位肢位の改善に伴い、下位更衣動作時（尿とりパッド交換）に一部介助を要していたが、立位肢位での下位更衣動作獲得によって、下位更衣動作自立レベルに至っている。

> **レポート作成者からのコメント**
>
> ● **全体考察には何を書くか**
> 　治療プログラムを行った結果、患者様がどのように変化し、どの動作が改善したか記載します。患者様の動作が改善した場合、実習指導者から指導を受けたのは、解剖学的・生理学的・運動学的に考えて、どのような身体構造の変化において改善したかを仮説として記載するように、ということでした。そして改善しなかった場合は、なぜ改善しなかったかも、解剖学的・生理学的・運動学的に考えることで、次の治療プログラムの選定となります。
> 　なお、全体考察には予後予測も記入しますので、専門職としての知識と先人の文献から、患者様に当てはめて推測、考察するようにしてください。

> 以下、省略。Webデータを参照ください。

Ⅸ．終わりに

　約 7 週間を通して本症例を担当させていただき、大腿骨転子部骨折の問題点の多さと、高齢者に対する治療プログラムの多様さ、重要度の見極め、新たな問題点の発生や回復の速度を実感できました。

　最後に、私の知識や技術不足のため、担当させていただいた本症例

患者様にご迷惑をお掛けしたことをお詫びするとともに、ご協力いただいたことに大変感謝いたします。そして、リハビリ時間を割いて指導・助言してくださった○○先生をはじめ、リハビリテーション科の先生方に心から感謝申し上げます。今回の実習で学ばせていただいたことを再度勉強し、来年からの臨床で活かせるよう日々努力していこうと思います。

X. 参考文献・引用文献

1. 中村隆一他：基礎運動学　第6版．医歯薬出版，2003年．
2. 奈良勲他：理学療法　検査・測定ガイド．文光堂，2009年．
3. 石井慎一郎：動作分析臨床活用講座，メジカルビュー社，2013年．
4. キルステン・ゲッツ＝ノイマン（月城慶一他訳）：観察による歩行分析．医学書院，2005年．
5. 富士武史監修：整形外科疾患の理学療法　第2版．金原出版，2006年．
6. 島田洋一他：リハ実践テクニック　骨・関節疾患の理学療法．メジカルビュー社，2010年．
7. 林泰史：大腿骨頸部骨折後のリハビリテーション．真興交易医書出版部，2009年．
8. 辛島修二：脳卒中片麻痺患者の筋緊張と関節可動域に対する治療の効果判定．理学療法，15（7）：527-531，1998．

●**この実習で、実習指導者から指導されたことをまとめます**　　レポート作成者からのコメント

　この実習全体を通して、実習指導者からいただいた言葉を列挙します。
* 病前の生活スタイルや家屋構造を正確に把握することで、生活場面を想定したゴール設定が可能になる。
* 理学療法士は医療従事者であるが、サービス業でもある。患者様を敬う気持ちを表現することに意識を向けよう。
* 評価・治療時の動作確認は言葉よりも動作で表現すると、患者様の理解が円滑になる場合もある。
* 評価・治療時であっても、常に患者様の表情や態度に目を配ろう。
* 評価・治療時に、患者様に触れる手の置き方や位置に注意を払おう。
* 治療中は、自分の立ち位置や転倒対策に十分に配慮しよう。
* 治療中に患者様だけに集中すると、周りの環境に気を払えなくなってしまい事故を引き起こしてしまうため、周りの環境にも注意を払おう。
* 治療プログラムの目的をしっかりと意識し、曖昧に行わないようにしよう。
* 1つの治療プログラムに、3つ以上の目的または意義を持たせられるようにしよう。
* 患者様とのコミュニケーションは5W1Hを心がけ、開かれた質問の形をとろう。
* 介護施設の種類と特性について知っておこう。
* 病院、施設によってはSOAPで記載するケースもあるので、知っておくと便利。
* 動作観察は、自分で患者様の動作がトレースできるようにしよう。トレースできれば、問題点の把握がスムーズになる。
* レポート上での注意点
    ①話し言葉ではなく専門用語を正しく使用しよう。
    ②誤字脱字は絶対にダメ。
    ③その患者様を知らない人が読んでも、どういう方で、どんな状態なのかが理解できるように書く努力をしよう。
* 文章表現は簡潔に。相手に物事が伝わりやすい記載を心がけよう。

［レジュメ］

※本来レジュメは「A3用紙1枚」に仕上げていくのが通例ですが、本書では紙面の関係上3ページになっています。

右大腿骨転子部骨折によりγ-nail を施行した 90 歳代の女性 —— グループホーム復帰に向けて日常生活動作の自立レベル獲得を目指して

実習：○○病院、実習指導者：○○先生、実習期間：○年○月○日〜○月○日、○○学校理学療法学科 4 年　○○○○

I. はじめに

今回、転倒により右大腿骨転子部骨折を呈した患者様の理学療法評価・問題点の抽出・治療プログラムの立案を行う機会を得たのでここに報告する。

II. 基本情報

【性別】女性【年齢】90 歳代【利き手】右利き【身長】147.0 cm
【体重】59.0 kg【BMI】27.5［肥満］【経済】年金【保険】医療保険、介護保険【介護度】要介護 2【主訴】手術した右脚が、動かしていなくても痛い【Hope】しっかりと歩けるようになりたい【Need】歩行補助具を利用した ADL 動作自立

III. 医学的情報

【診断名】大腿骨転子部骨折【発症日】入院当日
【入院日】3 月下旬【既往歴】○年 2 月○日 髄膜腫 ope［後遺症なし］【現病歴】早朝、自室からトイレに向かう途中、滑って転倒し受傷。その後スタッフに発見され当院に受診し、手術目的で入院。
＊手術日：入院翌日　＊手術翌日：リハビリ開始
＊手術後 1 週間：身体状況安定し ADL 向上目的に回復期病棟へ
＊手術後 2 週間：理学療法評価介入
【服薬情報】ルプラック®（利尿薬）、アムロジン®（降圧剤）
【画像所見（右側）】Evans 分類 type 1 group 2 術式：ORIF（γ-nail）

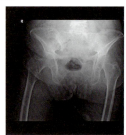 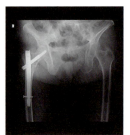

IV. 他部門情報

Dr：術後経過は良好である。
Nrs：病棟での日常生活動作は自立レベルで、トイレ動作は夜間のみ不穏症状強いため、大き目のパッドで対応している。

V. 社会的情報

家族構成：［夫、長男：死去］［長女］［次男］［孫娘：キーパーソン］
【病前 ADL】基本的動作自立レベル、移動はシルバーカーを使用し、入浴は中等度介助レベルであった。日中の活動性は高く、レクリエーションに積極的に参加していた。
【病棟内 ADL（初期）】基本動作中等度介助レベルで、移動は車いす介助レベルであった。日常生活動作も中等度介助レベルであった。

VI. 理学療法評価

①全体像

初期：術後 13 日〜17 日目	最終：術後 47 日〜49 日目
発語はしっかりと喋るが、質問は大きめの声でしないと聞き直す。コミュニケーションは良好だが、不穏症状を認めることもあった。日中は疼痛により、臥床傾向であった。	リハビリにて色塗り、また、相撲の話をすることで、日中の不穏症状が改善したが夜間は不穏症状がある。大腿部の炎症反応が軽減し、疼痛が緩和すると、座位でいることが多くなった。

②全身状態

【血圧・脈拍・SpO₂（訓練前平均値）】（初期→最終：平均値）

152/86 mmHg 脈拍 83 98%	127/69 mmHg 脈拍 68 97%

③疼痛検査（初期：術後 13 日目→最終：術後 47 日〜50 日目）

部位	種類	質	程度
右大転子部	安静時、荷重時痛	鋭痛	NRS8→0
右鼠径部	運動時痛（収縮・伸張時）	鈍痛	NRS2→0
右大腿内側	運動時痛（収縮・伸張時）	鈍痛	NRS1→1
右大腿外側	運動時痛（収縮・伸張時）	鋭痛	NRS2→0
腰背部	運動時痛（収縮・伸張時）	鈍痛	NRS5→2

④感覚検査（初期：術後 16 日目→最終：術後 47 日目）

深部：左右膝関節、足関節【鈍麻→正常】
表在：左右足底感覚【鈍麻→正常】

⑤関節可動域検査（初期：術後16日目→最終：術後47日目）P：疼痛

部位	運動	R (active/passive)	L (active/passive)
股関節	屈曲	100（P）/100→120/125	120/130→125/130
	伸展	-10（P）/-5（P）→-5/-5	-5/-5→-5/-5
膝関節	伸展	-20/-20→-10/-10	-10/-10→-10/-10
足関節	背屈	10/10→10/10	10/10→10/10

⑥徒手筋力検査（初期：術後17日目→最終：術後47日目）P：疼痛

部位	作用筋	R	L
股関節	腸腰筋	2（P）→4	4→5
	縫工筋	2（P）→3	4→4
	大殿筋	2→3[*1]	3→3[*1]
	中殿筋	2→3	3→4
	大腿筋膜張筋	2→3	3→4
	内転筋群	3→4	3→4
	深層外旋六筋	3→4	3→4
膝関節	ハムストリングス	4→5	4→5
	大腿四頭筋	4→5	4→5
足関節	長・短母趾屈筋	2→3	3→4
体幹	腹直筋	3→5	
	腹斜筋	3→5	3→5

＊1：側臥位にて検査したため、3 以上

⑦バランス検査

1) 外乱応答：立ち直り反応【±→＋】ステッピング【±→＋】
2) functional reach（前方）
　【R：8.5 cm → 13.5 cm】
　【L：14.5 cm → 16.0 cm】
3) 荷重検査
　【R：23.0 kg → 27.0 kg】
　【L：35.4 kg → 30.0 kg】

⑧姿勢・アライメント観察（初期：術後 15〜17 日目→最終：術後 50 日目）

【立位肢位】

サークル支持	フリーハンド
頭頸部：屈曲位	頭頸部：正中位
体幹：前傾位	体幹：軽度前傾位
股関節：屈曲位	股関節：軽度屈曲位
膝関節：屈曲位	膝関節：軽度屈曲位

⑨動作観察【移乗動作：ベッド端座位から車いす／いす】

初期（術後17日目）、中等度介助レベル、所要時間30秒

発語はしっかりと喋るが、質問は大きめの声でしないと聞き直す。コミュニケーションは良好だが、不穏症状を認めることもあった。日中は疼痛により、臥床傾向であった。

最終（術後49日目）、自立レベル（手すり使用）、5秒

坐骨座りで、目線前方のまま、臀部を軽度前方へ移動し、膝関節を屈曲させ、足部を後方に引く。続いて、体幹を屈曲し、重心を前方へ移動させると同時に、両上肢でベッド面をプッシュアップし、離殿となる。離殿後は、足部の支持基底面内に重心を移動させ、立位肢位となり、手すりを把持しながら、体幹と骨盤を左回旋し、着座する。

⑩歩行分析（最終：術後50日目）

1）6分間歩行（シルバーカー）

総距離	予測値	予測値割合	休憩
176.5 m	409.3 m	43%	なし

2）timed up and go（シルバーカー）：【18.75秒、左回り】

⑪歩行観察（初期：術後20日目→最終：術後50日目）

サークル歩行	シルバーカー歩行
全周期にわたり頭部・体幹が屈曲し目線が下方である。ICは、背屈が見られず、足底全体で接地し、LR〜Tstにかけて、右肩甲帯下制・右骨盤下制し、体幹動揺が著明で、デュシェンヌ歩行となる。右側立脚期は、股関節屈曲位で支持性が弱いため、左下肢の遊脚が不十分となり、床面とのクリアランスも狭い。	全周期にわたり、頭部・体幹が軽度伸展位となり、目線が前方となった。ICでは、足関節の背屈が出現し、踵接地となり、LR〜Tstにかけては、デュシェンヌ歩行は消失した。下肢筋力向上に伴い、支持性が改善し、右側立脚期の時間が延長したため、左側の遊脚がスムーズになった。背屈可動域が向上し、床面とのクリアランスが拡大した。

⑫機能的自立度評価法（FIM）

（初期：術後20日目→最終：術後50日目）

初期：76点、減点項目（整容、清拭、排尿、移乗、入浴、階段、記憶、問題解決）

最終：95点、減点項目（清拭、入浴、階段、記憶、問題解決）

VII．問題点抽出

（初期：術後20日目→最終：術後50日目）

positive（P）、negative（N）

[心身機能・身体構造]	[心身機能・身体構造]
(N) 1 右下肢・左腰部疼痛	(N) 1 左右股関節伸展制限
(N) 2 左右股関節可動域制限	(N) 2 左右膝関節伸展制限
(N) 3 左右膝関節可動域制限	(N) 3 右下肢支持性低下
(N) 4 左右体幹側屈可動域制限	(N) 4 バランス能力低下
(N) 5 運動覚・位置覚軽度鈍麻	(P) 右下肢・腰背部疼痛緩和
(N) 6 体幹・下肢筋力低下	(P) 理解・表出可能
(N) 7 バランス能力低下	
(N) 8 荷重不均衡	
(P) 理解・表出可能	

[活動]	[活動]
(N) 9 歩行能力低下	(N) 5 歩行開始時歩容不安定
(N) 10 歩容不安定	(N) 6 再転倒リスク
(N) 11 基本動作[介助レベル]	(P) 病棟内基本動作自立レベル
(N) 12 ADL動作[介助レベル]	(P) 病棟内日常生活動作自立レベル
(N) 13 転倒リスク	
(P) 食事動作自立	

[参加]	[参加]
(N) 14 レクへの参加	(N) 7 屋外散歩
(N) 15 カーテン開け	(P) レクへの参加
(N) 16 屋外散歩	(P) カーテン開け

[個人]	[個人]
(N) 17 肥満	(N) 8 肥満
(N) 18 高齢	(N) 9 高齢
(P) リハビリの参加意欲高い	(P) リハビリへの参加意欲高い

[環境]	[環境]
(P) 廊下の幅、トイレの幅が広い	(P) 廊下の幅、トイレの幅が広い
(N) ギャッチアップないベッド	(P) 孫が近くに住んでいる

VIII．ゴール設定

短期目標：グループホーム復帰を想定した病棟内ADL改善	長期目標：グループホームの日常生活動作自立レベル
①疼痛緩和・消失	⑥100mシルバーカー歩行自立
②座位肢位改善	⑦入浴動作見守りレベル
③立位保持能力向上	⑧カーテン開閉動作獲得
④病棟基本動作自立レベル	⑨再転倒対策バランス能力向上
⑤病棟ADL見守りレベル	⑩伝い歩き歩行3m獲得

最終目標：グループホーム内のQOL向上［屋外散歩］［旅行］

IX．治療プログラム

プログラム内容	4/8〜4/15	4/15〜4/22	4/22〜4/29	4/29〜5/6	5/6〜5/13
リラクゼーション	→	→	→		
ROM-ex	→	→	→	→	→
下肢MSE（OKC）	→	→	→	→	→
下肢MSE（CKC）		→	→	→	→
体幹MSE		→	→		
バランス訓練		→	→	→	→
歩行訓練		→	→	→	→
ADL訓練		→	→	→	→

X．全体考察

本症例は3月下旬にグループホーム（以下GH）で転倒し、同日に大腿骨転子部骨折と診断され、手術目的で入院となる。入院翌日に手術（γ-nail）を施行し、手術翌日より一般病棟でリハビリを開始した。初期の治療プログラムは、早期離床を目的に、ROM-ex、リラクゼーション、MSEを施行した。手術後1週で状態が安定したため、ADL向上を目的に回復期病棟へ転棟し、手術後2週より介入現在に至る。本症例の主訴は「手術した右脚が安静時でも痛い」Hopeは「しっかりと歩けるようになりたい」方向性はご本人、ご家族の要望として「GHに戻りたい」とのことである。現在、ADL自立レベルで、ご家族の要望を配慮し、GHへの復帰が望ましいと考えた。GHの復帰条件は、起居動作・立ち上がり動作・更衣動作・トイレ動作・移動動作が自立レベルで、入浴動作が一部介助レベルである。そのため、長期目標を日常生活動作自立レベルとし、⑥100mシルバーカー歩行能力獲得、⑦入浴動作獲得、⑧カーテン開閉動作獲得、⑨再転倒対策バランス能力向上、⑩伝い歩き歩行3m獲得を目標に訓練を開始した。

また『大腿骨頸部／転子部骨折診療ガイドライン』で、再転倒により再骨折リスクが高いと示唆されているため、再転倒対策を課題とした。

目標達成のために、短期目標を下記のように設定した。①疼痛緩和は、右下肢の疼痛、左腰背部の疼痛により筋出力の低下、可動域制限となっていると考え、炎症に伴うものは寒冷療法、浮腫が起因なものは、下肢の挙上や ROM-ex、リンパドレナージ、筋緊張によるものは、リラクゼーション、ストレッチング、寒冷療法、ROM-ex を施行し、疼痛が緩和した。②座位肢位改善は、腹筋群の筋力低下により円背姿勢となり、骨盤後傾位で、腰部の前弯が減少、胸椎の後弯が増強していると考え、腹式呼吸を意識した棒運動で下部体幹筋力増強、エアスタビライザーを用いた座位バランストレーニング、鏡を用いた座位肢位アライメント矯正を施行し、体幹固定作用の向上に伴って、四肢の運動性が改善し、清拭動作全介助レベルから自立レベルに至っている。③立位保持能力向上は、下肢の筋力低下、内外転筋の不均衡、体幹筋力低下やバランス能力低下、立位肢位アライメントの崩れによって、立位保持が困難であったため、closed kinetic chain での下肢・下部体幹筋力増強、立位肢位重心移動訓練を施行し、立位保持能力が向上した。下位更衣動作時に一部介助を要していたが、現在は自立レベルに至っている。

④病棟内立ち上がり動作は、円背で骨盤はやや後傾位となり、後方重心のまま離殿となる。また、立ち上がる際に、足部の支持基底面内に重心を移動させることができず、前方への重心移動に軽度介助を要していた。そのため、重心移動時の恐怖感を取り除くため、反復練習と筋力増強を行ったところ、離殿からの伸展に必要な抗重力筋が増強し、現在は 40 cm 台から、安定した立ち上がり動作が行える。⑤病棟内サークル歩行見守りレベルは、右側下肢の支持性・筋力が低下しているため、サークル歩行器を使用した。歩容は、歩行全周期にわたり、体幹屈曲位で、相対的に軽度頸部屈曲位となり、目線が下方となる。IC～LR では右側前脛骨筋力低下、骨盤周囲筋力低下による骨盤の安定性低下、足部可動域制限により足底接地で、LR～Tst では右骨盤の、軽度下制が出現し、右側の立脚期が短くなり、左側の遊脚が不十分となる。そのため、歩行訓練を前方目線や踵接地、右側荷重の指示を促して施行した。体幹固定作用、骨盤安定性が向上し、ふらつきや体幹動揺が軽減したため、病棟内見守りレベルとなったが、トイレ動作やエレベーター移動時に幅をとり、実用性が低いためシルバーカー歩行器の獲得が必要であると考えた。

長期目標の日常生活動作自立レベルは、短期目標によって見守り～自立レベルであるため、基本動作反復練習や歩行応用動作を施行することで、自立レベルに至ると考えた。100 m シルバーカー歩行自立レベルは、家屋調査により自室から浴室まで、約 70 m あるため、100 m の歩行能力が必要であると考えた。シルバーカー歩行開始時は、右側下肢支持性、筋力が低下しているため、IC は足底接地で、LR～Tst にデュシェンヌ歩行を認めた。また、歩行開始時に筋出力が低下しているため、ふらつきや体幹動揺が著明であった。そのため、ROM-ex、CKC での下肢筋力増強、バランス訓練、足底筋膜リリースを施行し、IC は踵接地となり、LR～Tst では、骨盤固定作用が向上しデュシェンヌ歩行が消失した。しかし、歩行開始時のふらつきは、軽度みられるため、歩行開始時に右下肢支持性の意識づけと、自主トレーニングとして、足関節底背屈運動と、足趾屈筋増強訓練を施行している。また、6 分間歩行練習を施行し、休憩なしに 176.5 m 歩行することが可能となった。

入浴動作見守りレベルは、家屋調査の結果、半埋め込み式浴槽で、浴槽の高さが 45 cm あるため、45 cm 台のまたぎ動作の獲得、そして脱衣所から浴槽まで 3 m あるため、3 m の伝い歩きの獲得が必要であると考えた。ADL 訓練を施行したところ、またぎ動作と伝い歩き 3 m は安定して行えるため、入浴動作に支障はないと考えた。カーテン開閉は、家屋調査により、カーテンが床から 90 cm にあるが、リハ室の廊下のカーテンで実際に動作を検証した結果スムーズに施行することができたため、カーテン開閉は獲得できたと考えた。

最終目標の屋外散歩は、実際に病院の外を歩行したところ、段差や不整地に対し、歩行速度や歩容を環境に合わせることは可能だが、ふらつきを軽度認め、転倒リスクがある。そのため施設復帰後は、介護職員見守りのもと屋外歩行することで、転倒リスクが軽減し、安全に屋外歩行が可能であると考える。

予後として、年齢が高齢であるため、GH 復帰後、活動量が低くなることが示唆される。そのため、日常生活での全身持久力向上を期待して、自主訓練も行っていく必要があると考える。また、転倒に対しては、退院前に生活指導や転倒予防について十分に説明するが、本症例では認知機能の低下を認めるため、説明文や介護職員への指導が必要であると考える。

レポート2

左変形性膝関節症を呈し、左人工膝関節置換術が施された症例

移動能力の再獲得による参加拡大を試みて

レポート提供：川﨑紘四郎さん

■ **著者たちがこれを「優れているレポート」として選んだ理由**
◎各評価に対してアセスメントがきちんと述べられている。
◎関節可動域検査、徒手筋力検査などの各テストが見やすい表になっており、初期と最終評価での改善の有無が確認できる。
◎バランス検査ではカットオフ値等のエビデンス記載もあり、よく勉強していると感じる。
◎各評価のアセスメントでは解剖学・生理学などの知識が述べられており、根拠を踏まえて書こうとしていることがわかる。
◎ゴール設定で、達成したかどうかが○×で見られるように工夫され、達成の日付も書いてあるのでわかりやすい。
◎患者さんのニード、主訴がしっかりと入っている。
◎考察では、目標達成のために必要な要素、問題となる原因、治療プログラムにより改善したことなどが簡潔に述べられており、患者さんの退院後の生活についても調べられている。随所において患者さんのことをしっかりと考えていることがわかるレポートである。

● **患者様とどのように出会ったのか**　　　　　　　　　　レポート作成者からのコメント

　病室で実習指導者の先生に同席していただき、担当する患者様にご挨拶しました。社交的で明るい雰囲気の方で、旅行や絵葉書のことなど、趣味の話をしました。お住まいが私と所縁(ゆかり)のある場所であったため、共通の話題もありました。
　「今はとにかく膝が痛い」「早く良くなって、遊びに出かけたい」という訴えがあり、詳しく話を聞きました。病前は近隣との付き合いも多く、地域で催されている「歩く会」（バスで観光地を訪れ、ハイキングをする）に参加していたとおっしゃいます。しかし当時から膝の痛みは続いており、ハイキングでは、同行する友人の歩くペースについていくのが大変だったというエピソードが語られました。
　こうした会話のなかで、この患者様は活動的な性格であり、自宅復帰後は「歩く会」や旅行への参加を希望していることがわかりました。私は、リハビリを考えていくにあたり、日常生活だけでなく「旅行への参加」も加味して自宅復帰できるように、目標設定をしようと考えました。

I. はじめに

　今回、左変形性膝関節症を呈し、左人工膝関節置換術が行われた70歳代の女性を評価させていただく機会を得た。本人は活動的な生活であり、病前は地域で催されている「歩く会」などに参加していた。退院後は、自宅管理のため2階へ行く必要があり、旅行へ行きたいなど本人の希望もあるため、応用歩行を視野に入れた独歩による歩行能力の再獲得を目標にしていきたい。

Ⅱ. 基礎情報

A. 基本情報

【氏名】○○様　【年齢】70歳代　【性別】女性　【主訴】初期：夜に膝が痛い、最終：膝が重い　【Hope】旅行へ行きたい
【家族Hope】自宅復帰して、病前と同じ生活をしてほしい
【Need】初期：疼痛軽減、独歩による歩行能力、階段昇降獲得、最終：歩行耐久性向上

B. 医学的情報

【診断名・障害名】
　左変形性膝関節症を呈し、全人工膝関節置換術施行（○年○月○日）。右膝にも変形がみられるが、保存療法にて対応。

【画像所見】

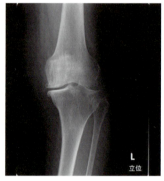 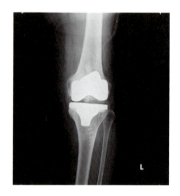

【Grade分類】Ⅱ～Ⅲ
【既往歴】痔（手術）、間質性肺炎（漢方薬処方）、左白内障（老眼あり）、アレルギー：サバ

【現病歴】
　本症例は、○年頃より膝の痛みがあったが、「歩く会」に参加するなど活動的に過ごしていた。2年くらい前より、夜間、入眠中も痛みが出現し、近隣の病院で関節注射を2週間に一度施行していたが、知人より当院の医師を紹介され、当外来を受診して手術目的で入院。
　9月初旬に左全人工膝関節置換術が施行され、翌日よりリハビリ開始。その後、入院15病日目から回復期病棟へ移動して現在に至る。

【血液検査データ】

総蛋白質（以下TP）	6.8 g/dL	6.7～8.3 g/dL
アルブミン（以下ALB）	3.0 g/dL	3.8～5.3 g/dL
CRP	5.91 mg/dL	0.30 mg/dL
ヘモグロビン（以下Hb）	10.4 g/dL	12.0～16.0 g/dL
ヘマトクリット（以下Ht）	31.0%	37.0～47.0%

血液検査データからのアセスメント
　TP減少の原因として、手術侵襲で組織が損傷し、代謝変動による蛋白異化亢進を引き起こし、低蛋白血症となっていることが推測される。そのため、筋委縮が示唆される。
　術後の炎症は48時間をピークに上昇し、約5日で正常値に戻るとされているため、CRPの推移を観察していく必要がある。
　Hb、Ht低下は、間質性肺炎の既往があることから、肺機能が落ちており酸素運搬能力の低下が示唆される。リスク管理としてリハビリ時にはSpO$_2$の確認をしていきたい。

【投薬状況】

薬剤名	主作用	副作用
ロキソニン錠®60 mg	・関節リウマチ・変形性関節症 ・手術後や外傷後鎮痛・消炎 ・急性上気道炎の解熱・鎮痛	・消化器（胃部不快感、腹痛、悪心・嘔吐、食欲不振） ・その他（浮腫・むくみ、発疹、蕁麻疹、眠気、発熱、そう痒感）

薬剤名	主作用	副作用
ユベラN®カプセル(100)	・末梢血管障害に伴う高脂血症	・消化器（食欲不振、悪心、嘔吐、下痢）

薬剤名	主作用	副作用
ツムラ麦門冬湯エキス顆粒®	・痰の切れにくい咳 ・気管支炎、気管支喘息	・間質性肺炎 ・偽アルドステロン症 ・ミオパシー ・肝機能障害

薬剤名	主作用	副作用
ビタメジン®配合カプセル B25	・ビタミン補給（B_1・B_6・B_{12}） 外科的侵襲後による補給	・過敏症（発疹、そう痒感） ・消化器（食欲不振、悪心・嘔吐、下痢）

薬剤名	主作用	副作用
ツムラ清肺湯エキス顆粒®	・痰の多く出る咳	・間質性肺炎 ・偽アルドステロン症 ・ミオパシー ・肝機能障害

【他部門情報】

医師

　左下肢アライメントは改善されているため、荷重側として反対側の負荷を担える耐用性を確保していきたい。右側の変形は重度ではない（Grade I）ため、手術予定なし。下肢の筋力向上と自宅復帰後に能力維持ができるようにリハビリを進めてもらいたい。術後当初、血液データでCRPが高かったが現在は問題ない。

看護師

　病棟内ADLは自立しており、看護方針としては転倒に注意していきたい。口内炎があり普通食から粥食へ変更、その後、軟食へと変更。排泄回数はお小水8回（夜間2〜3回）で便秘気味。

ソーシャルワーカー

　病前の生活は独居で、生活は全て自立していた。近隣の友人との付き合いも多く、1か月に2回バスで旅行へ行き、週1回以上はお茶会へ参加していた。

　家屋状況は、トイレは洋式、浴槽は高く段差あり。屋外からの出入りは、裏口を使用していた。現在、家屋調査を検討中。

　今後は介護保険申請を行い、福祉用具の購入サービスが利用できるようにしていく予定。なお、ヘルパーやデイケアの利用予定は検討していない。退院後に要介護認定調査を予定しているため、介護保険認定は出ていない。

C. 社会的情報

【キーパーソン】 長男
【保険の種類】 医療保険
【介護保険】 利用なし
【元職業】 主婦業
【病前生活】 独居、独歩にて自立
【趣味】 旅行
【嗜好品】 なし

【家族構成】

◎：本人
○：女性
□：男性

> **レポート作成者からのコメント**
>
> ● **家屋状況に関して、実習指導者からアドバイスされたこと**
>
> 家屋状況を想定したADL動作を実際に行ってもらい、検証するようにと実習指導者からアドバイスをもらいました。そこでそれを検証した結果から、この環境調整の提案を考えました。

【家屋状況】

居室にて、床へのしゃがみ込み動作時、右膝関節過屈曲・過回旋を伴っており、姿勢変換が困難であった。そのため、高さ20cmの椅子を使用した動作を指導した。また、人工関節の摩耗による感染リスクを踏まえて、床上動作をなるべく避けるように促した。

浴室は、外浴槽31cm、内浴槽60cmと高さがあった。現状の能力でまたぎ動作、座位保持は問題がなかった。しかし、風呂場は転倒リスクが最も高い場所であるため、安全性を考慮して手すり、浴槽台、シャワーチェアの使用を提案した。

階段は14段（9段目まで手すりあり）、傾斜は40°、段差25cmであった。動作を遂行することは可能であるが、降段時に左側へ動揺があり足元も暗いため、転倒リスクが高い。そのため、退院後は使用をなるべく避けるように促し、利用時にはT字杖を使用するように指導した。また、段鼻に蛍光シール、滑り止めを貼ることを提案した。

洗濯物を干すには、縁側の高さが43cmであるため、出入りは困難であった。そのため、勝手口から出入りすること、物干しを縁側付近に移動することを提案した。

上記内容を踏まえて、家屋調査（術後30日目に実施）にて状況を確認したが、問題はなかった。

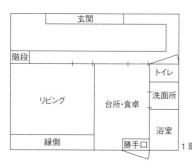

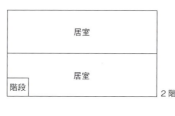

III. 理学療法評価

1. 全体像

初期：術後17〜22日目

移動は、病棟内日中T字杖自立、夜間サークル歩行器自立。現状、リハビリ室までT字杖にて移動することが可能。

痛みの訴えが強く、リハビリ中も防御性収縮がみられる。

性格は明るく活動的で、コミュニケーションも良好である。リハビリにも積極的で退院後に日帰り旅行へ行くのを目標にしている。

最終：術後50〜53日目

移動は、病棟内T字杖自立。屋外歩行では、独歩にて約1.6kmま

で歩行可能。

　痛みの訴えはなくなったが、左膝周囲の倦怠感を訴えている。疼痛は軽減傾向で、左膝可動域は確保できている。

　退院後の生活を楽しみにしており、友人と1泊旅行を計画している。

2. バイタルサイン

初期評価：術後17～22日目

検査日時		術後17日	術後18日	術後19日	術後20日	術後21日	術後22日
評価前	血圧(mmHg)	109/84	120/72	136/70	117/64	129/74	116/93
	脈拍(回/min)	89	93	89	89	86	93
評価後	血圧(mmHg)	136/80	124/69	139/74	115/64	126/68	112/76
	脈拍(回/min)	85	85	83	90	82	96
	SpO₂(%)	98	96	95	96	98	98
Borg Scale	全身持久力	未測定	1	1	2	4～3	2
	下肢持久力	未測定	1	1	2～3	3	2

最終評価：術後50～53日目

検査日時		術後50日	術後51日	術後52日
評価前	血圧(mmHg)	132/76	122/78	117/60
	脈拍(回/min)	89	88	88
評価後	血圧(mmHg)	135/72	131/71	122/74
	脈拍(回/min)	85	85	87
	SpO₂(%)	98	97	95
Borg Scale	全身持久力	2	2	2
	下肢持久力	1	1	1

> **レポート作成者からのコメント**
>
> ● **バイタルサインを経時的に記した理由**
>
> 　バイタルサインを簡略化して、平均値のみを記載してしまうことがあると思います。しかし平均値だけでは、平素のバイタルサインの数値がわかるだけで、数値の変化から読み取れる徴候や身体負荷を見落としてしまいます。
>
> 　そのため、私は日数を経ての変化がわかるような形式で記録するのが好ましいと考え、このような形にしました。

3. 疼痛検査

初期：術後17日目

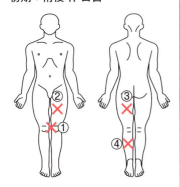

①左膝周囲前面から内側（NRS7）
安静時痛、夜間痛あり
運動時痛なし
圧痛：鵞足
放散痛：あり
※痛みの質：鈍痛（熱・腫脹を伴う痛み）

最終：術後50日目

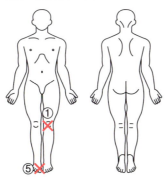

①左膝周囲前面から内側（NRS2）
安静時痛軽減、夜間痛なし
運動時痛なし
圧痛消失
放散痛消失
※痛みの質：こわばり（熱感軽度、腫脹消失）

②左大腿前面（NRS5）
安静時痛、夜間痛なし
運動時痛：膝屈曲時における伸張時痛、皮膚の伸張感あり
圧痛：大腿直筋、外側広筋、大腿筋膜張筋
※痛みの質：鈍痛（つっぱるような痛み）

③左大腿後面（NRS5）
安静時痛、夜間痛なし
運動時痛：膝関節伸展時に伸張時痛あり
圧痛：ハムストリングス
※痛みの質：鈍痛（つっぱるような痛み）

④左下腿後面（NRS5）
安静時痛、夜間痛なし
運動時痛：足関節背屈時に伸張時痛あり（膝関節伸展時）
圧痛：腓腹筋
※痛みの質：鈍痛（つっぱるような痛み）

②〜④疼痛消失

⑤左母趾爪先（NRS3）
安静時痛軽度、夜間痛なし
運動時痛なし
圧痛なし
※痛みの質：鋭痛（触れると痛い）
※術後34日目陥入爪 OPE

疼痛検査からのアセスメント

①膝周囲前面から内側の痛みは、術後31日時点で、安静時・夜間での痛みがNRS7からNRS4に減少した。要因として、急性炎症の経過が考えられる。しかし、それに反して熱感・腫脹には軽減がみられなかった。リーズニングの結果、リハビリ後、夜間に下肢の倦怠感があったことから、リラクゼーションによる筋線維・筋膜の損傷、過剰な寒冷が原因であると仮説を立てた。それに伴い、術後39日目にリラクゼーションを中止、術後40日目に寒冷療法を実施した結果、腫脹は改善した。なお、熱感は術後44日目から軽減傾向であることから、自主トレーニングによる持続的な筋の伸張の効果であると考える。

放散痛消失の要因としては、急性炎症の完了に伴い腫脹が軽減し、内転筋管周囲で伏在神経の絞扼障害が緩和されたためと考えられる。

②左大腿前面、③左大腿後面、④左下腿後面の痛み消失の要因は、リラクゼーションとROM-exにより、大腿直筋、外側広筋、大腿筋膜張筋、ハムストリングス、腓腹筋の過緊張が改善され、筋スパズムが消失したためと考えられる。

⑤左母趾爪先の痛みは、陥入爪術後の痛みであるため経過観察となったが、術後44日目にインソールを処方して軽減した。

> **レポート作成者からのコメント**
>
> ### ●痛みの評価のポイント
>
> 痛みの評価は、いつ、どんな時に、どのようにすると痛みが出るのかという再現性の評価をするのが重要であると思います。
>
> 質や程度に加えて時間軸を把握しなければ、原因の特定はできません。
>
> 私は、膝周囲の痛みが残存していたことに悩み、実習指導者に相談すると、「評価から仮説を立てて治療を見直してみるように」とのアドバイスをもらいました。そこで、ここに書いたような仮説を立て、39日目にリラクゼーションの治療を中止して再評価をする、という経過になりました。

4. 形態測定

初期：術後17日目
身長：141.5 cm
体重：43.8 kg　BMI：21.8
下肢長（単位はcm）

下肢長	右	左
棘下長	82	82
転子果長	69	69
大腿長	37	37
下腿長	32	32
臍下長	79	80

最終：術後50日目
身長：141.5 cm
体重：42.5 kg　BMI：21.2
下肢長（単位はcm）　■：改善

下肢長	右	左
棘下長	82	82
転子果長	69	69
大腿長	37	37
下腿長	32	32
臍下長	**80**	80

※臍下長測定は再評価項目として実施（術後32日目）

下肢周径（単位はcm）			
大腿周径		右	左
膝蓋骨上縁より 0 cm		34	36
膝蓋骨上縁より 5 cm		32	36
膝蓋骨上縁より 10 cm		35	35
膝蓋骨上縁より 15 cm		38	38
下腿周径		右	左
最大下腿周径		27	28
最小下腿周径		18	18

下肢周径（単位はcm） ■：改善			
大腿周径		右	左
膝蓋骨上縁より 0 cm		34	34
膝蓋骨上縁より 5 cm		33	33
膝蓋骨上縁より 10 cm		35	35
膝蓋骨上縁より 15 cm		38	38
下腿周径		右	左
最大下腿周径		27	27
最小下腿周径		18	18

形態測定からのアセスメント

「膝蓋骨上縁より 0 cm」周径に左右差がなくなったのは、急性炎症の経過によるものである。しかし、急性炎症の経過は約3～4週間であるため、炎症を助長していた要因があると考えられる。リーズニングの結果、リハビリ後、夜間に下肢の倦怠感があったことから、リラクゼーションによる筋線維・筋膜の損傷、過剰な寒冷が原因であると仮説を立てた。術後39日目にリラクゼーション中止、術後40日目に寒冷療法を施行し、痛み軽減に伴い、翌日から「膝蓋骨上縁より 0 cm」周径は 34 cm で左右差がなくなった。

「膝蓋骨上縁 5 cm」と「最大下腿周径」の左右差がなくなった要因としては、炎症軽減による腫脹消失が考えられる。右の「膝蓋骨上縁 5 cm」に 1 cm の増大があった理由としては、下肢筋力-ex の施行により内側広筋の筋力増強効果が得られたためと考える。

「臍下長」の左右差がなくなった要因として、骨盤下制-ex の施行により体幹軟部組織の短縮が改善されたことが考えられる。それに伴い、術後 36 日目時点で腰椎過伸展が改善したと思われる。

5．関節可動域検査形態測定（以下 ROM-T）

初期：術後 19 日目／最終：術後 50 日目

下肢 active/passive　　　■：改善　■：未改善

股関節

運動	関節可動域 右		関節可動域 左		制限因子
	初期	最終	初期	最終	
屈曲（125）	95/100	105/110	90/95	105/110	腸腰筋・大腿直筋の短縮
SLR（90）	60/65	85/90	45 P/50 P	85/90	ハムストリングスの短縮
伸展（15）	−10/−5	5/10	−10/−5	5/10	腸腰筋・大腿直筋の短縮
外転（45）	20/20	20/20	10/15	20/20	内転筋の筋短縮
内転（20）	15/20	20/20	10/15	20/20	大腿直筋の筋短縮
外旋（45）	25/25	25/25	25/25	25/25	
内旋（45）	10/15	15/15	0/5	15/15	大殿筋・関節包

> **レポート作成者からのコメント**
>
> ● **改善がひと目でわかる工夫をしました**
>
> 初回提出時は、色を付けるという工夫がなかったので、「初期評価と最終評価が変化したのか、一目ではわかりにくい」と指導者の先生から指摘されました。
>
> そこで、左の表のように、色を付けた部分は「改善」、グレーの部分は「未改善」として表記し、そのうえでこの結果に対する考察を記すようにしました。

股関節の可動域検査からのアセスメント

股関節屈曲・伸展制限が改善された要因として、リラクゼーション、ROM-ex の施行により、腸腰筋・大腿直筋の過緊張、筋短縮の軽減が考えられる。

SLR 制限が改善された要因として、リラクゼーション、ROM-ex の施行により、ハムストリングスの過緊張、筋短縮の軽減が考えられる。

股関節内旋制限が改善された要因として、リラクゼーション、ROM-ex の施行により、大殿筋の過緊張、筋短縮の軽減が考えられる。

骨盤下制-ex の施行により、体幹軟部組織の短縮が軽減し、術後 36 日目時点で腰椎過伸展が改善。立ち直り-ex（座位）の施行により、腹

部筋の筋出力が向上し、姿勢アライメントが正中化した結果、内転筋の筋短縮が軽減。以上のことから、股関節内転制限が改善されたと考えられる。

　股関節外旋ROM未改善に関しては、健側と比較すると可動域に差がない。そのため、関節構成体の形態的変化があるため、改善が見込めなかったと考える。

　これら、股関節ROMがADL動作に与える支障は少ないと考える。

膝関節　　　　　　　　　　　　　　　　　　　■：改善

運動	関節可動域 右		関節可動域 左		制限因子
	初期	最終	初期	最終	
屈曲(130)	130/130	130/130	110 P/115 P	130/130	※1
伸展(0)	−5/0	0/0	−10/−5	0/0	※2

※1 防御性収縮、皮膚拘縮、大腿直筋、外側広筋、大腿筋膜張筋、大殿筋、ハムストリングス、腓腹筋の過緊張・筋短縮
※2 ハムストリングスの過緊張、内側広筋筋力低下、膝蓋骨可動性低下

膝関節の可動域検査からのアセスメント

　まず、足関節・膝関節（OKC）、Quad Settingの施行により、筋ポンプ作用が働き、疼痛物質が除去されて防御性収縮が軽減。リラクゼーション、ROM-ex、腓骨 mobilization、ストレッチボードの施行により、皮膚拘縮、大腿直筋、外側広筋、大腿筋膜張筋、大殿筋、ハムストリングス、腓腹筋の過緊張・筋短縮が軽減。さらに、スクワット、Dyjoc-ex の施行により、下肢全体の機能的コントロールが向上。以上のことから、膝関節屈曲可動域制限が改善されたと考える。

　膝関節ROMがADL動作に与える影響として、床上動作、しゃがみ込み動作時の膝関節過屈曲に伴う制限および人工関節摩耗のリスクが示唆される。

足関節　　　　　　　　　　　　　　　　　　　■：改善

運動	関節可動域 右		関節可動域 左		制限因子
	初期	最終	初期	最終	
背屈(20)膝伸展位	0/5	10/20	−5/0 P	10/20	腓腹筋の筋短縮
膝屈曲位	10/15	15/20	5/10	15/20	ヒラメ筋の筋短縮
底屈(45)	45/45	45/45	45/45	45/45	

足関節の可動域検査からのアセスメント

　ROM-ex、ストレッチボードによる腓腹筋、ヒラメ筋の持続的伸張に加えて、足底筋膜リリースにより足底筋膜の柔軟性が向上し、足関節背屈可動域制限が改善されたと考える。

　これら、足関節ROMがADL動作に与える支障は少ないと考える。

体幹Active　初期→最終　　　　　　　　　　　■：改善

運動(参考可動域)	関節可動域 右	関節可動域 左	制限因子
屈曲(45)	40 → 40		
伸展(30)	−10 → 5		姿勢アライメント
回旋(40)	15 → 25	20 → 25	姿勢アライメント

体幹の可動域検査からのアセスメント

　骨盤下制-exの施行により、体幹軟部組織の短縮が改善。それに伴い、術後36日目時点で腰椎過伸展が改善。さらに、立ち直り-ex（座位）の施行により腹部筋の筋出力が向上し、姿勢アライメントが改善された。以上のことから、脊柱起立筋群、腹筋群の過緊張が軽減され、体幹伸展・回旋可動域が改善したと考える。

　これら、体幹ROMがADL動作に与える支障は、少ないと考える。

6. 徒手筋力検査

初期：術後 22 日目／最終：術後 52 日目
下肢
股関節　　　　　　　　　　　　　　　　■：改善　■：未改善

運動	右 初期	右 最終	左 初期	左 最終
屈曲	2	4	2	4
伸展	3	4	2	4
膝屈曲位で測定	2	4	2	4
外転	3	4	2	4
股関節屈曲位で測定	3	4	3	4
内転	3	4	3 P	4
外旋	3 P	4	4	4
内旋	3 P	4	4	4

①

股関節の徒手筋力検査からのアセスメント

　骨盤下制-ex の施行により姿勢アライメントが正中化、立ち直り-ex の施行により下部体幹の固定作用が得られ、上記①股関節周囲筋の筋出力が向上したと考える。さらに、Dyjoc-ex により体節の運動を再学習した影響が大きいことが考えられる。

　また、ブリッジ-ex、スクワット動作により体幹・下肢を連動させて使用することができるようになり、大腿四頭筋、大殿筋、ハムストリングスの筋出力が向上し、股関節屈曲・伸展筋力が向上したと考えられる。

　骨盤下制-ex は、中殿筋の遠心性収縮を意識して施行したため、中殿筋の随意的な収縮を促すことも目的の1つであった。そのため、股関節外転筋力向上の効果も得られたと考える。

　ブリッジ-ex、スクワット動作では膝にボールを挟んで内転筋の等尺性収縮を意識して行った。そのため、内転筋筋力向上効果が得られたことが考えられる。

　股関節内外旋筋力向上が未改善になった理由としては、十分なROM を確保できなかったことが考えられる。

　これら、股関節周囲筋筋力が ADL 動作に与える支障は、少ないと考える。

膝関節　　　　　　　　　　　　　　　　■：改善

運動	右 初期	右 最終	左 初期	左 最終
屈曲	3	4	3 P	4
伸展	4	4	4 P	4

※膝関節伸展に関して、内側広筋の収縮が向上したため筋力向上とした

膝関節徒手筋力検査からのアセスメント

　足関節・膝関節（OKC）、Quad Setting の施行により、筋ポンプ作用が働き、疼痛物質が除去されて防御性収縮が軽減した結果、随意的なハムストリングスの筋出力が向上したと考える。また、ROM-ex、ストレッチボードによる下肢後面筋の持続的伸張、Quad Setting よる内側広筋の筋出力向上、スクワット、Dyjoc-ex により、下肢全体の機能的コントロールが向上し、膝関節伸展筋力が向上したと考える。

　これら、膝関節周囲筋筋力が ADL 動作に与える支障は、少ないと考える。

足関節　　　　　　　　　　　　　　　　　　■：改善

背屈ならびに内返し	4	5	2	5
内返し	4	5	2	5
底屈ならびに外返し	4	5	3	5
底屈	2	5	2	5

足関節の徒手筋力検査からのアセスメント

　足関節背屈ならびに内返し・内返し・底屈ならびに外返しでは、Dyjoc-ex により、体節の運動を再学習した結果、膝関節屈曲・足関節底屈の代償を伴わずに関節運動が行えるようになり、筋出力が向上したと考える。また、足底感覚訓練、カーフレイズにて足部からの運動連鎖を促した効果が得られたことも考えられる。

　足関節底屈筋力向上は、足底感覚訓練、カーフレイズにて足部からの運動連鎖を促した効果が大きいと考えられる。

　これら、足関節筋力が ADL 動作に与える支障は少ないと考える。

体幹
初期→最終　　　　　　　　　　　　　　　　■：改善

運動	右	左	追記事項
屈曲	2→4		
伸展	2→4		
回旋	2→4	2→4	右回旋＜左回旋
骨盤挙上	3→4	2→4	

体幹の徒手筋力検査からのアセスメント

　骨盤下制-ex の施行により姿勢アライメントが正中化し、立ち直り-ex の施行により下部体幹の固定作用が得られ、体幹筋力が向上したことが考えられる。また、体幹 ROM 改善に伴い、体幹筋の筋出力が向上したと考える。

　これら、体幹筋力が ADL 動作に与える支障は、少ないと考える。

7. 整形外科的テスト

初期：術後 22 日目　　　　　　**最終：術後 50 日目**
＋陽性　－陰性　　　　　　　　　＋陽性　－陰性　　■：改善

Thomas Test	
右	左
＋	＋

SLR Test	
右	左
－	－

Ely Test	
右	左
－	－

Over Test	
右	左
＋	＋

Thomas Test	
右	左
－	－

SLR Test	
右	左
－	－

Ely Test	
右	左
－	－

Over Test	
右	左
－	－

整形外科的テストからのアセスメント

　Thomas Test、Over Test が陰性になった要因としては、リラクゼーション、ROM-ex により腸腰筋・大腿直筋・腸脛靱帯・大腿筋膜張筋の短縮が改善されたことが考えられる。なお、該当筋の過緊張は術後 31 日目、視診・触診により確認することができた。

8. 深部腱反射・病的反射

初期：術後 22 日目／最終：未実施
－消失　±減弱　＋正常　＃やや亢進　＃著明な亢進

反射	右	左
上腕二頭筋反射	＃	＃
上腕三頭筋反射	＃	＃
腕橈骨筋反射	＃	＃
円回内筋反射	＃	＃
膝蓋腱反射	＃	＃
内転筋腱反射	＃	＃
アキレス腱反射	＃	＃

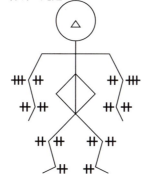

> **レポート作成者からのコメント**
>
> ● **深部腱反射・病的反射は裏付け調査です**
>
> この症例の状態から、異常が出る可能性が考えられる深部腱反射・病的反射を調べました。これらの異常がないことを示すことで、結果的に、自分が導き出そうとしているその後の評価の妥当性が高まります。

深部腱反射・病的反射からのアセスメント

伸張反射は筋の筋紡錘に由来する Ia 線維の活動が α 運動細胞を興奮させ、その筋自身の収縮を起こす反射活動である。

TKA 施行後には、手術による侵襲、膝蓋靱帯の伸張が反射機構に影響して、膝伸展不全を引き起こす可能性が報告されている。

本症例の場合、左右差もなく反射の減弱・消失もみられないため、反射機構は正常に機能していると言える。

9. 筋緊張検査

安静時に、背臥位、座位、立位での静止時筋緊張を視診・触診にて評価した。

背臥位　初期：術後 23 日目
過緊張：大腿直筋、外側広筋、大腿筋膜張筋、ハムストリングス、腓腹筋
低緊張：腹筋群

最終：術後 50 日目
過緊張：ハムストリングス、腓腹筋
低緊張：腹筋群
※過緊張が軽減している

  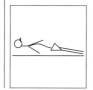

背臥位筋緊張検査からのアセスメント

リラクゼーション、ROM-ex の施行により、大腿直筋、外側広筋、大腿筋膜張筋の過緊張が消失し、ハムストリングス、腓腹筋の過緊張が軽減したことが考えられる。

骨盤下制-ex 施行により、体幹軟部組織の短縮が改善、術後 36 日目時点で腰椎過伸展が改善された。それに伴い、腹筋群の低緊張が軽減したことが考えられる。

座位

初期

過緊張：脊柱起立筋群、大腿直筋、外側広筋、大腿筋膜張筋、ハムストリングス、腓腹筋

低緊張：腹筋群

最終

過緊張：脊柱起立筋群、ハムストリングス、腓腹筋

低緊張：腹筋群

※過緊張は軽減している

座位の筋緊張検査からのアセスメント

　座位姿勢については、立ち直り-ex（座位）の施行により腹部筋の筋出力が向上し、姿勢アライメントが正中化した結果、脊柱起立筋群の過緊張が軽減したと考えられる。

立位

初期

過緊張：大殿筋、大腿直筋、外側広筋、大腿筋膜張筋、腓腹筋

低緊張：腹筋群

最終

過緊張：大腿直筋、腓腹筋

低緊張：腹筋群

※過緊張は軽減している

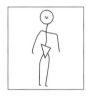

立位の筋緊張検査からのアセスメント

　骨盤下制-ex、立ち直り-ex（座位）の施行により、中殿筋、腹部筋の筋出力が向上し、姿勢アライメントが正中化した結果、大殿筋、外側広筋、大腿筋膜張筋の過緊張が軽減したと考えられる。また、スクワット、カーフレイズの施行による、身体重心位置の再学習、ボディイメージの向上による影響が大きいことが考えられる。

10．感覚検査（表在覚、深部覚）

　上肢・体幹の表在感覚は、スクリーニングにより左右差なし。
　触覚は、右側を10として、深部覚（位置覚）は正答数にて評価。

初期：術後23日目

触覚	右側/左側
大腿前面上部	10/4
大腿前面下部	10/5
下腿前面	10/5
足底前面	10/6
足底後面	10/5
足底内側	10/5
足底外側	10/5
痛覚	異常なし
位置覚	正答/回数
膝関節	5/5
運動覚	
足指	5/5

最終：術後52日目　　■：改善

触覚	右側/左側
大腿前面上部	10/8
大腿前面下部	10/8
下腿前面	10/8
足底前面	10/7
足底後面	10/7
足底内側	10/7
足底外側	10/6
痛覚	異常なし
位置覚	正答/回数
膝関節	5/5
運動覚	
足指	5/5

感覚検査からのアセスメント

　表在感覚の低下は手術侵襲による末梢神経の損傷が考えられる。末梢神経は1日1mm再生されると報告されていることから、表在感覚の改善がみられたと考える

　足底感覚向上の要因として、足底感覚入力の施行により感覚が向上、Dyjoc-exの施行により下肢全体の機能的なコントロールが向上し、荷重感覚が養われたためであると考えられる。

　現状、伏在神経膝蓋下枝や内側下腿皮枝の支配領域である膝内側や下腿部に感覚過敏が残存している。術後29日目以降「脚が重い」「何か気になる」という訴えが改善されなかった。この訴えの原因として、伏在神経損傷に伴い、侵害受容線維の物理的刺激に対する反応の閾値の低下が発生して感覚過敏を引き起こしていることが考えられる。

11. バランス機能検査

【立位保持検査】
初期：術後24日

開眼	30秒以上可能
閉眼	30秒以上可能

※ロンベルグ徴候（－）

立位保持検査からのアセスメント

　立位保持は安定しており、耐久性も確保されていた。そのため、最終評価は行わなかった。

【荷重検査】

初期：術後24日目

静止時立位		最大荷重	
右	左	右最大荷重	
17.0 kg	24.9 kg	右	左
		30.0 kg	11.9 kg
		左最大荷重	
		右	左
		15.7 kg	26.2 kg

体重 42.8 kg

最終：術後52日目

静止時立位		最大荷重	
右	左	右最大荷重	
21 kg	21.5 kg	右	左
		31.0 kg	10.5 kg
		左最大荷重	
		右	左
		13.5 kg	28.0 kg

体重 42.5 kg

荷重検査からのアセスメント

　骨盤下制-exの施行による姿勢アライメント正中化に伴い、静止時荷重が左右均等になったことが考えられる。また、スクワット、カーフレイズの施行により、身体重心位置を再学習してボディイメージが向上したことが考えられる。

　さらに、足底感覚入力訓練の施行で、足底部の荷重感覚が養われ、片脚立位訓練にて単脚支持での姿勢制御能力が向上し、最大荷重が向上したことが考えられる。

【片脚立位試験】

初期：術後24日目

右脚	4.6秒
左脚	2.4秒

最終：術後52日目

右脚	25.6秒
左脚	10.8秒

片脚立位検査からのアセスメント

　骨盤下制-exの施行による姿勢アライメント正中化により、身体重心が支持基底面内の中心位置に近くなり、バランス能力が向上したと考えられる。また、スクワット、カーフレイズの施行により、身体重心位置を再学習して、片脚立位訓練の施行にて単脚支持による姿勢制御能力が向上したことが考えられる。

左右差については、足底感覚鈍麻、足趾 ROM 制限、足趾屈筋力低下の問題が示唆される。これらに加えて、姿勢アライメントに伴うボディイメージの形成が困難となっているため、左片脚立位保持時間が目標達成に至らなかったことが考えられる。

【姿勢反射検査（座位）】

初期：術後 24 日目

＋陽性　−陰性　±鈍麻

検査	右	左	前方	後方
頸部立ち直り	＋	＋	＋	＋
体幹直り	±	±	＋	＋
外転反応	＋	＋	＋	＋
保護伸展反応	＋	＋	＋	＋

最終：術後 52 日目

＋陽性　−陰性　±鈍麻　■：改善

検査	右	左	前方	後方
頸部立ち直り	＋	＋	＋	＋
体幹直り	＋	＋	＋	＋
外転反応	＋	＋	＋	＋
保護伸展反応	＋	＋	＋	＋

姿勢反射検査（座位）からのアセスメント

骨盤下制-ex の施行による姿勢アライメント正中化、立ち直り-ex の施行により、坐骨支持での下部体幹姿勢制御能力が向上し、体幹での立ち直り反応が改善されたと考えられる。

【姿勢反射検査（立位）】

初期：術後 24 日目

＋陽性　−陰性　±鈍麻

検査	右	左	前方	後方
頸部立ち直り	＋	＋	＋	＋
体幹直り	±	±	＋	＋
外転反応	＋	＋	＋	＋
保護伸展反応	＋	＋	＋	＋

最終：術後 52 日目

＋陽性　−陰性　±鈍麻　■：改善

検査	右	左	前方	後方
頸部立ち直り	＋	＋	＋	＋
体幹直り	＋	＋	＋	＋
外転反応	＋	＋	＋	＋
保護伸展反応	＋	＋	＋	＋

姿勢反射検査（立位）からのアセスメント

骨盤下制-ex の施行により姿勢アライメント正中化、立ち直り-ex の施行により、坐骨支持での下部体幹姿勢制御能力が向上し、体幹での立ち直り反応が改善されたと考えられる。

これらに加えて、Dyjoc-ex 施行により、下肢全体の機能的なコントロールが向上し、スクワット、カーフレイズの施行により、足部からの運動連鎖を促した効果が得られたことが考えられる。

【Functional Reach Test】

初期：術後 24 日目

1 回目	19 cm
2 回目	23 cm
3 回目	26 cm
平均値	22.7 cm

最終：術後 52 日目　■：改善

1 回目	25.5 cm
2 回目	24 cm
3 回目	25.5 cm
平均値	25 cm

※姿勢制御は、上部体幹による姿勢制御から、足関節戦略による姿勢制御になっており、骨盤の回旋もみられるようになった。その結果、70〜97 歳の転倒リスクカットオフ値である 25 cm を満たすことができた。

Functional Reach Testからのアセスメント

骨盤下制-ex の施行により、姿勢アライメントが正中化し、前方偏倚していた身体重心が改善されたことが、平均値改善の要因として考えられる。また、立ち直り-ex の施行により、坐骨支持での下部体幹姿勢制御能力の向上、体幹エロンゲーションによる上部体幹の可動性向上が、要因として考えられる。

これらに加えて、Dyjoc-ex 施行により、下肢全体の機能的なコントロールが向上し、スクワット、カーフレイズの施行により、足部からの運動連鎖を促した効果が得られたと考えられる。

レポート作成者からのコメント

● **数値よりも動作に注目しよう**

「カットオフ値」などは基準を示すために必要なものですが、それを満たしたかどうかにとらわれるよりも、この場合に重要なのは、評価中の動作を見ることだと思います。数値が改善した要因を考えなければ、評価につながらないからです。

12. 基本動作分析

【寝返り　背臥位〜側臥位】

初期：術後 17〜22 日目　　　最終：術後 52 日目　　■：改善
条件：自宅ベッド　　　　　　条件：病室ベッド
開始肢位：背臥位　　　　　　開始肢位：背臥位

第 1 相

ベッド上で背臥位から開始して、左肩甲帯の外転と右上肢の水平内転により、寝返る側へ左上肢を移動する。同時に、頭頸部を右回旋して寝返る側へ向く。この時、体幹左上部後面がベッド床面から離れる。

第 1 相

ベッド上で背臥位から開始して、左肩甲帯の外転と右上肢の水平内転により、寝返る側へ左上肢を移動する。同時に、頭頸部を右回旋して寝返る側へ向く。この時、体幹左上部後面がベッド床面から離れる。

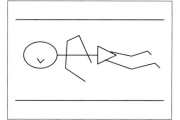 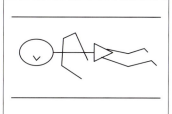

寝返り第1相からのアセスメント

基本動作からの逸脱はなく、円滑に行えている。初期、最終に変化はない。

第 2 相

上部体幹の右回旋を強め、重心が寝返る側へさらに移動する。体幹の回旋を巻き戻す動きで左殿部が床から離れるが、体幹の分節的な動きはみられず丸太様での回旋となっていた。

第 2 相

上部体幹の右回旋を強め、重心が寝返る側へさらに移動する。体幹の回旋を巻き戻す動きで左殿部が床から離れるが、==体幹の回旋から下肢への連動性が確認された。==

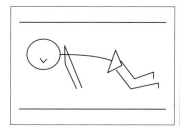 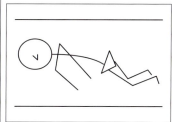

寝返り第2相からのアセスメント

体幹・下肢の連動性が得られた要因として、下肢筋力-ex により局所循環改善、疼痛物質が除去されたことで防御性収縮が軽減して、姿勢の変化に伴う支持面と接触部の変化に対して、体節を動かす知覚が可能になったことが考えられる。さらに、Dyjoc-ex により体幹・下肢の選択的な動きが養えるようになったためと考えられる。

また、ROM-ex により支持側股関節の可動性向上が、下肢筋力-ex により抗重力筋である大殿筋・ハムストリングスの筋出力向上が得られたためであると示唆される。

第 3 相
　両下肢を屈曲位として、支持基底面を安定させて側臥位となる。

第 3 相
　両下肢を屈曲位として、支持基底面を安定させて側臥位となる。

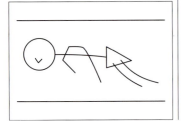
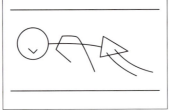

寝返り第3相からのアセスメント
　基本動作からの逸脱はなく、円滑に行えている。初期、最終に変化はない。

【起き上がり　背臥位～ベッド上端座位】　　　　　■：改善

初期：術後 17～22 日目
条件：自宅ベッド
開始肢位：背臥位

最終：術後 52 日目
条件：病室ベッド
開始肢位：背臥位

第 1 相
背臥位から on elbow 肢位
　ベッド上で背臥位から開始して、頭頸部右回旋にて右側を向き、ベッドから頭部を離床させる。続いて左上肢を屈曲・内転させて右手部付近に接地する。その際に左肩甲帯前方突出・上部体幹の屈曲・右回旋が起こり、上部体幹はベッドから離床する。上部体幹離床後、支持基底面は右体幹から右肩関節へと移行し、右肩関節は伸展・外転していく。
　その後、体幹離床を屈曲・右回旋にて継続するが、体軸回旋は骨盤まで波及せずに丸太様になっていた。支持面は、体幹部を離れ、右上肢遠位へ移行した後、右肘を支点として右前腕にて支持する。

第 1 相
背臥位から on elbow 肢位
　ベッド上で背臥位から開始して、頭頸部右回旋にて右側を向き、ベッドから頭部を離床させる。続いて左上肢を屈曲・内転させて右手部付近に接地する。その際に左肩甲帯前方突出・上部体幹の屈曲・右回旋が起こり、上部体幹はベッドから離床する。上部体幹離床後、支持基底面は右体幹から右肩関節へと移行し、右肩関節は伸展・外転していく。
　その後、体幹離床を屈曲・右回旋にて継続して、==体軸回旋は骨盤まで波及して下肢への連動性が確認された。==支持面は、体幹部を離れ、右上肢遠位へ移行した後、右肘を支点として右前腕にて支持する。

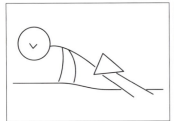
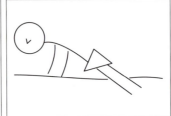

起き上がり第1相からのアセスメント
　体軸回旋が下肢まで波及するようになった要因として、ROM-ex により下部体幹の可動性が向上したことが考えられる。また、骨盤下制-ex により姿勢アライメントが改善されて、腸腰筋の筋出力が向上したことが考えられる。

第2相
on elbow 肢位から端座位

　on elbow 肢位より、両股・膝関節を屈曲し、右股関節外転・左股関節内転をしてベッド端へ移動して下腿をベッド端より垂らす。続いて、体幹側屈・伸展に加えて、右手部を接地させたまま、右肩・肘関節伸展にて体幹を起こして on hand 肢位となる。

　on hand 肢位から、さらに体幹を伸展させて、端座位姿勢となる。

第2相
on elbow 肢位から端座位

　on elbow 肢位より、両股・膝関節を屈曲し、右股関節外転・左股関節内転をしてベッド端へ移動して下腿をベッド端より垂らす。続いて、体幹側屈・伸展に加えて、右手部を接地させたまま、右肩・肘関節伸展にて体幹を起こして on hand 肢位となる。

　on hand 肢位から、さらに体幹を伸展させて、端座位姿勢となる。

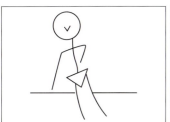
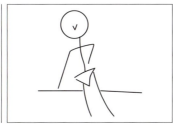

起き上がり第2相からのアセスメント

　基本動作からの逸脱はなく、円滑に行なえている。初期、最終に変化はない。

【立ち上がり】

■：改善

初期：術後17～22日目
条件：椅子からの立ち上がり
開始姿勢
頸部前方突出
体幹左側屈・右回旋位
胸椎過後弯、骨盤前傾
両股関節屈曲・外旋位
両膝関節屈曲位
左足関節軽度底屈位

前額面

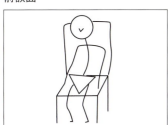

矢状面

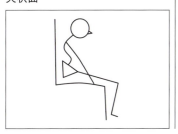

最終：術後52日目
条件：椅子からの立ち上がり
開始姿勢
頸部前方突出軽減
胸椎過後弯軽減
骨盤前傾
両股関節屈曲・軽度外旋位
両膝関節屈曲位
両足関節中間位

前額面

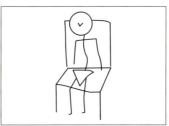

矢状面

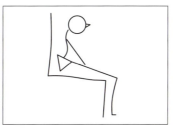

レポート作成者からのコメント

●矢状面とは

　学校で習ったと思いますが、矢状面の読み方は「しじょうめん」。正中面に平行な面のことですね。

立ち上がり開始姿勢からのアセスメント

　開始姿勢については、頸部前方突出、胸椎過後弯、股関節外旋位が軽減して、体幹左側屈位・右回旋位が正中位となった。要因として、骨盤下制-ex により体幹軟部組織の短縮が改善され、術後 36 日目時点で腰椎過伸展が改善されたことが考えられる。また、立ち直り-ex（座位）により腹部筋の筋出力が向上し、姿勢アライメントが改善した影響が大きいと考えられる。

　足関節底屈位から中間位に改善された要因として、ROM-ex、ストレッチボードによる腓腹筋の持続的伸張に加えて、足底筋膜リリースにより足底筋膜の柔軟性が向上したことが考えられる。

第1相（屈曲相）	第1相（屈曲相）
脊柱の分節的運動が乏しく、体幹を屈曲させるが重心を十分に前足部に移動するのが困難であり、膝関節を屈曲して足部への重心移動を行う。また、下腿の前傾は不十分である。	脊柱の分節的運動がみられるようになり、体幹を屈曲させ、重心を前足部に移動させ、下腿の前傾がみられるようになった。
矢状面	矢状面
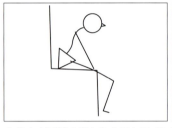	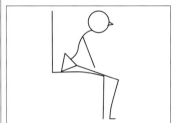

立ち上がり第1相からのアセスメント

　屈曲相では、脊柱の分節的運動がみられるようになった要因として、骨盤下制-ex、立ち直り-ex（座位）により、坐骨支持と上部体幹にエロンゲーションを意識的に行った結果、身体の正中軸を意識することができるようになったことが考えられる。

　足関節背屈制限改善の要因として、ROM-ex、ストレッチボードによる腓腹筋の持続的伸張に加えて、足底筋膜リリースにより足底筋膜の柔軟性が向上したことが考えられ、下腿前傾がみられるようになった要因として、足関節背屈制限が改善されたことが示唆される。足関節背屈制限が改善された要因として、ROM-ex、ストレッチボードによる腓腹筋の持続的伸張に加えて、足底筋膜リリースにより足底筋膜の柔軟性が向上したことが考えられる。

第2相（殿部離床相）	第2相（殿部離床相）
屈曲相において、前足部へ重心を移動できていないため、膝を屈曲することで代償して、上肢を座面へ押しつけて伸展相へ移行する。	屈曲相において、前足部への重心移動が行えるようになり、上肢を座面へ押しつけることなく前上方へ重心移動をして、伸展相へ移行する。
矢状面	矢状面
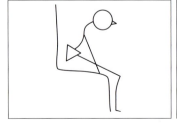	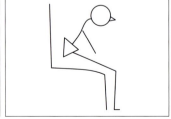

立ち上がり第2相からのアセスメント

臀部離床では、前足部への重心移動が可能となったため、前上方への重心移動が困難できるようになった。要因として、Dyjoc-ex の施行により下肢全体の機能的コントロールが向上し、スクワットの施行により身体重心の移動を再学習したことがあげられる。

第3相（伸展相）

前上方へ移動した重心を、体幹を伸展させることで立位姿勢を取る。

矢状面

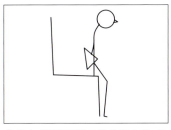

第3相（伸展相）

前上方へ移動した重心を、体幹・下肢を連動させて伸展させることで立位姿勢を取る。

矢状面

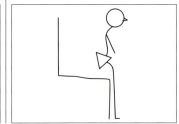

立ち上がり第3相からのアセスメント

伸展相では、体幹・下肢の連動性がみられた要因として、下肢筋力-ex、骨盤下制-ex により腹筋群の筋出力が向上し、下部体幹の固定作用が得られて、大殿筋・ハムストリングスの筋出力が向上したことが考えられる。また、Dyjoc-ex により、体節の運動を再学習した効果が得られたことが考えられる。

終了姿勢

頭頸部伸展
体幹左側屈位
腰椎過前弯
骨盤前傾・右回旋
両股関節屈曲・外旋位
両膝関節軽度屈曲位
左足関節軽度底屈位

前額面

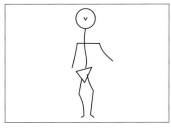

矢状面

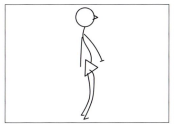

終了姿勢

頭頸部伸展軽減
骨盤前傾
両股関節屈曲・外旋位
両膝関節軽度屈曲位
左足関節中間位

前額面

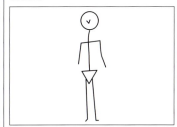

矢状面

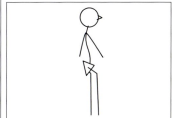

立ち上がり終了姿勢からのアセスメント

終了肢位については、頸部伸展軽減、骨盤前傾・右回旋、腰椎過前弯が消失して、姿勢アライメントが正中化した。要因として、骨盤下制-ex により体幹軟部組織の短縮改善により、術後36日目時点で腰椎過伸展が改善されたことが考えられる。さらに、立ち直り-ex（座位）により腹部筋の筋出力が向上し、姿勢アライメントが改善したと考えられる。

13. 歩行分析

【歩行観察】　　　　　　　　　　　　　　　　　　　　■：改善
条件：T字杖使用

10 m 自由歩行3回計測、動作を観察した。
※ 70代女性平均歩幅 54.2 cm、歩行率 121 steps/min、速さ 3.9 km/h

初期：術後24日目

回	歩幅	歩行率	速さ
1回目	56 cm	103 steps/min	3.1 km/h
2回目	55 cm	102 steps/min	3.2 km/h
3回目	54 cm	96 steps/min	3.0 km/h
平均	55 cm	100 steps/min	3.1 km/h

最終：術後53日目

回	歩幅	歩行率	速さ
1回目	58 cm	116 steps/min	4.1 km/h
2回目	56 cm	116 steps/min	3.9 km/h
3回目	57 cm	117 steps/min	3.9 km/h
平均	57 cm	117 steps/min	4.0 km/h

条件：独歩

10 m 自由歩行3回計測、動作を観察した。

初期：術後24日目

回	歩幅	歩行率	速さ
1回目	56 cm	103 steps/min	3.0 km/h
2回目	52 cm	106 steps/min	3.2 km/h
3回目	54 cm	104 steps/min	3.1 km/h
平均	55 cm	100 steps/min	3.1 km/h

最終：術後53日目

回	歩幅	歩行率	速さ
1回目	57 cm	125 steps/min	4.0 km/h
2回目	57 cm	126 steps/min	4.2 km/h
3回目	56 cm	122 steps/min	4.6 km/h
平均	57 cm	124 steps/min	4.3 km/h

※1 Borg Scale 全身2　下肢2～3　　※1 Borg Scale 全身2　下肢1

全体像として、骨盤の回旋がみられるようになり、上部体幹制御による左右への動揺が軽減した。T字杖と独歩を比較すると、独歩の際にみられた、右上肢を後方へ振る代償が消失した。

歩行観察からのアセスメント

歩行率、歩行速度の向上の要因として、膝 OA 患者によくみられる股関節外旋、膝関節屈曲、下腿外旋、距骨下関節過回外といった不良アライメントの改善が考えられる。特に、本人から訴えもあった機能的脚長差の改善が大きな要因であると考えられる。

施行内容として、骨盤下制-ex により体幹軟部組織の短縮改善、骨盤下制動作の再学習を目的とし、下肢・骨盤を下制するとともに、体幹のエロンゲーション、中殿筋の遠心性収縮を意識して行った。さらに、立ち直り訓練（座位）-ex により、下部体幹による姿勢制御能力の向上を目的に訓練を行った。

これら治療プログラムを行った結果、左右への動揺が軽減して前方への推進力が向上したため、歩行速度、歩行率が上昇したことが考えられる。

レポート作成者からのコメント

● **歩幅、歩行率、歩行速度はこのように計測しました**

第1歩目の踵接地位置をビニールテープでマーキングし、スタートラインからの長さを計測することで歩幅を出しました。

歩数、歩行時間を記録しておき、各々計算をすれば情報が整理しやすいです。

【立脚期】
左初期接地（以下 IC）〜左荷重応答期（以下 LR）

初期：術後24日目	最終：術後53日目
T字杖	T字杖
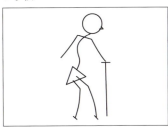 IC〜LR	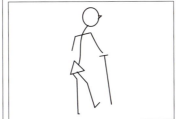 IC〜LR
独歩	独歩
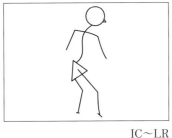 IC〜LR	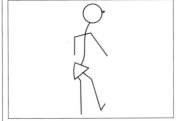 IC〜LR
左ICでは、左股関節屈曲位、左膝関節屈曲位で左足関節の背屈は認められず、足底全面接地となり左LRへ移行した。	左ICでは、左股関節屈曲位、左膝関節屈曲位で左足関節位にて踵接地がみられ、左LRへ移行した。

立脚期IC〜LRからのアセスメント

　足関節背屈にて踵接地ができるようになった要因として、ROM-ex、ストレッチボードによる腓腹筋、ヒラメ筋の持続的伸張に加えて、足底筋膜リリースにより足底筋膜の柔軟性が向上し、足関節背屈制限が改善されたことが考えられる。また、Dyjoc-exにより、体節の運動を再学習した効果が得られたことで、膝関節屈曲・足関節底屈の代償を伴わずに選択的な関節運動が行えるようになり、前脛骨筋の遠心性収縮が働くようになったことが考えられる。

左LR～左立脚中期（以下Mst）

T字杖

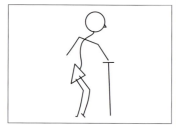

LR～Mst

T字杖

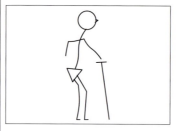

LR～Mst

独歩

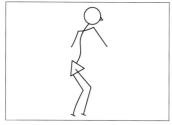

LR～Mst

独歩

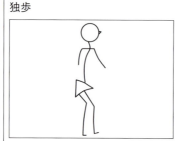

LR～Mst

左LRでは、左股関節屈曲位、左膝関節屈曲位、左足関節底屈位であり、上部体幹を左側屈させて左Mstへ移行した。

左LRでは、左股関節屈曲位、左膝関節屈曲位、左足関節底屈位であり、上部体幹の左側屈は消失しており、左Mstへ移行した。

立脚期LR～Mstからのアセスメント

　上部体幹の左側屈消失の要因として、骨盤下制-exの施行により体幹軟部組織の短縮改善、骨盤下制動作が向上し、中殿筋の遠心性収縮が働くようになったことが考えられる。また、立ち直り訓練（座位)-exにより、腹部筋の筋出力が高まり下部体幹による姿勢制御能力が向上したことが考えられる。

左Mst～左立脚終期（Tst）

T字杖

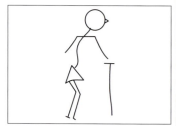

Mst～Tst

T字杖

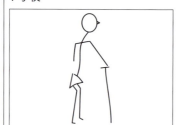

Mst～Tst

独歩

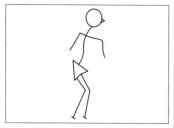

Mst～Tst

独歩

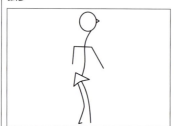

Mst～Tst

左 Mst では、左股関節屈曲位、左膝関節屈曲位となり、左足関節の十分な背屈はみられず左 Tst は消失しており、遊脚相へ移行した。

左 Mst では、左股関節屈曲位、左膝関節屈曲位となり、==左下腿の前傾==がみられた。Tst では==左 MTP 関節までの荷重が可能==となり、==足部での蹴り出し==により、遊脚相へ移行した。

立脚期 Mst～Tst からのアセスメント

左下腿の前傾がみられた要因として、ROM-ex、ストレッチボードによる腓腹筋、ヒラメ筋の持続的伸張に加えて、足底筋膜リリースにより足底筋膜の柔軟性が向上し、足関節背屈制限が改善されたことが考えられる。

Tst の足部での蹴り出しがみられた要因として、カーフレイズの施行により、後脛骨筋と長短腓骨筋の活動が向上して、クロスポイントメカニズムが働くようになり、左右への動揺が軽減して腓腹筋の筋出力が向上したことが考えられる。

【遊脚期】
左前遊脚期（以下 Psw）から左遊脚初期（以下 Isw）

初期：術後24日目　　　　　最終：術後52日目

T字杖

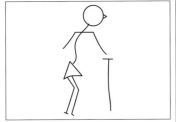

Psw～Isw

T字杖

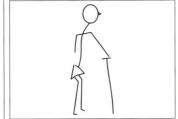

Psw～Isw

独歩

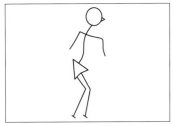

Psw～Isw

独歩

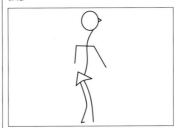

Psw～Isw

左 Psw では、左股関節屈曲位、左膝関節屈曲位、足関節底屈位であり、支持脚である右側は、脛骨内反、外旋、内側移動が発生して、距骨下関節回外より誘導される脛骨内旋が生じず、ラテラルスラストがみられた。

左 Psw では、左股関節屈曲位、左膝関節屈曲位、足関節底屈位であり、支持脚である右側は、脛骨内反、外旋、内側移動は軽減した。
==※ラテラルスラスト軽減==

遊脚期 Psw～Isw からのアセスメント

ラテラルスラスト軽減の要因として、骨盤下制-ex により、膝 OA 患者によくみられる股関節外旋、膝関節屈曲、下腿外旋、距骨下関節過回外といった不良アライメントが改善され、増強していた内反モーメントが減少したことが考えられる。

左遊脚中期（以下 Msw）〜左遊脚終期（Tsw）

T字杖

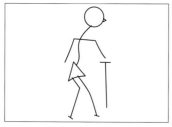

Msw〜Tsw

T字杖

Msw〜Tsw

独歩

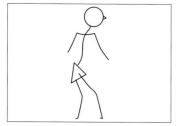

Msw〜Tsw

独歩

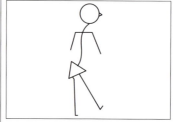

Msw〜Tsw

　左Tsw では、股関節屈曲位、膝関節屈曲位、足関節ニュートラルゼロポジションをとらず、軽度底屈位で、円滑な左膝関節の伸展がみられず、次ICへ移行した。

　左Tsw では、股関節屈曲位、膝関節屈曲位、足関節ニュートラルゼロポジションにて、左膝関節を円滑に伸展することができるようになり、次ICへ移行した。

遊脚期Msw〜Tswからのアセスメント

　足関節ニュートラルゼロポジションがみられた要因として、ROM-ex、ストレッチボードによる腓腹筋、ヒラメ筋の持続的伸張に加えて、足底筋膜リリースにより足底筋膜の柔軟性が向上し、足関節背屈制限が改善されたことが考えられる。

　左膝関節を円滑に伸展することができるようになった要因として、足関節・膝関節（OKC）、Quad Settingの施行により、筋ポンプ作用が高まり、疼痛物質が除去され防御性収縮が軽減したことが考えられる。また、ROM-ex、ストレッチボードの施行による下肢後面筋の持続的伸張後、スクワット、Dyjoc-exの施行により、下肢全体の機能的コントロールが向上し、ハムストリングスの遠心性収縮が働くようになったことが考えられる。

応用動作

①横歩き

　左側方移動では、左単脚支持の際に骨盤の右回旋がみられた。また、左への動揺があり、上部体幹の左側屈がみられた。

　右移動では、距骨下関節回外位で外側から接地しており、右側への動揺がみられた。

①横歩き

　家屋調査の結果、問題なく行えていたため、最終評価は未実施。

②階段昇降

　高さ18 cmの階段を手すり、T字杖使用にて近位見守りで観察した。昇段では、左脚から振り出し、

②階段昇降

　高さ21 cmの階段を昇段時は、手すり使用で1足1段にて可能になった。

1足1段で行うことが可能であった。降段では荷重時に腓腹筋に痛みが生じたため、左脚から振り出し、2足1段で施行した。

昇段時には、股関節・膝関節屈曲、足関節背屈が不十分であった。特に、左足関節が底屈位となって振り出すため、床とのクリアランス確保が困難であった。その際、つま先が段鼻に引っかかることがあった。

降段時には、左への動揺が強く、膝折れの可能性も考えられる。その際、膝関節を伸展ロックして足を接地した。また、左脚を振り出す際には、骨盤を右回旋させていた。

降段では、T字杖のみ使用で、2足1段にて可能になった。なお、荷重時の腓腹筋の痛みは消失した。

段時には、股関節・膝関節屈曲、足関節背屈を確保することができるようになり、床とのクリアランスも十分に確保できている。

降段時には、左への動揺は軽減して、膝折れはなくなった。左脚を踏み出す際にみられた骨盤を右回旋は消失した。

14. ADL 検査

Functional Independence Measure（FIM）

初期：術後 28 日目 / 最終：術後 53 日目　　■：点数加点

評価項目		点数	コメント	評価内容
運動機能	セルフケア	食事	6/6	粥食／軟食	咀嚼・嚥下を含む
		整容	7/7	自立	口腔ケア、整髪、手洗い、洗顔など
		清拭	7/7	自立	風呂などで首から下（背中以外）を洗う
		更衣・上半身	7/7	自立	腰より上の更衣および義肢装具の着脱
		更衣・下半身	7/7	自立	腰より下の更衣および義肢装具の着脱
		トイレ動作	6/6	T字杖使用	衣服の着脱、排泄後の清潔、生理用具の使用
	排泄コントロール	排尿管理	7/7	病棟内トイレにて自立	排尿の管理、器具や薬剤の使用を含む
		排便管理	7/7	病棟内トイレにて自立	排便の管理、器具や薬剤の使用を含む
	移乗	ベッド・椅子・車椅子	6/6	T字杖使用	それぞれの間の移乗、移乗動作を含む
		トイレ	6/6	T字杖使用	便器へ（から）の移乗
		浴槽・シャワー	1/1	機械浴使用	浴槽、シャワーへ（から）の移乗
	移動	歩行	5/5	近位見守りにて50m可能	屋内での歩行
		主な移動手段		Gait T字杖使用	
		階段	5/5	近位見守りにて12段可能	12〜14段の階段昇降
認知項目	コミュニケーション	理解	7/7	聴覚／視覚問題なし	聴覚／視覚によるコミュニケーション理解
		表出	7/7	音声／非音声問題なし	言語的または非言語的表現
	社会的認知	社会的交流	6/7	服薬あり／服薬なし	他患、スタッフなどとの交流、社会状況への順応
		問題解決	7/7	問題なし	ADL上での問題解決、適切な判断力
		記憶	7/7	問題なし	ADLに必要な情報の記憶
			合計点	111/112点	

レポート作成者からのコメント

● できる ADL と している ADL

この患者さんは、能力的には入浴は自立レベル（7点）なのですが、院内には機械浴しかないため、「している ADL」と判断して1点としました。

ちなみに ADL を評価する際、Barthel Index は「できる ADL」を、FIM は「している ADL」を評価する指標となります。

ADL検査からのアセスメント

　初期評価時と比較すると、1点の加点となった。内容は、現在服薬をしていないため、社会的交流が加点となった。病棟内での生活は自立しており、大きな減点対象となっている理由は機械浴の使用である。また、移動・移乗に関して、補助具を使用しているが、屋内での生活は自立レベルである。

　FIMによる点数は、1点の加点に留まったが痛みは消失し、姿勢アライメント改善により歩容も安定した。そのため、歩行速度が1.2 km/h上昇して、歩行効率が向上した。また、連続歩行距離も1.64 kmまで可能となった。これらのことから、本症例の参加制限である旅行、買い物に対して拡大ADLが獲得できたと考えられる。

　減点対象となっている入浴、移動・移乗に関しては、家屋調査にて、できることを確認している。また、生活内で転倒リスクが示唆されることに関しては、退院時指導を設けて伝えることができた。

Ⅳ. 問題点抽出

問題点抽出（ICF）
健康状態

年齢：70歳代女性　　既往歴：痔、間質性肺炎、左白内障

心身機能・身体構造	
初期	最終
＃1. 左下肢疼痛 （安静時痛、夜間痛、膝屈曲に伴う伸張時痛、膝伸展に伴う伸張時痛、足関節背屈に伴う伸張時痛） ＃2. 左膝関節可動域制限 （防御性収縮、過緊張、筋短縮、皮膚粘弾性低下） ＃3. 股・足関節可動域制限 （大腿直筋過緊張、筋短縮、腓腹筋過緊張、筋短縮） ＃4. 下肢支持性低下 （大腿四頭筋筋力低下） ＃5. 下部体幹筋筋出力低下 （腹筋群、中殿筋、内転筋、大殿筋、ハムストリングス） ＃6. バランス能力低下 （下肢協調性不足、姿勢制御能力低下） ｂ．意識障害なし ｂ．理解可能 ｂ．表出可能	＃1. 左下肢倦怠感 （伏在神経過敏症状） ＃2. 全身持久力の低下 （長距離歩行時疲労あり） ＃3. 姿勢アライメント （ボディイメージの形成困難） ＃4. バランス能力低下 （片脚立位時） ＃5. 足底感覚軽度鈍麻 ｂ．意識障害なし ｂ．理解可能 ｂ．表出可能

活動	
初期	最終
＃7. 歩容不安定 ＃8. 歩行耐久性不足 ｂ．病棟内ADL自立	＃6. 歩行耐久性不足 ｂ．病棟内ADL自立（ENTレベル）

参加	
初期	最終
＃9. 旅行 ＃10. 歩く会 ＃11. 家事 ＃12. 買い物 ｂ．病棟内生活	＃7. 旅行 ＃8. 歩く会 ＃9. 家事 ＃10. 買い物

レポート作成者からのコメント

● **FIMで数値変化が少なくても、言葉で変化がわかるようにしよう**

　実際の日常生活動作を評価するFIMですが、この症例では点数の変化だけを見れば小さいものでした。実習指導者から、「初期評価と比べて変化したことをしっかり文章で述べるように」と指導を受けました。

レポート作成者からのコメント

● **ここから、どのように「統合と解釈」をし、「問題点の抽出」と「ゴール設定」を行ったか**

　私の場合、検査結果から問題点を抽出してゴール設定をするいわゆるボトムアップ式ではなく、現状の生活で問題となっていることからゴール設定をして、問題点を列挙していきました。その妥当性を検査結果から検証するというトップダウン式の思考パターンになります。

　苦労した点としては、当初、アセスメントの考察が、複数の検査項目の結果を含めた内容になってしまったことです。

　その際に指導者から、「アセスメントを1つの検査項目の結果から行うようにしてみたら」とのアドバイスをいただき、内容が簡潔にまとまりました。

　患者さんからの主訴は、初めは「膝が痛い」でしたが、治療が進むと「脚の長さが違う気がして歩きにくい」、最終的には「脚が重い」と日々変化がありました。自分の評価に必ず患者さんの主観を入れて、しっかり診ることが重要であると思います。

個人因子	
初期	最終
＃13．痛みに敏感 b．リハビリに協力的	＃11．痛みに敏感 b．リハビリに協力的

環境因子	
初期	最終
＃14．独居 ＃15．階段の段差が高い b．介護保険申請中 b．近隣住民との交流が多い	＃12．独居 ＃13．階段の段差が高い b．介護保険申請中 b．近隣住民との交流が多い

Ⅴ．ゴール設定

【短期目標】
自宅復帰を想定した標準的 ADL 自立（2 週間）

●疼痛軽減、関節可動域確保

①左下肢疼痛軽減

大項目	達成○/×	小項目	達成○/×	備考
①左下肢疼痛軽減	○	安静時痛、夜間痛軽減	○	10/2 NRS4 に軽減
		膝屈曲に伴う伸張時痛	○	10/2 消失
		膝伸展に伴う伸張時痛	○	10/4 消失
		足関節背屈に伴う伸張時痛	○	10/4 消失

①左下肢疼痛に対するアセスメント

術後 31 日目で、本人から安静時・夜間での痛みが NRS7 から NRS4 に減少したと伺うことができた。安静時痛、夜間痛軽減の要因として、急性炎症の経過が考えられる。手術の侵害的な刺激により生じた、いわゆる急性炎症の経過は、約3～4週間で完了するといわれている。そのため、生理的な痛覚系の興奮が軽減したことが考えられる。また、急性炎症の完了に伴い腫脹が軽減し、内転筋管周囲で伏在神経の絞扼障害が緩和したため、放散痛が消失したと考えられる。

膝屈曲に伴う伸張時痛消失の要因として、リラクゼーション、ROM-ex により、大腿直筋、外側広筋、大腿筋膜張筋の過緊張が改善されたことに伴い、筋スパズムが消失したことが考えられる。

膝伸展に伴う伸張時、足関節背屈に伴う伸張時痛消失の要因として、リラクゼーション、ROM-ex によりハムストリングス、腓腹筋の過緊張が改善されたことに伴い、筋スパズムが消失したことが考えられる。

②左膝関節ROM120°確保

大項目	達成○/×	小項目	達成○/×	備考
②左膝関節ROM120°確保	○	防御性収縮軽、過緊張部位軽減	○	9/30 朝のこわばり軽減
		筋短縮軽減、皮膚粘弾性向上	○	10/1 達成

※術後 31 日目　120°（Active）確保、術後 36 日目　130°（Active）確保

②左膝関節ROM120°確保に対するアセスメント

術後 29 日目時点で、朝のこわばり軽減に伴い運動時痛の消失が確認された。防御性収縮、過緊張部位消失の要因として、足関節・膝関節（OKC）、Quad Setting の施行により、筋ポンプ作用が高まり疼痛物質が除去されたためと考えられる。また、環境に慣れたことで心因性疼痛が軽減されたと考えられる。さらに、リラクゼーション、ROM-ex により、過緊張部位である大腿直筋、外側広筋、大腿筋膜張筋、大殿筋、ハムストリングス、腓腹筋の過緊張・筋短縮が軽減され、皮膚粘

弾性が向上したことが考えられる。また、腓骨 mobilization により近位脛腓関節の可動性が確保され、腓腹筋の過緊張が軽減されたと考えられる。

上記小項目が達成されたことで、目標可動域を確保することができたと考える。

③筋の過緊張、筋短縮部位軽減

大項目	達成○/×	小項目	達成○/×	備考
③筋の過緊張、筋短縮部位軽減	○	大腿直筋、外側広筋、大腿筋膜張筋	○	10/2 達成確認
		大殿筋	○	10/7 達成
		ハムストリングス、腓腹筋	○	10/4 達成

③筋の過緊張、筋短縮部位軽減に対するアセスメント

術後 31 日目、33 日目、36 日目の視診・触診により確認した。過緊張・筋短縮部位軽減の要因として、リラクゼーション、ROM-ex の施行により、過緊張部位である大腿直筋、外側広筋、大腿筋膜張筋、大殿筋、ハムストリングス、腓腹筋の過緊張・筋短縮が軽減したと考えられる。

④Extension Lag 改善

大項目	達成○/×	小項目	達成○/×	備考
④Extension lag 改善	○	大腿四頭筋 MMT レベル 4 以上獲得	○	10/10 達成
		膝伸展可動域 0°/0°(Active/Passive) 獲得	○	10/12 達成

④Extension Lag 改善に対するアセスメント

Extension Lag 改善の要因としては、ROM-ex、ストレッチボードによる下肢後面筋の持続的伸張、そして下肢筋力-ex よる内側広筋の筋出力向上、Dyjoc-ex によって下肢全体の機能的コントロールが向上したと考えられる。

⑤下部・体幹筋筋出力向上

大項目	達成○/×	小項目	達成○/×	備考
⑤下部・体幹筋筋出力向上	○	腹筋群	○	10/15 達成
		中殿筋、内転筋	○	10/7 達成
		大殿筋、ハムストリングス	○	10/9 達成

⑤下部・体幹筋筋出力向上に対するアセスメント

下部体幹筋筋出力向上については、下肢筋力-ex に加えて、骨盤下制-ex により腹筋群の筋出力が向上して下部体幹の固定作用が得られたことが大きな要因であると考えられる。さらに、Dyjoc-ex により、体節の運動を再学習した効果が得られたと考えられる。

●病棟内移動自立（補助具なし）・移動能力の耐久性向上

⑥歩容改善

大項目	達成○/×	小項目	達成○/×	備考
⑥歩容改善	○	機能的脚長差改善	○	10/9 本人から訴えあり、左右動揺軽減

⑥歩容改善に対するアセスメント

術後 32 日目に本人から「脚の長さが違う気がする」という訴えがあったため、機能的脚長差が生じている可能性を考え、臍下長測定を再評価項目として実施した。

機能的脚長差改善の要因として、骨盤下制-ex により体幹軟部組織の短縮改善、骨盤下制動作の再学習による効果があげられる。その際、術後 36 日目時点で腰椎過伸展が改善された。

さらに、立ち直り訓練（座位）-ex により、坐骨支持ができるようになった。下部体幹による姿勢制御能力の向上が大きな要因であると考えられる。これらの結果として、術後 38 日目時点で、歩行時にみられた左右への動揺が軽減した。

⑦歩行距離延長

大項目	達成○/×	小項目	達成○/×	備考
⑦歩行距離延長	×	連続歩行距離 1 km	×	10/3 約 800 m まで達成 10/16　1 km 達成

⑦歩行距離延長に対するアセスメント

　術後 44 日目時点での未達成理由として、術後 34 日目に施行された左母趾陥入爪の手術後の痛みがあげられる。手術後は、荷重時に痛みが発生しており、積極的な歩行訓練を行うことができず、検証することができなかった。術後 32 日目時点の能力から、1 km を歩行できる能力は推測できたが、実際に検証した結果、術後 45 日目に達成できた。

【長期目標】
拡大 ADL 自立（3 週間）
初期

大項目	小項目	備考
①屋外独歩による歩行能力獲得 2 km（スーパーまでの往復距離）	下部体幹・下肢筋力向上	腹筋群、中殿筋、内転筋、大殿筋、ハムストリングス、大腿四頭筋（MMT レベル 5 以上獲得）
	歩容（側方への不安定性改善）	
	全身・下肢筋持久力向上	屋外移動自立（補助具なし）、移動能力の耐久性向上
②階段昇降能力獲得（2 足 1 段による降段）	バランス能力向上	片脚立位時間 14.5 秒（70 歳代転倒リスクカットオフ値） Functional Reach Test 25 cm 以上（70〜97 歳転倒リスクカットオフ値）
③家事動作獲得（洗濯物を持った移動、干して取り込む動作）	洗濯動作	

最終

大項目	達成（○／×）	小項目	達成（○／×）
①屋外 T 字杖使用による歩行能力獲得 1.5 km（スーパー内面積 1490 m^2 を想定） ※スーパーまでの往復は友人の車にて可能	○（術後 49 日目、1.54 km）	歩容	○（術後 38 日目、左右への動揺軽減により達成）
		全身・下肢筋持久力向上（連続歩行後の下肢疲労度 3 → 1） ※歩行距離 1 km で比較。3「疲れた」、2「変化なし」、1「疲れなし」	×（術後 47 日目、下肢の疲れ 1「疲れなし」達成）
②25 cm 階段昇降能力獲得（2 足 1 段による昇降） ※T 字杖使用	○（術後 47 日目、30 cm の階段で達成）	バランス能力向上	×（左片脚立位 10.8 秒、右 25.6 秒） ※Functional Reach Test は術後 54 日目、3 回平均 25 cm 達成
③家事動作獲得	○	洗濯動作 床からの立ち座り	○（術後 45 日目、不整地を想定して動作を確認） ○（術後 38 日目、自宅の椅子を想定した動作を確認）

短期目標、長期目標に対するアセスメント

　初期評価時、自宅復帰後も活動的な生活が予測された。そのため、歩く会や旅行への参加を視野に入れて、買い物へ行くための移動距離を目安として、補助具なしでの歩行能力を引き上げることを目標とした。しかし、最終評価時では、退院後の具体的な日常生活の活動範囲を想定した目標が妥当であると判断した。

　病前の日常生活での活動範囲は、約2km距離のあるスーパーであった。スーパーまでは、近隣の友人に車で送迎してもらうことが可能であることを確認した。そのため、スーパー内を移動する能力があれば買い物に参加することができると考えた。実際に買い物をするスーパーの広さは約 $1490\,m^2$ である。1.5km移動することができれば外周を回ることができるため、1.5kmの移動距離獲得を目標とした。

　また、疲れにより上部体幹での姿勢制御が出現するため、左右への動揺が増強する。そのため、転倒防止、右側膝関節の変形防止を踏まえて、T字杖の使用が望ましいと考えた。

　合わせて、インソールの使用を考える。実際、インソールは、術後41日目に陥入爪術後による左母趾の痛み軽減目的に処方している。その後、痛みが消失して歩行可能になった。要因として、足部からの衝撃緩衝作用が向上したことが考えられる。膝関節への負担軽減にも繋がることを考え、引き続き処方をしていきたい。

　しかし、今後本人および友人の体調変化により、送迎が困難になることも示唆される。その際には、フォーマルサービスとして、介護保険を利用してヘルパーを委託すること、インフォーマルサービスとして買い物代行サービスの利用を提案したい。なぜなら、インターネットや通販の利用は、複雑で理解しにくいこともあり、本人も敬遠していたからである。ヘルパー委託や買い物代行サービスであれば、直接対応することもでき、買い物に同行することも可能である。〇〇様の活動的な性格を考慮すると、買い物への参加はQOL向上に繋がると考える。

レポート作成者からのコメント

● 短期目標、長期目標が達成できたかを明確に書こう

　設定した目標が達成できたか否かを明確にするように指導を受けました。

　「評価に始まり、評価に終わる」というアドバイスをもらい、初期評価時から経過を追って評価していき、治療の効果判定をしていきました。また、自分の設定した目標は適切であったのかを再考して、今後のプランを立てました。その際に、在宅生活を想定して公的なフォーマルサービスと一般的なインフォーマルサービスに分けて考えるように指導を受けました。

　実際に臨床現場で働いてみて、保険が適応されなければ利用できないサービスがあることを知り、なぜフォーマルサービスとインフォーマルサービスを区分すべきなのか、今になるとその重要性がわかります。

以下、省略。Webデータを参照ください。

VI. 治療プログラム

1）寒冷療法
　腫脹による手術侵襲部位周囲組織の二次的酵素性損傷の防止、伏在神経の絞扼障害改善による疼痛軽減を目的に行う。

2）リラクゼーション
　リラクゼーションの目的は、手術による①局部の末梢循環障害改善、②疼痛軽減、③軟部組織の線維性癒着防止、④心理面の緊張緩和を目的として行なう。

3）関節可動域訓練（以下 ROM-ex）7～8回
　関節可動域を制限する因子としては疼痛、筋の短縮、筋緊張亢進、関節構成体の損傷など多くのものが考えられる。この中で筋肉および腱が原因の場合のストレッチは、結合組織に作用させることで柔軟性を回復させ関節可動域の改善に繋がる。特に筋では萎縮の予防にもつながり、ストレッチにおける可塑性変化に対する研究によれば、蛋白の合成を促進し、分解の抑制が起こるといわれている。

　本症例では、筋の短縮、筋緊張亢進が関節可動域制限因子となっていることが考えられる。鈴木らは筋・腱に対するアプローチでは、Ib抑制の影響により、筋の伸張性が増す10～20秒間が有効であると提唱している。そのため、最終域で10～20秒間の持続的伸張を行っていきたい。

以下、省略。Webデータを参照ください。

VII. 考察

　本症例は、十数年前より膝の痛みがあったが、「歩く会」に参加するなど活動的に過ごしていた。2年くらい前から、夜間、入眠中も痛みが出現し、近隣の病院で関節注射を2週間に1度施行していたが、知人より当院の医師を紹介され、当外来を受診して手術目的で入院。

　9月初旬に左全人工膝関節置換術が施行され、翌日よりリハビリ開始。その後、入院15日目から回復期病棟へ移動して現在に至る。

　病前の生活は独居で、福祉用具の利用等もなく生活は全て自立していた。近隣の友人との付き合いも多く1か月に2回バスで旅行へ行き、週1回以上はお茶会へ参加していた。今後は、介護保険の利用申請を行い、福祉用具の購入サービスが利用できるようにしていく予定である。

　病棟内生活は、日中T字杖自立、夜間はサークル歩行器自立から病棟内T字杖自立となった。退院後は、自宅管理をするために2階へ行くことと、独居であるため家事や買い物を行うことが必要である。また、旅行へ行きたいなど本人の希望もある。そのため、長期目標（以下LTG）は、実際に買い物をするスーパーを想定した「屋外T字杖使用による歩行能力獲得1.5 km」とした。また、疲れにより上部体幹での姿勢制御が顕著となり、左右への動揺が増強する。そのため、転倒リスク回避のために、姿勢アライメント改善、全身・下肢筋持久力向上、バランス能力向上を課題として訓練を開始した。

　目標達成のために、短期目標（以下STG）としては、「＃1. 左下肢疼痛」の訴えが強いため、まずは局所循環を高めて、痛み増強物質であるサイトカインを除去する必要があると考えた。そのために、筋ポンプ作用を高める目的で、足関節・膝関節（OKC）、Quad Settingを施行した結果、朝のこわばり軽減に伴って、運動時痛が消失した。

また、過緊張部位である大腿直筋、外側広筋、大腿筋膜張筋、大殿筋、ハムストリングス、腓腹筋の過緊張軽減を目的に、リラクゼーション、ROM-exを施行した結果、該当筋の過緊張軽減に伴い、左膝関節屈曲130°（Active）まで確保することができた。防御性筋収縮増加に伴い発生したと推測される、腸腰筋・大腿直筋・外側広筋・大腿筋膜張筋・内転筋・大殿筋・ハムストリングス・腓腹筋の短縮を改善する目的でROM-ex、ストレッチボードを使用した持続的筋の伸張により#3.股・足関節可動域制限は改善された。

　LTG達成のためには、「#7.歩容不安定」（#3～#6）が問題となった。「#7.歩容不安定」は、姿勢アライメント不良による機能的脚長差による要因が大きな問題点として考えられた。そのため、姿勢アライメント正中化を目的に関節モビライゼーション、骨盤下制-ex、立ち直り訓練（座位）-exを施行した結果、10/9時点で、歩行時にみられた左右への動揺が軽減した。これらと並行して、身体重心の移動、体節の運動を再学習する目的でDyjoc-ex、スクワットを施行した結果、「#4.下肢支持性低下」、「#5.下部体幹筋筋出力低下」が改善された。

　LTGについては、自宅復帰後の生活を想定した目標とした。まず、屋外の移動については、実際の買い物をするスーパーを想定した1.5kmを目安とした。訓練としては、屋外にて連続歩行を施行して約800mから1.64kmまで連続歩行距離を獲得することができた。しかし、疲れにより上部体幹での姿勢制御が顕著となるため、左右への動揺が増強する。そのため、転倒防止、右側膝関節の変形防止を踏まえて、T字杖の使用が望ましいと考えた。

　自宅管理に必要な階段昇降能力（25cm）であるが、高さ30cmの段差で昇降することができた。しかし、左側方へ動揺がみられた。「#4.バランス能力低下」による単脚支持による姿勢制御能力が困難となっていることを考え、足部からの運動連鎖を促すことを目的に、スクワット、カーフレイズを施行したが、左片脚立位のカットオフ値をクリアすることができなかった。動作の実用性はあるが、転倒リスクが示唆されるため、自宅ではなるべく階段を使用しないこと、段鼻に蛍光シール・滑り止めを貼ること、T字杖を使用することを提案した。

　「#9.家事動作」であるが、問題となったのは床の物を拾う動作である。動作を確認すると、体幹を過屈曲させる動作で行っていた。そのため、腰部への負担、身体重心の前方移動に伴う転倒リスクが考えられる。また、左膝関節の過屈曲は、人工関節の摩耗を引き起こし、感染症のリスクがある。そのため、右片膝立ちの肢位で行うことを提案した。

　本症例のHopeは「#7.旅行へ行きたい」であり、自宅復帰後も活動的な生活が予測される。また、「#8.歩く会への参加」も望んでおり、「#10.買い物や地域交流」は○○様のQOLとなっている。

　これらに参加するための問題点として、「#4.歩行耐久性不足」が大きな問題点となる。術後50日目現在、free hand連続歩行距離は1.64kmまで可能である。スーパー内の買い物を検証したところ、移動距離は630mであったため、現段階で買い物をする能力はあると考える。しかし、約1km連続歩行後、疲労度を3「疲れた」、2「変化なし」、1「疲れなし」の3段階で評価すると、全身2下肢1と訴えており、「#2.全身持久力の低下」がみられる。また、疲れがみられると上部体幹による姿勢制御が顕著となり左右への動揺が増強するた

> **レポート作成者からのコメント**

●考察はこうすれば書ける

　私の考察の流れは大きく分けて、①症例紹介から現病歴と述べてそれに対する目標設定について、②目標達成のために阻害因子となる問題点と経過について、③阻害因子に対する打開策について、④今後の提案、という流れになっています。

　考察は、自分の考えを述べる場であるため、1つの検査項目についてできるだけ深く考えることが重要です。まず、各項目での考察を解剖学、生理学的に根拠を持ってしていくべきであると思います。そうすれば、考察が数行で終わるようなことはなくなると思います。

　次に、各項目で問題になっていることを整理することが必要になると思います。私は、この工程で一文一文が長くなり、それを羅列するような状況になってしまいました。そこで、もう一度見なければいけないと思って立ち戻ったのが、患者様の生活です。病前の生活からの変化を見れば、現状の何が問題となっているかが読み取れます。そこから、病前の生活に戻るために必要なことを考え問題点を整理したら、まとめることができました。

　最後は今後の患者様の環境を考えて、フォローしていくべきと考えることを述べればよいと思います。これに関してはどのように社会生活を営むかは千差万別であるため、患者様と多くコミュニケーションを取り、社会の仕組みを学びながら記入していく必要があると思います。

　私は、1回目の実習の時、1つの検査項目の結果に固執して、考察をまとめることができませんでした。次の実習でトップダウン式の評価を通して、全体から身体機能に問題点を落とし込んで考えることを学び、最後の実習で身体機能をADLへ汎化させることを指導していただいて、このレポートの完成に至りました。自分の考えを指導者の先生に伝えて指導を受け、できていないことを明確にすることが、考察を完成させる近道であると思います。

め、転倒リスクが示唆される。

　在宅復帰後、これら問題点に対して日常生活での全身持久力向上を期待し、自主訓練として毎日の散歩を提案した。その際、屋外ではT字杖を使用することを注意喚起することで、転倒防止をしていきたい。また、スーパーまでの移動はフォーマルサービスとして、介護保険を利用してヘルパーを委託すること、インフォーマルサービスとして買い物代行サービスの利用を提案したい。なぜなら、インターネットや通販の利用は、手続きが複雑なこともあり、本人も敬遠していたためである。ヘルパー委託や買い物代行サービスであれば、直接対応することもでき、買い物に同行することも可能である。○○様の活動的な性格を考えれば、買い物への参加はQOL向上に繋がると考える。

　最後目標である旅行への参加であるが、同行する友人は60歳代であるため、ご本人より身体能力が高く歩行速度が速いということを伺うことができた。現状freehandにて、60歳代平均4.2 km/hの速度で歩行可能レベルである。しかし、「#2. 全身持久力の低下」がみられるため、疲れたときは休憩することを促していきたい。また、退院時指導にて、病識を認識してもらえるように身体状況を説明して、適切な旅行地が選択できるようにしていきたい。

Ⅷ. 終わりに

　今回、私の知識や技術不足のため、担当させて頂いた本症例にご迷惑をお掛けしたことをお詫びするとともに、ご協力して頂いたことに大変感謝しております。臨床での経験として、リハビリの時間を割いて評価・治療の時間を下さった、各先生方に深く感謝しております。今回実習で学ばせて頂いたことを来年からの臨床で生かせるように日々努力していこうと思います。

参考文献

1. 嶋田智明，平田総一郎：筋骨格系のキネシオロジー．医歯薬出版，2005.
2. 山口光圀，福井勉，入谷誠：結果の出せる整形外科理学療法．メジカルビュー社，2009.
3. 中村隆一，齋藤宏，長崎浩：基礎運動学第6版．医歯薬出版，2003.
4. 林典雄：運動療法のための機能解剖学的触診技術　下肢・体幹．メジカルビュー社，2012.
5. 松尾善美（編集），奈良勲（監修）：歩行を診る─観察から始める理学療法実践．文光堂，2011.
6. キルステン・ゲッツ＝ノイマン（著），月城慶一，江原義弘，山本澄子（翻訳）：観察による歩行分析．医学書院，2005.
7. Altieri C. etal: The effects of hamstring stretching on range of motion: a systematic literature review. JOSPT, 35(6): 377-387, 2005.
8. 新井秀明：ストレッチと筋の可塑性．体育の科学，44号：817-822．1994.
9. 腰野禽久：大腿四頭筋力増強のための膝伸展位下肢挙上訓練．整形外科，MOOK 増刊1：123-128．1983.
10. 市橋則明，三宅裕子，他：スポーツ外傷後の大腿四頭筋萎縮の一考察─MRIによる検討．理学療法ジャーナル，28（3）：205-207，1994.
11. 石井慎一郎：運動器疾患における運動課題の設定と結果の知識の付与方法．理学療法，22（7）：989-1000，2005.

引用文献

1. 熊澤孝明：関節からの痛覚伝導系、関節外科 16：890-900，1997.
2. Neumann DA: An arthritis home study course. La Crosse, Wis, 1998.
3. 真野行生：高齢者の歩行障害と転倒の要因．J Clinical Reha, 7：243-247，1998.

レポート作成者からのコメント

●最後に、患者さんとどのようにお別れしたか

　経過は順調であったため、実習期間を1週間残し、患者様は退院となりました。最後は居室で挨拶をして、退院後の生活について話をしました。患者様は家に帰れる楽しみがある反面、不安も感じていました。話のなかでは、「国家試験を通過して、来年から働けるように応援しています」と激励をいただきました。今、自分が臨床で働けているのは、私とかかわってくれた方々の協力があったからだと思っています。恵まれた環境で実習をさせていただいたことを、今も感謝しています。

[レジュメ]

※本来レジュメは「A3用紙1枚」に仕上げていくのが通例ですが、本書では紙面の関係上3ページになっています。

左変形性膝関節症を呈し、左人工膝関節置換術が施された症例
移動能力の再獲得による参加拡大

実習：○○病院、実習指導者：○○先生、実習期間：○年○月○日～○月○日、○○学校理学療法学科4年　○○○○

I. はじめに
今回、左変形性膝関節症を呈し、左人工膝関節置換術が施された症例を担当させて頂く機会を得たので下記に報告する。

II. 症例紹介
<一般的情報>
【氏名】○様　【年齢】70代　【性別】女性
【主訴】初期：夜に膝が痛い　最終：膝が重い
【HOPE】旅行へ行きたい
【家族HOPE】自宅復帰して、病前と同じ生活をしてほしい
【NEED】初期：疼痛軽減、独歩による歩行能力
　　　　　　　階段昇降の獲得
　　　　最終：歩行耐久性向上

<医学的情報>

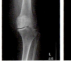 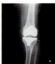

【診断名】左変形性膝関節症
【画像所見】○年○月○日　膝OAGrade　GradeⅡ～Ⅲ
【現病歴】本症例は、○年頃より膝の痛みがあったが、「歩く会」に参加するなど活動的に過ごしていた。2年くらい前より、夜間、入眠中も痛みが出現し、近隣の病院で関節注射を2週間に1度施行していたが、知人より当院の医師を紹介され、当外来を受診して手術目的で入院。9月初旬に左全人工膝関節置換術が施行され、翌日よりリハビリ開始。その後、入院15病日目から回復期病棟へ移動して現在に至る。
【既往歴・合併症】痔、間質性肺炎、左白内障
【投薬状況】ロキソニン錠®60 mg、ユベラN®カプセル(100)、ツムラ麦門冬湯顆粒エキス®、ビタメジン®配合カプセルB25、ツムラ清肺湯顆粒エキス®

III. 理学療法評価
1. 全体像

初期（術後17～22日目）	最終（術後50～53日目）
移動は、病棟内日中T字杖自立、夜間サークル歩行器自立。現状、リハビリ室までT字杖にて移動することが可能。痛みの訴えが強く、リハビリ中も防御性収縮がみられる。性格は明るく活動的で、コミュニケーションも良好である。リハビリにも積極的で退院後に日帰り旅行へ行くのを目標にしている。	移動は、病棟内T字杖自立。屋外歩行では、独歩にて約1.6 kmまで歩行可能。痛みの訴えはなくなったが、左膝周囲の倦怠感を訴えている。炎症反応は軽減傾向で、左膝可動域は確保できている。退院後の生活を楽しみにしており、友人と1泊旅行を計画している。

2. バイタルサイン
血圧(平均値)121/76、脈拍(平均値)89、SpO₂ 97%

3. 疼痛検査　初期：術後17日目、最終：術後50日目

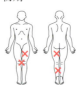 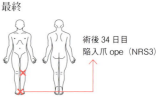

初期　　最終　　　　　　　　　　術後34日目
　　　　　　　　　　　　　　　　陥入爪ope（NRS3）

部位	種類	質	程度
左膝前面、内側	安静時、夜間、放散痛	鈍痛※1	NRS7 → 2
左大腿前面	運動時痛（伸張時痛）	鈍痛※2	NRS5 → 0
左大腿後面	運動時痛（伸張時痛）	鈍痛※3	NRS5 → 0
左下腿後面	運動時痛（伸張時痛）	鈍痛※4	NRS5 → 0

※1 熱・腫脹を伴う痛み（圧痛：鵞足）
※2 つっぱるような痛み（圧痛：大腿直筋、外側広筋、大腿筋膜張筋）
※3 つっぱるような痛み（圧痛：ハムストリングス）
※4 つっぱるような痛み（圧痛：腓腹筋）

4. 形態測定　単位(cm)　初期 術後17日目 最終 術後50日目

下肢長	右	左	左右差
棘下長（以下SMD）	82 → 82	82 → 82	0
転子果長（以下TMD）	69/69	69/69	0
臍下長	79/80	80/80	−1 → 0
周径	右	左	左右差
大腿周径膝蓋骨直上0 cm	34/34	36/34	2 → 0

5. 関節可動域検査　単位(°)　active/passive
初期：術後19日目、最終：術後50日目、NP：問題なし（変化なし）

項目		右	左
股関節	SLR	60/65 → 85/90	45 P/50 P → 85/90※1
	伸展	−10/−5 → 5/10	−10/−5 → 5/10※2
膝関節	屈曲	130/130 → NP	110 P/115 P → 130/130※2
	伸展	−5/0 → 0/0	−10/−5 → 0/0※1
足関節	背屈（膝伸展位）	0/5 → 10/20	−5/0 P → 10/20※3

※1 ハムストリングス遠位部に伸張感
※2 触診において大腿直筋、外側広筋に伸張感
※3 触診において腓腹筋に伸張感

6. 徒手筋力検査　初期：術後22日目、最終：術後52日目

項目		右	左
股関節	腸腰筋	2 → 4	2 → 4
	大殿筋	2 → 4	2 → 4
	ハムストリングス	3 → 4	3 → 4
	外転筋	3 → 4	2 → 4
	内転筋	3 → 4	3 P → 4※1
膝関節	大腿四頭筋	4 → 4	4 P → 4※2
	ハムストリングス	3 → 4	3 P → 4※3
足関節	腓腹筋	2 → 5	2 → 5

※1 大腿直筋に疼痛　※2 膝周囲全体に疼痛、内側広筋の収縮向上
※3 ハムストリングスに疼痛

7. 感覚検査　初期：術後23日目、最終：術後52日目
術創部表在感覚軽度鈍麻（術後36日）、足底感覚軽度鈍麻（術後35日）、伏在神経過敏症状あり。　※最終評価時軽減傾向

8. 姿勢観察（立位）　初期：術後23日目、最終：術後50日目
初期　　最終

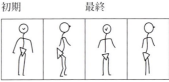

頭頸部伸展位※1
骨盤前傾※2・右回旋位※3
両膝関節軽度屈曲位
左足関節軽度底屈位※4

最終評価時：※1 ※2 ※4：軽減、※3：消失

9. 下肢荷重検査　単位(kg)　初期：術後24日、最終：術後52日

項目	右	左
荷重量（静止立位時）	17.0 → 21.0	24.9 → 21.5
最大荷重量	30.0 → 31.0	26.2 → 28.0

10. 片脚立位時間　初期：術後24日目、最終：術後52日目

右	左
4.6秒 → 25.6秒	2.4秒 → 10.8秒

11. 10m歩行（free hand）初期：術後24日目、最終：術後53日目

時間（秒）	歩数	速度 km/h	歩幅 cm	歩行 steps/min
11.5 → 8.5	20 → 18	3.1 → 4.3	55 → 57	100 → 124

12. 歩行観察（free hand）　観察肢：左

初期　術後24日目	最終　術後53日目
立脚相では、左足関節の背屈は認められず、足底全面接地となり左LRへ移行した。左LRでは、上部体幹を左側屈させて左右への動揺がみられた。なお、Tstは消失しており足部での蹴り出しはみられなかった。遊脚相では、左Pswにおいて支持脚である右側は、脛骨内反、外旋、内側移動が発生して、ラテラルスラストがみられた。	立脚相では、左足関節位にて踵接地がみられ、左LR移行した。左LRでみられた上部体幹の左側屈は消失した。また、Tstでは左MTP関節までの荷重が可能となり、足部での蹴り出しにより、遊脚相へ移行した。遊脚相では、左Pswにおいて支持脚である右側でみられたラテラルスラストは軽減した。

13. ADL評価（FIM）　初期：術後28日目、最終：術後53日目

初期111点　減点項目：食事、トイレ動作、移乗、移動、社会的交流

最終112点　減点項目：食事、トイレ動作、移乗、移動

IV. 問題点抽出（ICF）

【初期評価時】	【最終評価時】
<心身機能・身体構造>	<心身機能・身体構造>
#1. 左下肢疼痛	#1. 左下肢倦怠感
#2. 左膝関節可動域制限	#2. 全身持久力の低下
#3. 股・足関節可動域制限	#3. 姿勢アライメント
#4. 下肢支持性低下	#4. バランス能力低下
#5. 下部体幹筋筋出力低下	#5. 足底感覚軽度鈍麻
#6. バランス能力低下	b. 意識障害なし
b. 意識障害なし	b. 理解可能
b. 理解可能	b. 表出可能
b. 表出可能	<活動>
<活動>	#6. 歩行耐久性不足
#7. 歩容不安定	b. 病棟内ADL自立（ENTレベル）
#8. 歩行耐久性不足	<参加>
b. 病棟内ADL自立	#7. 旅行
<参加>	#8. 歩く会
#9. 旅行	#9. 家事
#10. 歩く会	#10. 買い物
#11. 家事	<個人>
#12. 買い物	#11. 痛みに敏感
b. 病棟内生活	b. リハビリに協力的
<個人>	<環境>
#13. 痛みに敏感	#12. 独居
b. リハビリに協力的	#13. 階段の段差が高い
<環境>	b. 介護保険申請中
#14. 独居	b. 近隣住民との交流が多い
#15. 階段の段差が高い	
b. 介護保険申請中	
b. 近隣住民との交流が多い	

V. ゴール設定　　達成○　未達成×

【初期評価時】	【最終評価時】
短期目標STG（2W）	**短期目標STG（2W）**
左下肢疼痛軽減○	左下肢疼痛軽減○
膝関節屈曲可動域120°確保○	膝関節屈曲可動域120°確保○
筋の過緊張、筋短縮軽減○	筋の過緊張、筋短縮軽減○
Extension lag改善○	Extension lag改善○
下部体幹筋筋出力向上○	下部体幹筋筋出力向上○
歩容改善○	歩容改善○
バランス能力向上×	バランス能力向上×
連続歩行距離1km×	連続歩行距離1km×
長期目標LTG（4W）	**長期目標LTG（3W）**
屋外独歩による歩行能力獲得2km（スーパーまでの往復距離）	屋外T字杖使用による歩行能力獲得1.5km（スーパー内面積1490 m^{2}を想定）○
階段昇降能力獲得	25cm階段昇降能力獲得（2足1段による昇降）※T字杖使用○
家事動作獲得	家事動作獲得○

VI. 治療プログラム（術後の経過）

治療プログラム内容	9/30〜10/7	10/7〜10/14	10/14〜10/21	10/21〜10/26
寒冷療法、リラクゼーション	●→			
ROM-ex、起立台	●――――――――――――→			
下肢MSE（OKC）、Dyjoc-ex	●――――――→			
下肢MSE（CKC）			●――――→	
体幹-ex	●――――――――――→			
足底-ex			●――→	
屋外歩行訓練			●――→	
ADL訓練			●――→	

VII. 考察

　本症例は、○年頃より膝の痛みがあったが、「歩く会」に参加するなど活動的に過ごしていた。2年くらい前より、夜間、入眠中も痛みが出現し、近隣の病院で関節注射を2週間に1度施行していたが、知人より当院の医師を紹介され、当外来を受診して手術目的で入院。

　9月初旬に左全人工膝関節置換術が施行され、翌日よりリハビリ開始。

　病前の生活は独居で、生活はすべて自立していた。退院後は、自宅管理のために2階へ行くこと、家事や買い物を行う必要がある。また、旅行へ行きたいなど本人の希望もある。そのため、LTGは、実際に買い物をするスーパーを想定した屋外T字杖使用による歩行能力獲得1.5kmを目標とし、転倒リスク回避のために、姿勢アライメント改善、全身・下肢筋持久力向上、バランス能力向上を課題として訓練を開始した。

　目標達成のために、STGとして、#1左下肢疼痛の訴えが強いため、まずは局所循環を高めて、痛み増強物質であるサイトカインを除去する必要があると考えた。そのため、筋ポンプ作用を高める目的で、足関節・膝関節（OKC）、Quad Settingを施行した結果、朝のこわばり軽減に伴って、運動時痛が消失した。また、大腿直筋、外側広筋、大腿筋膜張筋、大殿筋、ハムストリングス、腓腹筋の過緊張軽減を目的に、リラクゼーション、ROM-exを施行した結果、該当筋の過緊張軽減に伴い左膝関節屈曲130°（Active）まで確保することができた。防御性筋収縮増強に伴い発生したと推測される、

腸腰筋・大腿直筋・外側広筋・大腿筋膜張筋・内転筋・大殿筋・ハムストリングス・腓腹筋の短縮を改善する目的でROM-ex、起立台を使用した持続的筋の伸張により、#3.股・足関節可動域制限は改善された。

　LTG達成のためには、#7.歩容不安定（#3～#6）が問題となった。#7.歩容不安定は、姿勢アライメント不良による機能的脚長差による要因が大きな問題点として考えられた。そのため、姿勢アライメント正中化を目的に、骨盤下制-ex、立ち直り訓練（座位）-exを施行した結果、歩行時にみられた左右への動揺が軽減した。これらと並行して、身体重心の移動を再学習する目的でDyjoc-ex、スクワットを施行した結果、#4.下肢支持性低下、#5.下部体幹筋筋出力低下が改善された。

　LTGについては、自宅復帰後の生活を想定し目標とした。まず、屋外の移動能力獲得のために、屋外にて連続歩行を施行して約800mから1.64kmまで連続歩行距離を獲得することができた。

　自宅管理に必要な階段昇降能力（25cm）であるが、高さ30cmの段差で昇降することができた。しかし、左側方へ動揺がみられた。原因は、#4.バランス能力低下による単脚支持での姿勢制御能力が困難となっていることを考え、足部からの運動連鎖を促すことを目的に、スクワット、カーフレイズを施行したが、左片脚立位のカットオフ値をクリアすることができなかった。動作の実用性はあるが、転倒リスクが示唆されるため、自宅ではなるべく階段を使用しないことを提案した。

　#9.家事動作であるが、問題となったのは床の物を拾う動作である。左膝関節の過屈曲は、人工関節の摩耗を引き起こし、感染症のリスクがある。そのため、右片膝立ちの肢位で行うことを提案した。

　本症例のHopeは#7.旅行へ行きたいという希望があり、自宅復帰後も活動的な生活が予測される。また、#8.歩く会への参加も望んでおり、#10.買い物や地域交流は○○様のQOLとなっている。これらへの参加の問題点としては、#4.歩行耐久性不足が大きい。術後56日目現在、free hand連続歩行は1.64kmまで可能である。スーパー内の買い物を検証したところ、移動距離は630mであったため、現段階で買い物をする能力はあると考えられる。しかし、約1km連続歩行後、疲労度を3「疲れた」、2「変化なし」、1「疲れなし」の3段階で評価すると、全身2下肢1と訴えており、#2.全身持久力に低下がみられる。また、疲れがみられると上部体幹による姿勢制御が顕著となり左右への動揺があるため、転倒リスクが示唆される。在宅復帰後、これら問題点に対して、日常生活での全身持久力向上を期待して自主訓練として、毎日の散歩を提案した。屋外ではT字杖を使用することを注意喚起して、転倒防止を促した。また、スーパーまでの移動は、介護保険を利用してヘルパーを委託すること、買い物代行サービスの利用を提案したい。○○様の活動的な性格を考慮すると、買い物への参加はQOL向上に繋がると考える。

　最後目標である旅行への参加であるが、同行する友人は60歳代であるため、○○様より歩行速度が速いということを伺った。現状freehandにて、60歳代平均4.2km/hの速度で歩行可能レベルである。しかし、#2.全身持久力に低下がみられるため、疲れたときは休憩することを促していきたい。また、退院時指導にて病識を認識してもらえるように身体状況を説明して適切な旅行地が選択できるように指導していきたい。

6章

コミュニケーションのコツ、お悩みQ&A、就職先など

実習中は不安や迷いがいっぱい……というわけで、
先輩が自分の経験から、個性あふれるアドバイスをお送りします。

この章の内容

1. 臨床実習指導者とのコミュニケーションを円滑にするコツ
2. どう考えたらいい？　実習中のあんなこと、こんなことＱ＆Ａ
3. 理学療法士の就職先はいろいろあります
   - 一般病院
   - 介護老人保健施設
   - 介護付き有料老人ホーム、通所介護（デイサービス）
   - 個人事業主
   - 就職せずに自由業——講演、執筆、企業アドバイザー、その他いろいろ
   - 就職先いろいろ——私の経験から

1. 臨床実習指導者とのコミュニケーションを円滑にするコツ

長谷川真人

コミュニケーション
それは理不尽さを回避するためだ！

　私は、コミュニケーションとは「相互に感情や言葉を交わし合い、お互いを理解していくこと」だと思っています。では何のためにコミュニケーションをするのでしょう。

　人は時には誤解をします。そして知らないことを恐れる傾向があります。

　コミュニケーションが取れないと感じている相手のことは、どんな小さなことも"悪い"方向から考えてしまうかもしれません。それを放置していると、ますます相手を遠ざけ、相手からも遠ざけられることになります。逆に、コミュニケーションが取れている相手のことは、どんなことでも"よい"方向から考えるようになっていくものです。

　実習中は、臨床実習指導者やスタッフとのコミュニケーションの良し悪しが、実習の内容、そして評価にも影響する可能性が大きいです。ですから、実習中のコミュニケーションがなぜ必要か、と問われれば、「誤解されて悪い方向から評価を受けないため」だと言えます。

　実習の初期の段階では特に、あなたは臨床実習指導者にとって見知らぬ存在です。あなたが周囲を恐れていると思っているかもしれませんが、実は受け入れている人たちもあなたのことをよく知らないので、心のどこかで怖い存在だと思っているかもしれません。だから、コミュニケーションを意図的に取って、あなたが怖くない存在だということを知ってもらいましょう。そして、いつまでも相手から問われて初めて答える"受け身な態度"ではなく、能動的な姿勢を示すようにしてみましょう。

　あなたが実際に理学療法士になって職場で働くようになった時には、当然ながら患者さんや職場のスタッフと良好なコミュニケーションを取っていく必要があります。それができなければ仕事になりません。コミュニケーション能力は、理学療法士に必要な基本的なスキルなのですから、それが実習の場で試されるのは当然と言えば当然です。

　私自身は、理学療法士養成校時代に3か所、アメリカ留学時代に2か所の施設で実習を経験し、実習中に臨床実習指導者や周囲のスタッ

フとうまくコミュニケーションを取っていくことの重要性を痛感して
きました。一方で、他校から同時期に実習に来ていた人や同級生で、
臨床実習指導者とのコミュニケーションがうまくいかなかったために、
実習で厳しい評価をもらい、理学療法士になることをやめてしまった
人もいました。とても残念なことです。
　そこで、臨床実習指導者やスタッフと相互によいコミュニケーショ
ンを取ることを目指すうえで必要なことや、ピンチの時はどうしたら
よいかを、例を挙げて考えていきたいと思います。

何となく、コミュニケーションがうまく取れていないような気がするのですが。

A 当然のことかもしれませんが、挨拶はコミュニケーションの基本です。朝一番に実習場で「おはようございます」、その日の実習が終わったら「本日はお疲れ様でした。ご指導ありがとうございました」などの挨拶はできていますか？
　実習の初期は緊張してしまうかもしれませんが、適度に大きな、はっきりとした声と明るい笑顔で挨拶をするように心がけてみてください。話し難い雰囲気があったとしても徐々に変わってくると思いますよ。

非常に冷たい態度を取られます。時に「理学療法士に向いてない」とも言われてしまいます。

A 自分では問題ないと思っていても、臨床実習指導者や周囲のスタッフは、あなたに対して問題がある、改善してほしいと思っている場合があります。そこで、早いうちに自分自身の改善点を臨床実習指導者やスタッフから聞き出し、それに対して自分自身を変えていく努力をすることが、実習を成功させるためには大切です。改善点を聞くには次のような方法があるでしょう。

①直接聞く：これはオープンな雰囲気の実習先なら問題ないですが、相手も本音を伝えにくいことがあるかもしれません。

②定期的に改善点を伝えてもらう機会を作る：あらかじめ評価の日程が決まっていれば、自分自身の改善点を教えてもらえると思います。できれば実習の早い時期に初期評価を行ってもらい、改善点を見つけ出しておくとよいでしょう。

③担当患者さんのフィードバックをしてもらう際に聞く：実習では自分が担当した患者さんとのやり取りに対して臨床実習指導者からフィードバックを受けますが、その際に、自分の振る舞いや言動など一般的なマナーも含め、問題がなかったか、改善点があるかどうかを確認しておくとよいでしょう。

④雑談：日頃の何気ない雑談のなかでも、自分自身について臨床実習指導者がどう評価し、改善点を求めているのかが見えることがあります。

怒られてしまいました。

A 例えば臨床実習指導者から何かのことで怒られてしまったとしましょう。とっさに頭の中が真っ白になって反応ができないかもしれません。何が起きたのかわからなくなったら、「失

礼しました！」とまず謝り、落ち着きましょう。

そして、何に対して怒ったのかということを改めて聞きます。理解できたら、相手の目を見て「大変申し訳ございませんでした。以後気を付けます」など、状況に応じて適切なお詫びの言葉を言うようにしましょう。

怒った相手は、あなたが無反応でいると、自分の怒りが適切に受け止められなかったと感じて余計に怒りを増幅させてしまいます。怒りの理由をきちんと受け止めました、理解しました、というサインを送る必要があります。

社会人になってもさまざまな経験をすると思います。そうした経験に対する準備だと思って、常に謙虚に学び続ける姿勢、態度を保ちましょう。

Q4 自分が臨床実習指導者の邪魔になっているような気がします。

A 実習先も普段の業務をかかえつつ実習生を指導するのですから、負担はそれなりに大きいです。しかし実習生が来ることにより、煩雑な仕事を手伝ってもらえたり、診療の手助けになったりと、助かることもあるはずです。何でもよいので、自分が実習先で手助けできることを見つけ出し、さりげなく自分自身も実習先に貢献しているということをアピールしましょう。また、繰り返しになりますが、1日の実習を終える際に一言、「今日はありがとうございました」と感謝の気持ちを伝えることも重要です。

Q5 お酒に弱いのですが、かなりの頻度で飲み会があります。

A "飲みニケーション""食べニケーション"に積極的に参加し、他のスタッフとも仲良くすることは大事です。実習初期に臨床実習指導者やスタッフにご飯や飲みに誘ってもらえたとしたら、可能な限り参加するとよいと思います。実習時間以外でのコミュニケーションは、お互いの人となりを深く知る絶好の機会です。ただ、飲んだ席でも節度をわきまえて、先輩たちを立てる態度は忘れないように。そして次の日に遅刻をすることがないようにしましょう。

Q6 万事手を尽くしましたが、どうにもできないほど関係が悪く、本当に不合格になりそうです。

A これらは最終的な手段ですが、"保険"的なアプローチとして覚えておきましょう。
あなたが行ったことの記録を保存しておきましょう。あなた自身が、自分でも落ちて当然だと納得できるようなことがあったならば仕方がないかもしれませんが、不条理な理由で評価が下され、実習を落とされてしまうということが全く起こらないとも限りません。ですので対策を考えておくことは重要です。

例えば、デイリーレポートのコピーを取っておく、提出書類はすべてコピーを取っておく、臨床実習指導者からの暴言を書き留めておくなど、実際の出来事を客観的に記録して残しておきましょう。何かのトラブルの際に、解決への判断材料になるかもしれません。

そしてこのような状況に陥りそうな気配を感じたら、早めに自分の学校の先生に相談し、先生から施設責任者へ相談してもらうことが必要かと思います。

1.臨床実習指導者とのコミュニケーションを円滑にするコツ

コラム 雑談力はとても重要

長谷川真人

　雑談は、社会人として仕事上のコミュニケーションを取るうえでも重要です。話す際の緊張をほぐし、その後のコミュニケーションを円滑に進めてくれます。雑談をするにはいろいろなネタを持っているほうがいいので、普段から情報収集に努めてみましょう。

　いきなりコミュニケーション上手にはなれません。コミュニケーションを取ることが苦手な人、ある特定のタイプとコミュニケーションを取るのが苦手だという自覚がある人は、普段から実験だと思って、意識して他人とコミュニケーションを取る練習をしておきましょう

＊雑談ネタとしてふさわしい例：気候・季節、ニュース、街の話題、病院組織、臨床実習指導者自身について（出身地など）。
＊雑談ネタとしてふさわしくない例：宗教・信仰、自分がかかわる組織や人の悪口、学歴、景気・不景気の話、自分の自慢話、政党・政治、プライベートすぎる話など（以上は一般的なものなので、状況をみて判断してください）。

　雑談力を高めたら、次のこともできるように目指してみましょう。
＊雑談でも相手が気持ちよく話せる配慮を。
＊知らない話題は興味を持って詳しく教えてもらう。
＊自分が話したいことではなく、相手が一番話したい内容を見極めて、そこに話を合わせていく。

コラム 上手にストレスマネジメントを

　実習中のストレス対処に使える、簡単なストレスマネジメント方法についてご紹介します。
＊深呼吸する：イライラした際の対策として、簡単に行えるのが深呼吸です。まずはゆっくりと呼吸をして、気持ちを落ち着け、冷静な状態で物事を考えられるようにしましょう。
＊笑顔を作る：笑顔には、怒りを抑える効果があります。また気持ちを前向きにし、落ち込んだ際に、自信を取り戻してくれる効果もあります、楽しいことを行うと笑顔は自然と出るものですが、逆に意識的に笑顔を作っても、気持ちを落ち着け、温和で安定した精神状態をもたらしてくれます。口角を上げ、笑顔を作ってみましょう。また可能ならば、実習が休みの日は何か楽しいことをしてリフレッシュしましょう。
＊睡眠をとる：最近の研究では、「睡眠不足によってストレス感受性が高まる」ということがわかっています。実習中は忙しいかと思いますが、可能な限り睡眠をとり、体を休められる時は休め、疲労を回復させましょう。

コラム 飲みニケーション&食べニケーションの楽しみ方

＊気を遣いましょう！　お酒をついだりする行為は、お世話になっている相手へ感謝し、お礼の意味を込めて行うもの。お世話なっている実習先の方々に敬意を示す意味で、気持ちよく気を遣ってみてください。例えばサラダを取り分けたり、飲物をついだりする時も、一言、「サラダをお取りします」「おつぎします」など、声をかけてから行うとよいかと思います。
＊泥酔厳禁！　場の雰囲気に合わせて、ある程度のお酒を飲むことは問題ないのですが、泥酔して記憶がなくなったり、陽気さも度を越したりしてはいけません。お酒の力をあなどってはいけません。ほどほどの量にとどめておくのが一番ですが、飲むことを断りづらい場合は、「アルコールアレルギーがあります」「お酒が飲めない体質なんです」など、上手な逃げ口上も必要かもしれませんね。

[実習あるあるマンガ] 臨床実習指導者と私

バイザーの仕事はオレの仕事？！

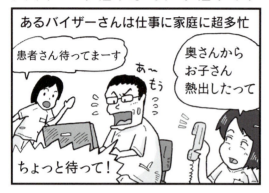

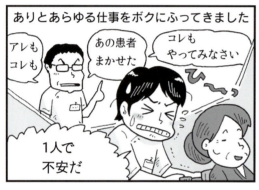

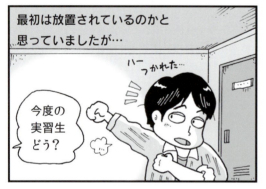

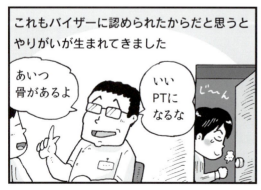

覚悟の実習生

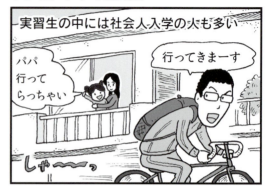

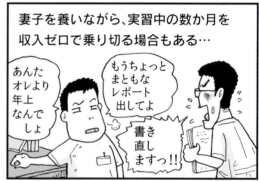

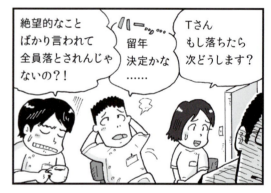

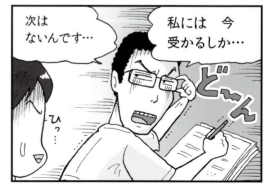

遅刻防止のコツ

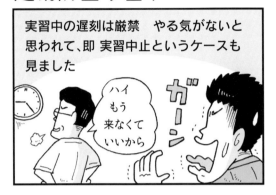

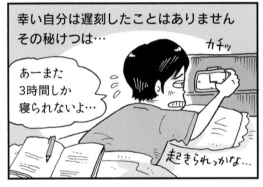

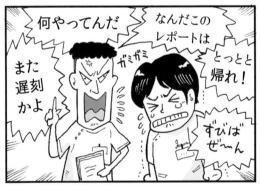

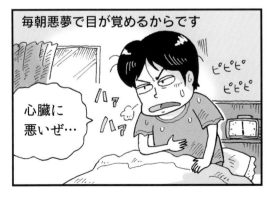

寝ない演技で乗り切れ！

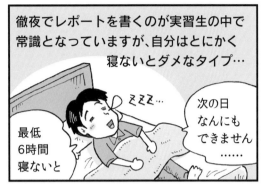

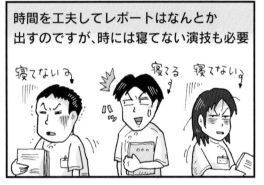

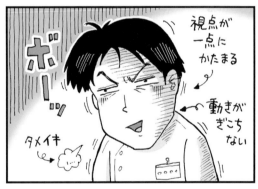

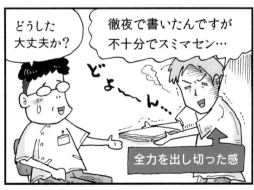

涙のインスタントラーメン

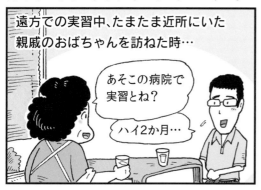
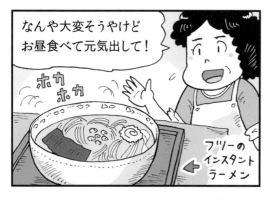
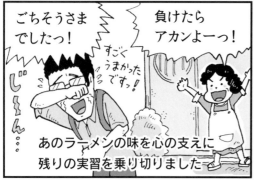

連休中に遊びに行ったら…

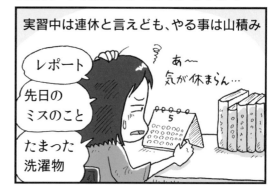
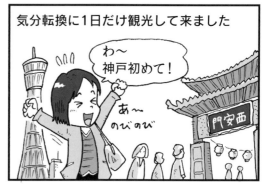
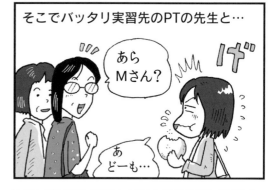
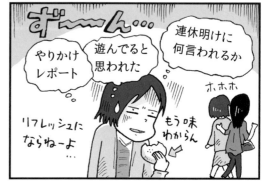

ものまね卒業試験

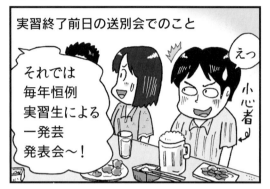
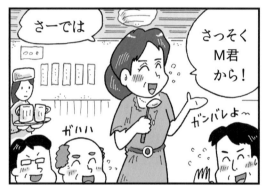
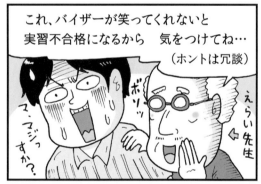
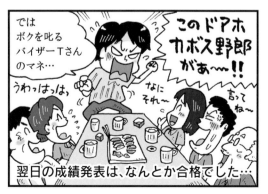

別れのベルは突然に

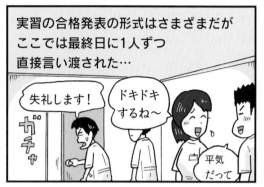
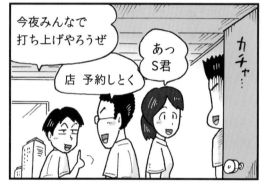
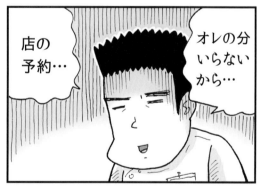
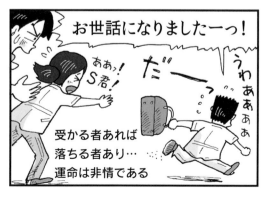

コラム　臨床実習指導者を経験した私が今思うこと　　村上京子

　私は6人の実習生とかかわった経験があるのですが、今振り返ると申し訳ないエピソードが満載です。そのうち最初の2人は他のスタッフが実習指導者だったので、自分は一歩引いた目で見ることができ、いい距離感でいられました。重要な点だけアドバイスし、細かいところは気にしていませんでした。
　しかし自分が臨床実習指導者になったとたん、「実習生を成長させてあげないと」という責任感のようなものが湧いてきて、一挙手一投足とまでは言いませんが、細かいことも気になって口に出していたと思います。
　まるで臨床実習指導者の時は子を思う親、臨床実習指導者でない時は孫を思うおばあちゃん、といったところでしょうか。
　ですから、もし実習に行って「言うことが細かいなあ」と思う臨床実習指導者に出会ったとしても、それだけ実習生であるあなたのことを思っているのだと解釈してくださいね。ただし、距離の取り方が間違っていて「これはおかしいでしょ」というレベルの変な要求（例えばセクハラ）をしてくる臨床実習指導者がいたら、悩まないで学校の先生に相談しましょう。

●あなた自身の哲学を探して
　かつて私は西洋医学的な基盤という非常に狭く限られた条件の中で患者さんの身体を解釈しようとしていたので、理学療法も実習指導も窮屈なものだったように思います。卒業後、理学療法士の資格を得てから、西洋医学以外への関心が強くなり、学んでいったのですが、それによって自分自身の物事の考え方の幅がだいぶ広がりました。
　臨床実習指導者の方針はさまざまですから、実習中はその方の指導に沿ってくださいね。ただ、考え方や物事の捉え方は本当にいろいろあります。卒業して臨床家になった時、「あなた自身の哲学」ができるように、実習生である今のうちから幅広く学んでいただきたいと思います。

●人が注意してくれるのも学生のうちだけ
　今になって思いますが、社会人になるとなかなかアドバイスを受けられなくなります。なんとなくお互い言いにくくて、遠慮するところも出てくるのかもしれません。その中でも苦言を呈してくださる方がいると、（正直一瞬グサッとなりますが）ありがたいなあと思います。細かいことじゃないかと思うことほど大切にしてください。そこに気付くということは、仕事に真剣に取り組んでいるからこそなのです。そういう方からのアドバイスは的確で、仕事の内容が深まります。
　実習中は多くのアドバイスを受けると思います。言い方によっては否定的もしくは攻撃的に聞こえる場合もあるかもしれませんが、できるだけ前向きに受け止められるように気持ちを持っていってくださいね。

●挫折に見えても、人生全般から見たらわからない
　最後に。個人的な考えとしては、臨床実習指導者の評価を気にすることなく自分自身の学びを毎日積み重ねていっていただきたいと思います。実習生も十人十色なら臨床実習指導者も十人十色です。
　臨床実習指導者が学生に求める資質はそれぞれだと思いますが、実習生自身に学びの姿勢があれば、それは臨床実習指導者に伝わると思うのです。ただ、運悪くその姿勢が伝わらず、思ったような評価を得られなかったとしても、それはそれで人生の大きな流れの中の1つの出来事にすぎません。大切なのは他人の評価ではなく、自分自身が何を達成できたかだと思います。例えば就職試験で落ちた経験を持つ人はわかると思うのですが、「あの時落ちたことは、今振り返ればかえってよかった」と思うようなことはいくらでもあるのです。そこで考えたり行動したことは、後になって考えてみれば必ず未来の糧になっています。
　理学療法士だけが道ではないと、私は思っています。もしかしたら一見挫折に見えるようなことが、より

幸せな人生の方向に向かわせてくれているかもしれませんよ。

● **実習生として大切な心構え**

　最後に、私が考える「実習生として大切な心構えと姿勢」を記します。
・笑顔。
・挨拶。
・できるだけはっきりと話す。
・受けたアドバイスは素直に吸収していく。
・わからないことや曖昧なことをごまかさない（むしろ学生のうちのほうが、「わからない」と素直に言える貴重な時期です）。
・できるだけ臨床実習指導者とコミュニケーションを取る。
・ホウレンソウ（報告・連絡・相談）をしっかり行う。
・疑問に思ったことをすぐ臨床実習指導者に聞くのではなく、まずは自分で調べてデイリーノートに記載する。

> **コラム　実習は、臨床実習指導者も成長する機会です**　　守澤幸晃

　まずは僕自身のことを書きます。僕が理学療法士になった経緯は、順調だったとはとても言えません。理系大学を卒業し、ある企業に就職したもののそこでついて行けず、悩んだ挙句に職業として選び直したのが理学療法士でした。
　僕は人付き合いが苦手で、年齢の割には要領が悪く、学校の成績も下のほう。実習の時も臨床実習指導者から「本当に理学療法士になりたいの？」と言われ、幾度となく不合格の瀬戸際をさまよいました。今、臨床実習指導者をやっていること自体が奇跡と言われても仕方がない男なので、この文章が本当にあなたにとって役に立つかどうかはご自身で判断してください。

● **実習4回のつながりを考えています**

　実習は大学4年間で約4回行われます。見学実習は短くて半日程度、臨床実習になると約2か月という長期間です。日本理学療法士協会作成の『実習の手引き』を見ると、これら4回の実習には一連のつながりがあり、この4回を通して理学療法士の仕事を理解できることを目指しているそうです。
　臨床実習指導者の立場からすると、やはりできるだけ今回の実習の目的を達成し、次の実習につながるような指導を心がけようという意識があります。

● **「落ちてもあきらめないで」と言いたい**

　「臨床実習指導者は怖くないだろうか」「担当患者さんをちゃんと診ることができるだろうか」「レポートは厳しくないだろうか」など、きりがないほどの不安が一気に押し寄せるのが実習というものです。さらに学校の先輩から「あの病院はレポートが多い」とか「あそこの病院はよく落とすらしい」などの噂が加われば、不安に拍車がかかります。
　でも、「よく落とす」といっても、その噂の主たちは受かったのでしょう。そんな不安のせいで自分らしさが出せなくなるのはとてももったいないことです。実習は理学療法士になってもらうために行うものです。落とす数を自慢する実習地など聞いたことはありません。
　実習地の臨床実習指導者は、学生が理学療法士の仕事を理解できるようにいろいろな工夫しています。実習を落としそうな学生にこそ、なんとかと頑張ってほしいと思いながら、時間をかけています。「今ここでやり直させないと後悔することになるのではないか」という場合には、他のスタッフや学校の先生と相当な時間をかけて話し合ったうえで、その学生の心情にも配慮しつつ合否をひねり出します。だから、たとえそ

こで落ちたとしても、それはあきらめではなく期待を込めたものと思ってほしいのです。
　臨床実習指導者をしていると、自分は理学療法士には向いていないと悩む学生をよく見かけますが、理学療法士になるのは無理だろうと思うような学生には未だ出会ったことがありません。ですから、一度くらい実習で落ちたからといって理学療法士をあきらめてほしくないのです。ダブったとしてもまだまだこれからです。これが第一に僕が伝えたいことです。

● レポート作成は成長のチャンス

　実習中の学生さんには、「患者さんと接する」という実習ならではの体験をできるだけしてもらいたいし、理学療法を思考する時間を多く取ってもらいたいと考えています。しかしレポート作成に膨大な時間がかかり、それが叶わないという現実もあります。実際、昨今は実習中にレポートを課さない学校も出ているそうです。
　とはいえ、何かをまとめるという作業を通してでないと見えてこないこともたくさんあるでしょう。その意味で私自身は、レポート作成は学生さんを成長させるチャンスだと思っています。

● 自分の身体を通して想像しよう

　「こういう症状だったら検査結果はこうなるはず、と臨床実習指導者に言われたけど、違う結果が出る。おかしいな。測定方法が間違えているのかな……それとも……」
　実習中は測定方法や検査結果をめぐって、とても迷いが多いと思います。こんな時は検査方法や結果を見直すことも大事ですが、自分自身を頭から否定する前に、自分の視点と患者さん、または臨床実習指導者の視点が違うかもしれないと考えてみてください。
　患者さんの疾患はどういう状況でどのように生じているのか、自分の身体を通して想像してみましょう。

● 臨床実習指導者も成長する機会です

　実習は学生が学ぶ場だと思われていますが、実は臨床実習指導者自身も学ぶべきことが多く存在します。あまりしゃべらない物静かな患者さんが学生がついたことでよくしゃべるようになったり、いつもなら不満を訴えている患者さんが落ち込んだ学生を慰めていたりする場面を見ると、現場に学生が入るとこういう効果もあるのだなと思います。
　また、学生の質問に答えているうちに、教えているほうも、「今までこう思ってきたが本当に正しいのかな？」と考えることもあります。そして人に何かを伝えることの難しさを痛いほど感じる機会でもあります。
　ですから実習とは、学生と臨床実習指導者の共同学習の場なのです。互いに成長できるいい環境をいかに作り上げられるかが一番のポイントなのかもしれません。

1. 臨床実習指導者とのコミュニケーションを円滑にするコツ

[実習あるあるマンガ] 患者さんとのコミュニケーション

感涙の刺しゅうハンカチ

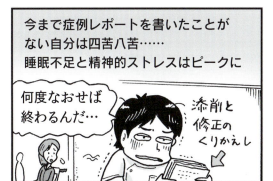

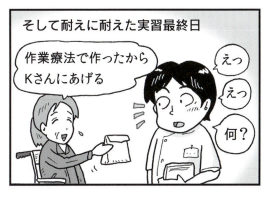

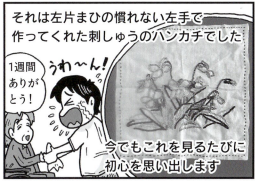

孫に似ているので

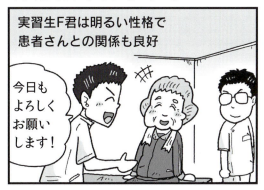

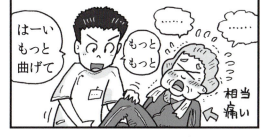

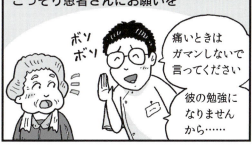

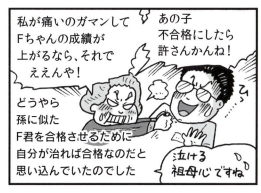

オレ流のカウントダウン

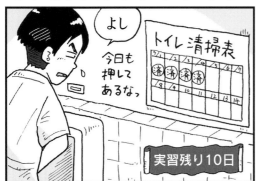

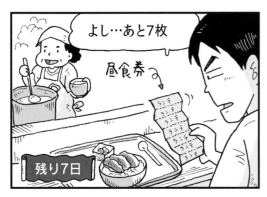

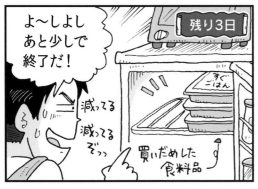

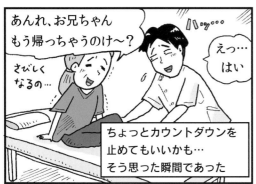

だんじり指令

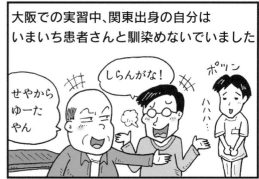

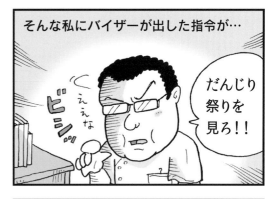

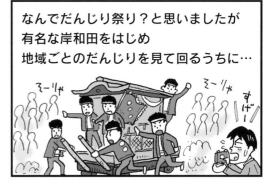

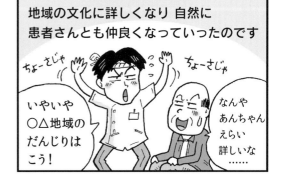

屋号って何？

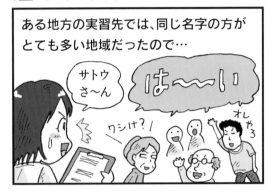

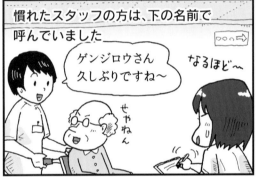

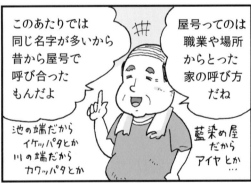

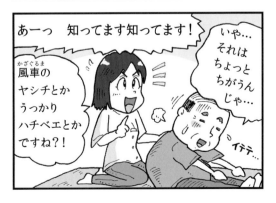

方言コミュニケーション

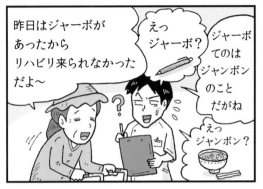

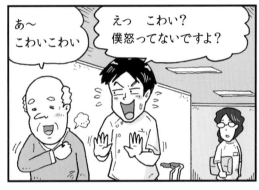

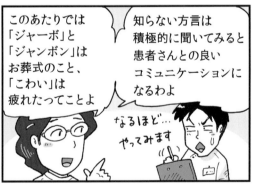

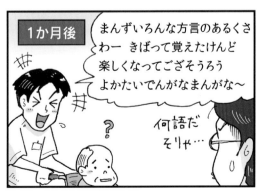

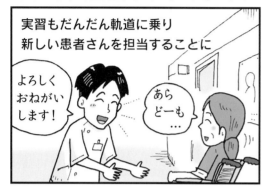
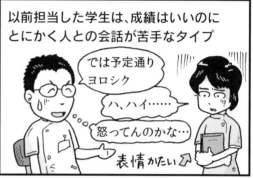
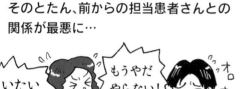
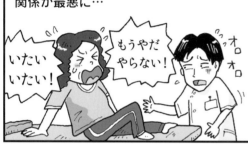
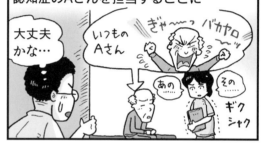
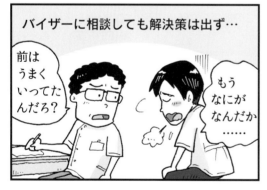
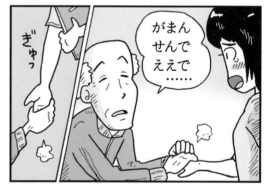
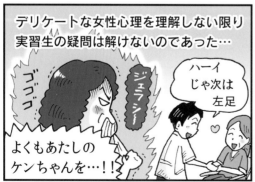
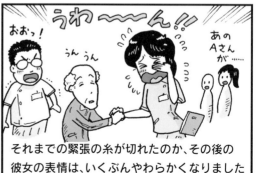

2. どう考えたらいい？ 実習中のあんなこと、こんなことQ&A

長谷川真人、村上京子、上村忠正、守澤幸晃、岡田慎一郎

Q1 実習中に、「私は理学療法士に向いていないのではないか」と思えて不安になってきます。

A 長谷川：実習は初めてのことばかりで、いろいろな失敗や、自分の思い通りにいかないことが次々と起こります。ですから、「将来、一人前の理学療法士になれるのか……」と不安が募ってくるのは自然なことです。実習先の臨床実習指導者や理学療法士の先生方も、あなたと同じ思いをして、今あなたの目の前で理学療法士として活躍しているのかもしれませんよ。日々の実習を頑張ることに専念しましょう。

質問のような不安や悩みが生じたら、まずは気を許せる人に早めに相談してみましょう。不思議なことに、それだけできっと楽になると思います。

Q2 患者さんやご家族から金銭的なものをもらった時は？

A 村上：金銭のやりとりはトラブルの発端になりかねませんので、ひとまず丁重にお断りします。それでも患者さんが（強引に）渡そうとされる場合は、臨床実習指導者に相談するのがよいと思います。その後は臨床実習指導者の判断に委ねます。

なお、公立病院では患者さんとの金銭や物品のやりとりは禁止されているので、その場合は事前に臨床実習指導者から説明があると思います。

A 上村：患者さんやご家族は、「ここまで身体機能をよくしてくれた、ようやく退院にまでこぎ着けた」という感謝の気持ちを込めて物や金銭をくれたのでしょう。自分に対してくれたのだから、もらって当然と思うかもしれません。が、実習中です。必ず臨床実習指導者にお話ししてください。

私の知っている例で、金銭授受を報告しなかったことが発覚し、実習が中止になった人がいました。就職するとわかると思いますが、金銭や物をもらわない病院・会社が増えています。院内の規則に違反した場合は実習中止になりかねないので注意が必要です。

A 守澤：必ずお断りするように学生には指導していますが、どうしてもと言って持ってこられる患者さんもいます。お菓子や食べ物なら「ダイエット中」とか言ってやわらかく断ったりするのですが、お金や図書券だとなかなか難しいですね。患者さんは「ありがとう」という気持ちをなんとか伝えたいがための行為なので、無下に断るのは相手を傷つけることもあります。

とりあえず臨床実習指導者に報告して対応してもらうべきでしょう。ある病院では、寄付という形にさせていただいて、そのお金を病院内で必要とされるリハビリ器具などの購入に当てているそうです。もちろん「○○様寄付」と書いて。ただ、患者さんは学生に直接使ってもらいたいと思っ

て金銭をくださっているので、判断が難しいところです。このあたりはまさに臨床実習指導者の腕の見せどころではないでしょうか。

A　岡田：「リハビリで世話になったから」「これから勉強を頑張って立派な理学療法士になりなさいよ」と餞別を出され、断ってもポケットに入れられてしまい、困ったことになった……。そんな経験をする実習生も少なくありません。患者さんとの関係がとても良好だったから、「ほんの気持ち」として渡してくれたのですから、そこは嬉しく思いましょう。ただ、やはり金銭をいただくというのは問題がありますから、まずは真っ先に臨床実習指導者に相談するべきです。

ルール通り患者さんに金銭を返す場合でも、いかにその気持ちが嬉しかったのかを適切に伝えましょう。万が一、患者さんがこっそり置いていき、退院してしまって返すことが困難な場合も、臨床実習指導者へ相談してください。

Q3　「これは権威を笠に着たパワハラやセクハラでは？」と感じたらどうしたらいい？

A　上村：もしパワハラ、セクハラだとあなた感じたのなら、すぐに学校の先生に相談してください。我慢していたら、取り返しのつかないことが起きるかもしれません。また、そのような状態では、いい実習ができるはずがありません。

A　岡田：丸腰で一対一で向き合えば、泣き寝入りの危険性もあります。各種のハラスメントがエスカレートする可能性を感じたら、レコーダーなどで内容を録音することも検討してみてはどうでしょう。詳細に記録をつけることも有効です。それらをもとに、学校の担任に相談してみましょう。

そこで解決されればよいのですが、実習病院に対して立場の弱い学校では、学生を救うよりも実習先の確保を優先し、助けてくれない場合があります。そんな時は、病院の第三者委員会に相談するという方法もあります。さらにエスカレートするようであれば、法的な対応も探るべく弁護士に相談というケースだって十分あり得ます。

とにかく、理不尽な対応を受けたら泣き寝入りする前に、それが誤解や被害妄想でないことがわかるような客観性のある証拠を残し、それをもとに対応を探るのがよいと私は思います。

Q4　臨床実習指導者と相性が悪かったらどうしたらよいでしょう。

A　岡田：相性の悪い臨床実習指導者と出会ってしまったとき、私は「実習期間中だけの付き合いだ」と割り切っていました。実習の合格不合格を握る絶対的な立場にいるからこそ、とてつもなく大きな存在に見えますが、実は一社会人として考えれば、そこまで決定的な人ではない。そう思えたら割り切ることができたのです。

面白いことに、このように割り切れると逆に積極的にかかわれるようになります。取材するつもりで、臨床実習指導者がなぜ理学療法士を目指したのか、そして経験を積んだ今どのような思いで理学療法士をしているのかと聞いてみてもよいかもしれません。知識も経験もない実習生でも、これらのことを通して臨床実習指導者との距離感が縮められたり、自身の考えも深められたりして、プラスに転化することもあるでしょう。

あるいはさり気なく、臨床実習指導者に"苦手だと思う患者さんにどのように対応しているの

か"という質問をしてみるのもいいですね。臨床実習指導者に向き合うヒントが、ほかならぬその臨床実習指導者自身の口から引き出せるかもしれません。

A 上村：働き始めたら必ず相性が悪い人との出会いはあるはずです。それは日常茶飯事です。私は短い間の付き合いだと思い、割り切って実習に望んでいました。「嫌い」と思うと態度に出てきてしまうので、逆にできるだけ多く話をしたり質問をしたりと、積極的にコミュニケーションを取っていました。

リハビリ室を掃除する意味とは？

A 岡田：実習生がまずできることといえばリハビリ室の「掃除」でしょう。しかし、一番下の立場だからと自虐的な態度で掃除を行うのは、もったいないことです。掃除をすることにより、リハビリ室の情報が得られるというメリットがあるのですから。

例えば、どこに何があるのかということを知っているだけでも1つの自信につながります。「セラピーボール持ってきて」「セラバンド持ってきて」と臨床実習指導者に言われ、「それ、どこにあるんですか」と聞き返すのと、「はい！」と言ってすぐに持ってくることができるのとでは、気持ち的にかなり違います。本当に小さな自信ですが、その積み重ねで患者さんや臨床実習指導者やスタッフから信頼を得ていくのだと思います。

また、そういったことを意識しながら掃除をすると、リハビリマットの高さ・固さ・広さ、ホットパックの管理、車椅子や各種杖の状態など、収集できる情報はかなり多いことに気付きます。それらの情報を持つことで、リハビリ室が「アウェイ」から「ホーム」の感覚になるのです。「ホーム」で余裕のある状態でリハビリが行えれば、集中して患者さんと向き合えるので、リハビリの効果も高まるのではないでしょうか。掃除にはそんな意味合いも含まれていると考えてみてはいかがでしょう。

A 守澤：専門の方に掃除をしてもらってもいいのですが、リハビリ訓練台の下に訓練道具が眠っているため掃除ができなかったり、作業療法士の訓練道具（小さいペグとか）をゴミと勘違いされることもよくあるので、自分たちでするほうが安心です。

リハビリ室で嘔吐や大小便が出ることもあり、感染管理上も自分たちで行う意識が必要でしょう。それに患者さんのために思いを込めて掃除をしていると、ふと前回の治療を思い出し、アイデアが思い浮かぶこともしばしばあります。それをネタにスタッフ間のコミュニケーションが取れる、なんてことも。

新人さんや学生さんには「理学療法士が掃除をする」のではなく、「理学療法士として掃除をする」ようにすすめています。前者と後者ではどこが違うのか？　あるいは作業療法士や言語聴覚士が行うのとどこが違うのか？　それを考える姿勢を持ったあなたは、すでに専門性について考える第一歩を踏み出しているのです。

実習先の病院へ就職を考えているのですが、ズバリ給料や待遇について聞いてもよいのでしょうか？

A 長谷川：給料や待遇などの労働条件はとても気になることかと思います。ただ、今、実習をしているこの時点で直接スタッフに聞くのはあまり適切ではないでしょうね。普段の何気ない会話から推察するのが、実習生としてできる限度かと思います。

Q7 メンタル的に落ち込んでしまった時の回復方法は？

A 上村：友人と話をすることです。「自分だけが苦しんでいるのではない」と思えるだけで救われます。私は宮崎県に実習に行った時に、間違ってトイレに携帯電話を流してしまったのですが、その時は泣きたくなる気持ちでした。しかし気を取り直して休みの日に携帯電話を買いに行きました。その電話に、友人からのコールが鳴った時の嬉しさは今でも忘れません。

A 岡田：まず睡眠時間の確保でしょう。睡眠不足になると身体も脳も動きが鈍くなり、ネガティブな発想に傾いてくるという経験は多くの方がしているはずです。

次に、栄養を取ること。すべて自炊は難しいので、私の場合朝はシリアルに牛乳、バナナ、チーズ、ヨーグルト、コーンスープ、トマト。夜はご飯、インスタント味噌汁、納豆、キムチ、海苔、冷凍食品のミニから揚げ、ハンバーグ、リンゴ。こんなふうに毎日、ほぼ定番のメニューで短時間ながら確実に食べるようにしていました。

睡眠と栄養が規則正しく取れていれば、なんとかストレスへの耐性も発揮されると思います。そのうえで休日などに友人たちと情報交換を兼ねつつ、メールや電話、余裕があれば食事をしながら話し合うと、自分だけがつらいんじゃないということにも気付くはずです。やはり一番のクスリは、同じく実習に励む同級生の存在ですね。

A 村上：同級生との電話。あとは理学療法とは全く関係ないことをしたり、理学療法関係ではない人と会ったりする。こうすると閉鎖感に陥らず、世界は広いし選択肢は多いのだということを思い出すことができます。

Q8 実習中よく眠れないと聞きます。体力的に不安です……。

A 長谷川：不眠の原因として、①課題が多すぎて終わらない、②精神的に緊張して眠れない、などが考えられます。②の場合は、自分自身が快適と思えるストレス解消法が最も効果的です。簡単なストレッチや音楽鑑賞、アロマセラピーなどは手軽に行えるのでおすすめです。

①の、課題が多すぎる場合は、体力的に厳しくなる前に、臨床実習指導者に相談して課題量や業務の調整をお願いしてみるとよいかもしれません。臨床実習指導者に相談しにくい場合は、自分が在籍している学校の先生にまずは相談をしてみましょう。実習では、これまで経験していなかった種々のことを身に付けるわけですから、自分が思っている以上に疲労がたまっていると考えて間違いありません。「休める時には十分休むことも、実習の課題である」とも言えるのです。

A 上村：必ず3時間は寝ることです。私は実習から帰ったらすぐに寝て、午前3時くらいに起きてレポートなどを終わらせていました。また、食事は必ず3食きちんと取ることです。実家から実習地に通う方は家族に頼りましょう。私の場合は宮崎県、北海道と遠方の実習が2件ありました。遠方の実習に行った時は、病院で昼食をいただき、朝はパン、牛乳、ヨーグルト、夜はカップラーメンや冷凍食品、コンビニ弁当などでした。

私は便秘症になりやすかったのでヨーグルト、野菜ジュースをよく飲んでいました。また、休みの日に自分で食事を作るとリフレッシュになると思います。料理は意外と気分転換になるんです。

簡単な食事を普段から作り慣れておくといいですね。

A 岡田：早寝早起き、適切な睡眠時間の確保。それに尽きます。理学療法士の実習伝説とも言うべき「徹夜自慢」には、個人的にはどうしても馴染めませんでした。私は徹夜は絶対しないように心がけました。

　レポートがどうしても間に合いそうもなかったら、完全主義に陥らず、書ける範囲でとにかく書き切る、といったスタンスのほうがよいでしょう。

　寝不足のためフラフラの状態でリハビリを行って危険にさらされるのは担当患者さんです。誰のためのリハビリかと言えば、あくまでも患者さんのためですよね。そのためにもしっかり睡眠を確保し、起きている時は全力投球でリハビリに取り組めるようにするのが最善だと思います。

Q9 親が「臨床実習指導者に会いに行く」と言い出しました。

A 守澤：実習先に親が行くことは、学校からも禁止されているとは思います。しかし、自分の子が落ちないようにと臨床実習指導者にみやげ物を持ってくることはもとより、子どもが落ち込んでいたり、不合格になったりしたら、実習先に怒鳴り込んでくることさえあるそうです。まあ親の気持ちもわからないでもないですが、場合によってはその時点で実習が続けられないと判断されることもあります。とりあえず学校に相談して解決策を考えたほうがいいと思います。

Q10 実習中に、別のことをやってみたい思いが強くなってきました……。

A 長谷川：「別のこと」とは理学療法士以外の職業かと思いますが、もし本気でそちらの仕事をやってみたい思いが強いのであれば、その道に進んでもよいかと思います。自分が納得する職業を選択することが一番です。

　ただ、今はせっかく実習まで行っているのですから、あと数年頑張って理学療法士免許を取得し、職務経験を積んでから別の職業を考えてはどうでしょう。理学療法士だったらパートタイムで働く機会もあるので、働きながら他の分野を開拓することも可能です。経済的にもそのほうが現実的かもしれません。

　人生は長い道のりです。いろいろな経験を積んでから、さらなるキャリアアップを考えてもよいのではないでしょうか。

Q11 実習が無事終わって卒業できても、その後すぐに即戦力になれるか心配です。

A 長谷川：学生時代の実習時間が少ない日本の理学療法士教育のシステムでは、治療実習を終えた時点で即戦力になれるような学生さんはあまりいないでしょう。入職後、患者さんとかかわりながら積極的に研修などに参加し、個人の能力を向上させていくしかありません。そうはいっても、学生時代にできるだけ多くの臨床現場をボランティア、アルバイトなどで経験しておくと、実習や卒業後の業務に役立つと思います。

Q12 1回実習に落ちたらもう留年なのでしょうか？

A 上村：私が出た学校では、「実習で不合格＋最後の評価で不可＋実習期間延長」が付くと留年でした。しかし学校によっては、1回実習で落ちても"リベンジシステム"（何回か実習を行わせてくれ、総合的な成績で進級が評価される）があるようです。

A 岡田：本当は入学を決める前に、その学校の「国家試験合格率」ではなく「実習通過率」を見ることが大切です。最低限、上村さんが上に書く敗者復活制度があるかどうかを調べるべきです。

Q13 留年が決定……。どうしたら……（涙）

A 岡田：留年が決定……。それは精神的に本当に追い込まれる状況ですよね。自分自身を全否定されたように思えてきて、なおかつ自分で自分をさらに責めてしまう「負のスパイラル」に入りやすいものです。最初はそれも仕方ないと思いますが、いつまでも落ち込んではいられません。まずは具体的な決断をしましょう。留年するのか、退学をするのか、です。

独りで考えても気が滅入るばかりなので、同じく留年した友人に連絡を取ったり、留年を経験した先輩に相談をしてみましょう。経験者同士ということで、気負いなく語っているうちに、徐々に考え方もまとまってきます。

留年を決めたら、親からの学費の援助はあるのか、自分で稼ぐのならその方法はあるのか、奨学金をはじめ学費を借りることは可能なのかを検討していきましょう。

そして、一緒に勉強をしてくれる仲間がいるかどうかが、留年という事態を乗り切る最大の励みになると思います。仲間がいれば、留年はきっとうまく行くと思います。もしいないようでしたら、どうやって仲間を作るかが懸案となります。

今まで後輩だと思っていたクラスにどのように溶け込んでいくかという不安もあるでしょう。しかし後輩たちにとって留年者というのは、ある意味、実習経験という宝を持った人です。その経験は、これから初めての実習に出る人たちにとっては、ぜひとも聞き、学んでおきたい内容です。実習という試練を前にすると、先輩後輩の垣根を越えて、自然とコミュニケーションは芽生えてくるでしょう。

［実習あるあるマンガ］

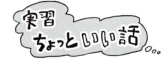

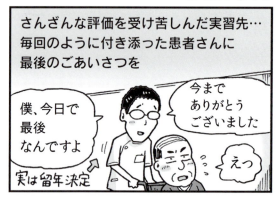

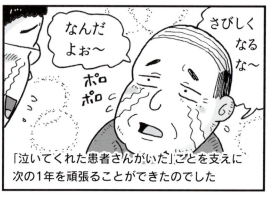

「泣いてくれた患者さんがいた」ことを支えに次の1年を頑張ることができたのでした

[実習あるあるマンガ] 思い出はいつも塩味

逆境に咲く恋の花

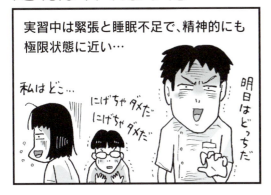
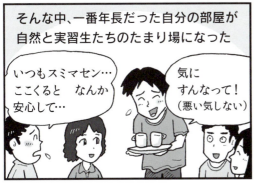
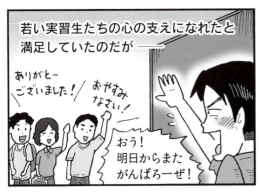
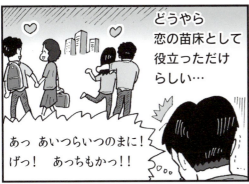

北の国から

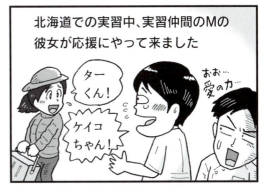
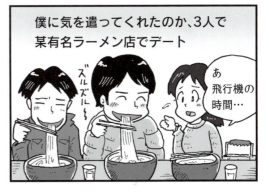
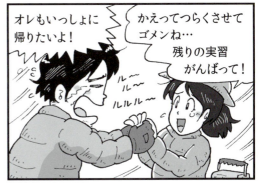
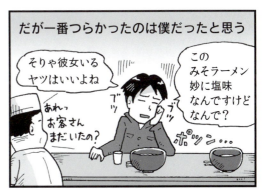

3. 理学療法士の就職先はいろいろあります

　理学療法士の就職先は、病院だけではありません。ここでは筆者たちのさまざまな就職先と仕事の内容を紹介していきます。ぜひあなたの理学療法士のイメージの幅を広げてください。

　「理学療法士の仕事って意外と幅があるんだな。面白い可能性がある資格なんだな」とワクワクできたなら、実習を乗り切る力も湧くかもしれませんよ。

一般病院

守澤幸晃

● お世話になった先生の紹介でこの病院へ

　現在の私の勤務先は、100床の一般急性期病院です。高齢者が多い地域密接型の病院で、入院では内科疾患が多く、外来では整形疾患（変形性関節症）が多く見られます。老人保健施設（老健）が併設されていて、こちらも100床です。病院のリハビリスタッフは、理学療法士6名、作業療法士1名、言語聴覚士1名、リハビリ助手2名。老健は理学療法士3名、作業療法士4名です。また当法人グループの鍼灸施設スタッフとして鍼灸師が3名います。

　学校を卒業し、他の病院で働いていた私は、以前からお世話になっていた理学療法士の紹介でこの病院に就職しました。当時は以前いたリハビリスタッフが辞めてしまい、パートの理学療法士が交代で入っており、常勤は私1人と助手2名でした。その頃私はとても頑固だったので、いろいろな人たちとよく衝突していました。とても出入りが激しい部署でした。しかし今は、私の頑固さは変わらぬものの、スタッフに柔軟で頭が切れる人がそろっているので、彼らに私の足りない部分をいつもフォローしてもらっているお陰で、私も職場の一員として安定し、よい雰囲気の職場となっています。

● 自分で考え、学んでこそのプロ

　「新人教育をどのようにしていますか」と聞かれることがあります。もちろん、業務にかかわることは覚えてもらわないと困りますが、理

学療法に関してとなると、果たして正しい教育の仕方があるのだろうかと悩んでしまいます。世の中にはいろいろな技術があるとともに、人それぞれに感性があります。こと細かく教育・指導をするにしても、スタッフ同士で相談しながら業務を進めるにしても、それをどう捉えるかはその人次第だと思うのです。

ただ間違いなく言えることは、理学療法士が教えを乞うべきは理学療法士ではなく、患者さんではないかということです。肩関節疾患の患者さんを担当していれば、おのずと肩に関する勉強をするでしょうし、その方法は学校や実習で培われてきたはずです。

また、就職先が理想とかけ離れていたとしても同じことが言えると思います。担当する対象が人である限り、そこには必要な知識や解剖学、運動学があるのですから、それこそ今、目の前にいる患者さんの治療を1つ1つ丁寧に積み重ねていくことこそが、理想の理学療法士に近づく道のりではないかと思うのです。

いい就職先に就いたからといって理想に近づくわけではありません。「こんな理学療法士になりたい」という思いと学びの気持ちさえあれば、どのような職場であろうとも理想に近づく方法はいくらでもあるのではないでしょうか。

● 他職種からの学びが得られるメリット

当院の最高経営責任者は以前から鍼灸に興味を持っており、その効果をリハビリテーションに取り入れたいと考えているため、リハビリテーション科スタッフの中には鍼灸師もいます。鍼灸施術は病院内では認められていないため、彼らは、当法人の鍼灸施設で施術を行っています。治療方針の検証や勉強会を共有することで、お互いの可能性を模索する機会が増え、今とても楽しく仕事をしています。学生時代にはこんなことを一度も考えたことはありませんでした。こうした想定外の出会いこそが私たちを成長させてくれるのだと思っています。

介護老人保健施設

永井絢也

● 実習先に就職を決めた理由

私は、最初から介護老人保健施設（老健）に就職しました。当時は（今でも？）、キャリアの初めから老健に就職することは敬遠される傾向がありました。そんな風潮の中で私が老健に就職を決めたのは、この施設が最終の臨床実習の場所だったからです。

この実習中、臨床実習指導者の先生とのディスカッションが大変勉強になりました。わからないことはわからないとはっきり言う臨床実習指導者で、ケース検討会でも「僕はこう思うけど、君はどう思う？」というふうに学生の私に水を向けてくださり、素直に意見を言いながら実習を進めることができました。また日本のトップクラスの先生が非常勤で来ていて、多くのことを学ぶ機会に恵まれていました。こうした理由で、私は実習地にそのまま就職することにしました。

●古くて新しいテーマ「在宅復帰」

　老健での仕事は、入所・通所のリハビリがメインとなります（施設によっては訪問リハビリを行っているところもあります）。対象者の中心は整形外科系の疾患、中枢神経系の疾患、廃用性症候群、認知症などの方々で、早期の回復期から終末期までと幅が広いです。

　利用者の多くは回復期リハビリテーション病院を経て、「在宅での介護困難」のために入所します。そこで老健では、これまで病院でやりきれなかったリハビリを行い、在宅復帰を目指します。近隣の方であれば、通所で継続してリハビリを行っていきます。

　これが老健の本来の役割なのですが、このようにうまくいくケースは年間で数える程度という所も多いと思います。空きベッドを避けるために要介護度の高い利用者さんを受け入れることが少なくないからです。「要介護度が高い⇒在宅での介護が困難⇒在宅復帰が難しい⇒特別養護老人ホームの空き待ちが続く」ということですね。

　介護保険の改定により、在宅復帰率を上げない老健は介護報酬が減算されることとなりました。病院と在宅の中間施設であり、在宅復帰を目指す場所であるというのが老健の本来の設置目的ですが、経営的にもそれが厳格化されるようになったわけです。

　在宅復帰が叶わない理由として「要介護度の高い利用者さんを受け入れているから」と上で述べましたが、他にもさまざまな理由があります。この時代、家庭内環境は多種多様で、なかなか家で介護ができる状況ではないことがあります。リハビリで能力を上げても、「在宅で介護できる人がいないから」という理由で、結局は入所のままといったこともよくあります。だからこそ、他職種とのチームアプローチが大事になってきます。

●「どのくらい他職種と協力できるか」が鍵

　老健にいる職種は、介護士と看護師、医師、相談員、ケアマネジャー、そして私たちリハビリスタッフです。歩行・移乗動作の見守りなど介護士・看護師からの協力が得られないと、リハビリで能力を

上げても、それを生活へ活かすことはできません。また、家族に対する窓口である相談員やケアマネジャーとうまく連携が図れていないと、在宅復帰に向けて具体的に動き出すことさえできません。

どのようにしたらご自宅に帰れるかを考えるのは非常にやりがいのある仕事です。病院でも老健でも、退院・退所に向けては多くの難題があります。皆さんも就職したら、患者さんやご家族の要望にどれだけ応えられるか、大いに頭を悩ませることになるでしょうが、「そのように悩むだけの価値のある仕事なのだ」と声を大にしてお伝えしたいと思います。

●「苦しまない状態を作る」リハビリをテーマに

私は就職した老健の新人教育プログラムの症例発表で、終末期のケースでの経験を発表しました。コミュニケーションが取れない、経管栄養で口からの摂取ができない、痰がらみが多くて吸引器が常備されている、という利用者に対して、私たちはどんなリハビリをすればよいのでしょうか。単純に拘縮予防のための可動域訓練を行うだけでよいのか。それで利用者のQOLが上がるのか。そんなことを自問自答しながらリハビリをしていました。

私なりに出した結論は、「苦しまない状態を作る」ということでした。言い換えれば、いかにリラックスした状態を作るか、です。そう考えるようになったきっかけは、痰の吸引場面でした。吸引中はやはり苦痛に満ちた表情をします。その苦しい状態を少なくしたいとの思いから、「どのような体位をとれば痰がらみが少なくなるか」をテーマにして症例発表を進めました。

ちなみに認定理学療法士、専門理学療法士と進んでいけば、症例発表は必ず付いてまわります。また職場内の勉強会でも発表する機会はあると思います。実はそんな症例発表の時にこそ、実習でレポートを作成した力が活かされます。今後のためにも実習で培われる経験を大事にしてほしいですね。

●環境の変化に右往左往せず、利用者を中心に考えたい

就職後間もなく担当してくださった臨床実習指導者の先生が辞められたり、法人の事業自体が変化するなど、職場の状況は大きく変わっていきました。どこの病院・施設で働いていても、自分がよいと思って就職しても、月日が経つ間にさまざまな変化が訪れます。まして理学療法は、医療保険、介護保険の報酬改定のたびに扱いが変わります。

しかし、このような環境の変化に右往左往しないこともまた大事だと私は思います。なぜならそれは利用者には関係のないことだからです。悩んでいる顔でリハビリをしていたら不安になるのは利用者です。

なにやら偉そうに書いてしまいましたが、私自身、学生の時と比べてどれだけ成長したかは正直わかりません。1つ1つの課題に誠実に向き合う中で、今後も日々成長していけたらと思っています。

介護付き有料老人ホーム、通所介護（デイサービス）

上村忠正

● 福祉分野には医療と違ったおもしろさがあります

「デイサービスでリハビリ？」と驚く人もいるかもしれませんが、私は現在の病院に勤める前に、介護付き有料老人ホームに勤め、管理者兼デイサービスでの理学療法士業務を行っていました。卒業後に病院勤務をし、入院患者のリハビリや訪問リハビリ、デイケアでのリハビリに携わったのですが、そのなかで福祉分野でリハビリ活動を行うことに魅力を感じた、というわけです。

福祉分野であっても、理学療法士がする仕事は基本的には医療分野と同じです。患者さん（福祉分野では「利用者さん」と呼びます）を観察し、評価し、治療を行い、必要に応じて車椅子や装具、住まいなどの周辺環境を調節します。ただ大きく違うのは、医療分野でのリハビリが「キュア（治療）」として提供されるのに対して、福祉分野では利用者の生活領域に密着した「ケア」として提供されることです。リハビリの目的は、機能回復より機能維持、ADLよりQOL向上を目指したものとなり、身体的な障害だけではなく、家族を含めたその人の生活全体をみることが多くなります。

そのため、リハビリ以外の時間でも患者・家族と顔を合わせることになりますし、施設の行事に一緒に参加することもあります。治療者と患者の関係では出ないような悩みや身の上話を聞くといったこともありますし、相手から生の感情をぶつけられることもあります。

福祉分野は、医療分野とは別の意味で幅広い経験ができる職場です。利用者の尊厳を大切にしながら、臨機応変に対応できる能力と人間性を身に付けることができる職場だと私は思います。

● 営業活動や経営戦略にも参加

管理者だった私は、ケアマネジャーとの連絡調整以外にも、稼働率を上げるために営業活動をしたり、現場の職員が働きやすい職場になるように動いたりしていました。月2回行われる経営陣との経営会議、センター長会議など種々の会議にも参加し、経営戦略を練ったりもし

ていました。毎日のスケジュールは下記のようでした。単に患者さんに向かってリハビリを繰り返していた日々とはまた違った角度から、サービスの質とは何か、満足が得られるサービスとは何か、そして経営のことを考えさせられました。また前述のような会議があると外出する機会が増え、気分転換になって飽きませんでした。

これまで以上に介護保険でのリハビリへの期待度が増しています。地域で暮らす在宅高齢者の機能維持のため、通所リハビリの需要も高まっています。学生の皆さんも、職場は病院だけと思わず、福祉分野にもぜひ目を向けてみてください。

ある1日の業務スケジュール

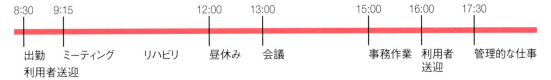

●利用者さんに貢献できたと感じる喜び

私は一般大学卒業後にある企業の営業職に就いたのですが、利益を追求するだけの仕事に嫌気がさし、いろいろと探し歩いた末に理学療法士という職種を知りました。専門学校時代はやはり大変でしたが、遠回りしたぶん、今は理学療法士になって本当に良かったと思っています。

自分の施術によって利用者さんの身体機能が徐々に回復していくのを実感できることはもちろん、利用者さんからの感謝の言葉や手紙などいただくこともあり、そんな時は思わず涙が出てきます。利用者さんがリハビリをしながらの何気ない会話のなかで笑顔を見せてくれると、とても幸せな気持ちになります。笑顔は、私が理学療法士として、また1人の人間として信頼されている証でもあると思うのです。

個人事業主

村上京子

●誰でも開業できます

私は理学療法士として約10年間病院や福祉施設で勤務した後、2011年7月に個人事業主として開業しました。理学療法士で開業できるの？と思われるかもしれませんが、可能なんです。税務署に個人事業主届を提出し受理されれば、誰でも開業できます。

アパートを借りて、骨盤調整や姿勢改善、腰痛・肩こりに対する施

術を行っています。医師の処方がありませんからクライアントは医療保険を使えません。つまり自己負担での支払い（自費診療）になります。

その他に、「チベット体操」と「呼吸ワーク」という体操教室を開催しています。「チベット体操」とはヨガに似た体操で、呼吸と簡単なポーズを合わせて行います。「若返りの体操」としてテレビで取り上げられることもありますのでご存じの方もいるかもしれません。「呼吸ワーク」とは私が独自に構成したもので、肺呼吸（外呼吸）と細胞呼吸（内呼吸）を深めることを目的とした体操です。深い呼吸によって自律神経のバランスを整えたり内臓の働きを高めたりしていきます。心身のリラックスを得ることもできます。

●病気に対する考え方が変わった

私は開業前に、都内にある整形外科医院に勤務していました。そこは西洋医学的なアプローチ以外に、漢方や鍼灸、スピリチュアル・カウンセリングといった幅広い選択肢を提供している珍しい医院でした。

この医院で勤務するなかで、「病や痛みはその人自身の生き方を振り返るために、より良い人生を送るために起こっているものである」と感じるようになりました。正確にはその頃出合った書籍のなかに書かれてあり、さらに患者さんや自分自身の経験を通してそう実感するようになりました。

例えば甘いものを食べすぎて糖尿病になったとします。それは、その人のこれまでの生活習慣の表れです。今後の人生を快適に過ごすために、バランスのとれた食生活や運動習慣を強いられることになります。それを無視して欲求に任せて甘いものを食べ続けていれば、血管が細くなり、循環不良で四肢の末端が壊死し切断しなければならなくなるかもしれません。とすると、「病気が発覚することで、さらに重大な機能障害が避けられている」とも考えられますよね？

こうした気付きのなかで、「病気は排除するものではない。そこには自分自身にとって大切なメッセージが含まれている」と考えるようになりました。そして、自分で自分の体に責任を持たなければならないと強く思うようになりました。

●「取り除く」から「意味を読む」理学療法へ

病院に勤務していた時は、患者さんのかかえる機能障害を取り除くことばかりを考えていましたが、徐々に「その機能障害が患者さんに何を伝えようとしているのか」を考えるようになっていきました。もちろん患者さんは痛みを取りたいので、"痛みの意味"を前面に押し出していくわけにはいきませんが、現在行っている自費診療の空間で

は、その部分を丁寧に伝えていくようにしています。痛みが取れた時より、患者さんが自分の体を感じることができるようになったと感じた時に、私は一番達成感を味わいます。

そんなわけで、「自分が社会に対してかかわりたい方法が理学療法だけではなくなってきているなぁ」と感じ、「じゃあ自分のやりたいことを形にしてしまえー！」ということで開業に至りました。いろいろな研修会で開業している理学療法士、作業療法士の方と出会っていたので、開業というスタイルがあることは知っていましたし、事務的なことを教えてもらうこともできました。今は日々「働いている」という感覚はなく、「人生を生きている」という実感です。好きなことをしてお金をいただいている……すごく幸せな生き方だと、感謝の気持ちでいっぱいです。

食生活、運動習慣、動作の癖、また心の癖、思考、感情など、身体にはその人の人生が現れます。運動していれば痩せるし、食べすぎたら太るし、言葉ではごまかせても体は正直です。病気や機能障害をきっかけにより良い人生を送っていただけるように、「病気になったことのプラスの意味」を感じてもらえるようなかかわりをしていきたいと思っています。そして本人も気付いていない体のメッセージをきちんと伝えられるように、今後も研鑽していきたいと思っています。

● 人間万事塞翁が馬

私は5年ほど前に4〜5か月間、理学療法士として働くことをやめていた時期があります。いろいろあって、理学療法士として働く自信がなくなったのです。暗黒の時期でした。しかし、その経験があったからこそ今開業できていると思います。

ピンチはチャンス、すべての経験が未来を作ってくれます。

病院実習でも、臨床に出てからも、大変なことは幾度となくあると思いますが、明けない夜はありません。その時間を味わい、前向きに乗り切っていきましょう。

所属せずに自由業──講演、執筆、企業アドバイザー、その他いろいろ

岡田慎一郎

● 理学療法士として就職したことがない

理学療法士の就職先というと、病院をはじめ、介護施設や訪問リハビリなどをイメージすると思います。しかし、私は理学療法士として

就職をしたことがないのです。所属する事業所もないし、個人で会社を作るでもなく、完全な自由業の身です。

そんな私の現在の仕事はというと、講演・講習会、執筆、企業アドバイザー、通信講座監修など、複数の仕事を同時進行でこなしています。また医療、介護分野のみならず、育児支援、教育、スポーツ、ライフプラン、福利厚生事業など、幅広い分野からお呼びがかかります。こう書くとますます何者かわからなくなるかと思いますので、なぜそのようなことに至ったのか、私の原点からお話ししたいと思います。

● 介護の仕事をして10年目の転機

理学療法士になる前、私は介護職として身体障害者、高齢者施設に勤務し、相談業務もしてきました。介護の世界にしてもまっすぐに入ったわけではありません。高校卒業時に大学受験に失敗、浪人生活にも失敗、仕方なく入った専門学校も中退し、約3年のニート生活を送りました。これではいけないと思い、社会復帰の最終手段として公的な職業あっせん所からの紹介で、たまたま介護の仕事に就いたのです。

10年目を迎え、相談業務を専門にしないかと提案されたものの、現場が好きなので、いつまでも現場にいられ、しかも自身のキャリアアップにもつながる仕事は何かと考えるなかで、理学療法士がクローズアップされてきました。その頃介護職員には腰痛が大きな問題になっていたため、私は介助技術の改善にも取り組んでいました。その点からも理学療法士への憧れが強くなっていきました。

● 古武術との出会い

運よく夜間部の専門学校に入学し、昼間や休日は紹介してもらったホームヘルパーの養成講座や福祉専門学校の講師をしながら学校へ通いました。初めて学ぶリハビリの奥深さに圧倒されつつ、充実感に満ちていました。ただ、自分が考えたい課題だと思っていた腰痛予防、介助技術というテーマにおいては、残念ながら私が求めるものとの違いも感じていました。

そこで、理学療法の勉強とは別に独自の介助技術を追求しようと考え、学びがありそうな場所に多く出かけていました。結局は筋力をつけるべきとの結論に行きつきかけた時、「古武術」との出合いがありました。テレビで偶然見た武術家、甲野善紀師範の動きに衝撃を受けたのです。これまでに見たことのない、滑らかで無駄のない「使える動き」だったのです。

これは何かがあると直感し、さっそく講習会に行きました。多少の格闘技経験があった私は、少し懐疑的だったのですが、師範からさま

ざまな武術の技を直接受け、「筋力に頼らない技」が現実にあることを実感させられました。そして、古武術は身体の動きのメカニズムが大きく違うことを知りました。古武術的な動きを「理学療法で学ぶ欧米型の運動学とは違う日本型の運動学」と捉えた私は、これらを腰痛予防、介助技術に活用できないかという発想に至ったのでした。

● 在学中に講師をし、本を出版

最初は介助技術に単純な工夫をまぶし、ヘルパー講座や福祉専門学校の授業で雑談的に紹介していました。ところが予想外に評判がよく、カルチャーセンターから古武術の動きを活用した介護講座をしないかと依頼が来ました。そして直後に、ある出版社から取材依頼があり、「古武術介護入門」と題した連載をすることになりました。また、講座に新聞記者が取材に来てくれて、記事になったのです。それらのことがきっかけで、全国各地から講習依頼、取材依頼が数多く来るようになりました。そして連載をまとめたDVD付の初の著書『古武術介護入門』(2006年、医学書院)を出すことができました。

正直、この頃になると専門学校の授業よりもこれらの活動が圧倒的におもしろくなり、成績は急降下。出席単位もギリギリ、実習期間中も休日は連載や単行本の執筆、取材、講習会まで行っていました。そんな状態ですから学業は大苦戦し、留年も経験しました。そして5年かかってなんとか卒業し、理学療法士の資格を取得したというわけです。

● 身体の動きという視点はさまざまな分野に応用できる

卒業後は就職せず、完全な自由業。年間200回以上の講演、講習会を行い、著作も(書籍、DVD、通信講座教材などを合わせて)20作を超えました。最初は体を痛めない介助技術がメインでしたが、取り組むうちに、介助技術という表面的なものではなく、根本となる体の使い方の質の転換が大事だということが改めてわかってきました。

ある時、育児雑誌の編集者と出会い、抱っこで体を傷めるお母さんが多いのでなんとかできないだろうかという相談を受けました。当時、独身で育児経験もありませんでしたが、介護も育児も人を抱きかかえるという動作では共通しているのだから、介護で培った動きが応用できるのではと提案し、実際に赤ちゃんを抱っこしながら動きを考え、お母さんたちに伝授させてもらうと予想以上の効果が出ました。

このことがきっかけとなり、介護以外のさまざまな分野の動きにもかかわるようになりました。医療、介護の分野を超えて、消防、救命、自衛隊、運送、土木業、スポーツ、ダンス、教育、健康増進などからも声がかかるようになり、体の使い方の本質がさまざまな分野に応用

できることを実感するようになりました。

　また、合理的な体の使い方は、合理的な組織運営と事業展開にも通じるという発想から、企業の事業監修やアドバイザーなどの依頼も受けるようになりました。

　同じ理学療法士でもこんな仕事の仕方をしている人がいるのだということを知ってもらえたらと思います。

就職先いろいろ──私の経験から

長谷川真人

　私は大学を卒業し、日本の理学療法士の免許を取得した後、すぐにアメリカに留学をしました。そこでリハビリ関連の修士号を取得し、その後、現地の高齢者介護リハビリ複合施設に就職しました。

　6年間の在米生活を経て日本に帰国し、有料老人ホームと訪問リハビリで理学療法士として勤務し（パートのかけもち、いわゆる「理学療法士フリーター」ですね）、その後、大学病院勤務を経て、医療福祉機器関連企業に勤務し、再び大学病院へ。このようにさまざまな理学療法士の勤務先を身をもって体験してきましたので、その経験を踏まえてそれぞれのメリット、デメリットをお伝えしたいと思います。

● 1. 国外勤務

　アメリカで勤務するメリットは、治療に対して一定の結果（業績）が求められる適度なプレッシャーと、その見返りとしての「安定性」があること、と言えるでしょう。公的医療保険のないアメリカの場合、本当に効果がある治療にしか保険会社からお金は出ません。またリハビリ治療期間も日本と比べはるかに短く、そのような状況の中で一定の結果を出すことが求められます。日々、リハビリ介入による機能向上が求められると同時に、自宅でも積極的に自主訓練に取り組めるよう徹底した指導が必要とされます。

　しかしその一方で、日常業務は定時内で終わることが多く、ほぼ残業がない状況です。他の一般職と比べても高い給与をもらえることが多く、一定のパフォーマンスを上げていれば安定した仕事といえます。また海外生活を送ることで国際感覚を身に付けることができ、自分自身の世界が広がる、という面もあります。

　デメリットとしては、アメリカの免許を取り直したり就労ビザを取ったりしなければならないため、これらの準備に莫大な時間とお金がかかってしまうことでしょう。また帰国後、日本では外国での勤務経験が業績として認められない場合があります。

2. 教育機関

　海外で修士や博士号を取得して帰国すると、日本の教育機関（大学、専門学校）に就職する人も少なくありません。また最近では、国内の理学療法士教育機関でも修士号や博士号を取得することが可能になってきました。

　教育機関に就職することのメリットとしては、教育・研究に集中した業務が行える、教育と臨床両方にかかわることができる、一定の業績が認められると助教から講師、講師から准教授、最終的には教授へとステップアップできる、一般の理学療法士よりも給与が高い、などが挙げられると思います。一方デメリットとしては、雑務が多い、研究業績等を出すプレッシャーがある、などです。

3. フリーランス理学療法士

　アメリカでは一般的なのですが、3か月間などの期間限定で契約社員として勤務したり、1か所の職場でなく必要に応じて種々の職場に派遣されていったり、という形の理学療法業務です。最近は日本でも見られるようになってきました。

　私自身、帰国直後はフリーランス理学療法士として有料老人ホームと訪問リハビリをかけもちし、週1回は教育機関で自己学習を行いながら将来の就職先を探しました。この時の経験は今になって非常に役に立っています。

　メリットは、自由度が高い、臨床経験を積める、ということが挙げられるでしょう。自由度が高いので、育児をしながら働きたい方や、将来大学院に行きたいので週何回かは自己学習の時間を取りたい方などには最適の就業スタイルかと思います。デメリットとしては、言うまでもなく安定性に欠けることです。

4. 大学病院

　大学病院で勤務をしましたが、安定性はもとより、理学療法士としての経験値を高めるうえでは一番良い環境の職場でした。さまざまな疾患にかかわったり、周囲のスタッフが行っているいろいろな研究を知ることができたからです。加えて福利厚生もしっかりしていたので、安定した業務を目指す方にはおすすめです。

　一方、リハビリ以外の治療や検査がたくさん入ってしまい、リハビリに専念できないことがあるなど、大学病院ならではの大変さもあるようです。

● 5. 企業

　企業によって業務内容はまちまちかと思います。私は、医療福祉機器関連企業に勤務した際、ロボットスーツ開発業務に理学療法士としての技術を求められたのですが、他方では営業や企画経営のスタッフに理学療法についてのコンサルや教育を行う機会も多くありました。したがって、より言葉で説明する能力が求められる場面が増えました。

　企業によっては臨床現場にかかわる機会が全くなくなる可能性もあるので、自身のネットワークを使って臨床にかかわる機会を確保しておくとよいかと思います。

　企業で働く一番のメリットとしては、その企業の成長に合わせて自分自身を高めていくことができる点でしょう。病院勤務にはない感覚かもしれません。デメリットは病院以上に収益追求を厳しく求められる場合があることです。

［実習あるあるマンガ］
気分はもう戦友

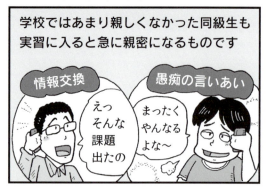

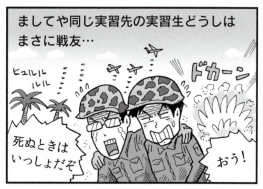

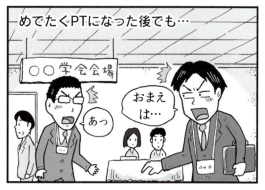

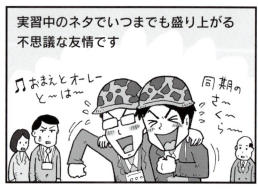

おわりに

よくここまで頑張りましたね。
実習に向けて、よいスタートが切れたことと思います。
最後に著者たちから、一言ずつメッセージを送ります。

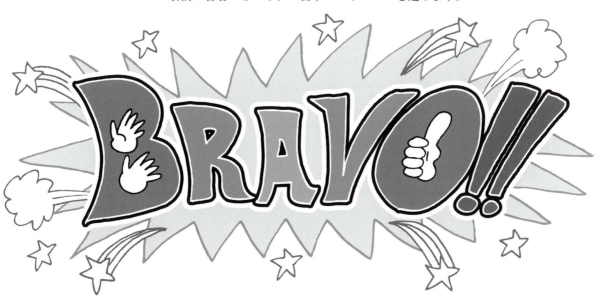

岡田慎一郎

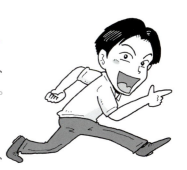

　私がこの本で言いたかったことは、ただ1つ、「実習の第一歩で、理学療法士の可能性を閉じないようにしてほしい」ということです。たとえ実習がうまくいかず、理学療法士になるのは無理と思ってしまった人も、たまたまそれは実習先の病院があなたに合わなかっただけかもしれない。他の病院や施設、あるいは他の働き方をしたら、ガラッと変わるかもしれません。目の前のことだけで判断するのではなく、理学療法士を取り巻く環境には何層もあるということを知ってもらえればと思います。実習は、広い世界を知るための入口でしかありません。何がなんでも実習を生き残り、社会に出て、あなたにしかなれない理学療法士になって、理学療法の可能性をぜひ広げていってほしいと思います。

上村忠正

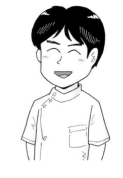

　卒業後、病院や訪問看護ステーション、福祉施設で働いたのち、現在は再びリハビリを強化した病院で働いています。僕は理学療法士になって本当によかったと思っています。僕の施術によって身体機能が徐々に回復していくのを実感できることはもちろん、利用者の皆様から感謝の言葉や手紙をもらうと、理学療法士という仕事にやりがいを感じます。一番のやりがいのもとは利用者様の笑顔です。リハビリをしながらの何気ない会話のなかで笑顔を見ると、とても幸せな気持ちになります。実習中は大変だと思いますが、大変なこと以上のやりがいが待っていると思います。頑張ってください。

　この本に携わった者数名で、いずれ自主ホームページを立ち上げたいなあという話もあります。そこには追加情報として、「評価の意義、評価の仕方、エビデンス」や「生活環境の整備に関する基礎知識」などを入れていけたらとも思っています。

永井絢也

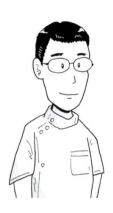

　教科書に書いてあることを、実際に見て、触って学べるのが実習です。実習における先生は、患者様、利用者様です。患者様の身体に触れて、多くのことを学び、感動できるように頑張ってください。バイザーの先生から複数の課題が出されるとそれで頭が一杯になると思いますが、課題に振り回されないよう、実習の前から準備をすることが大切です。また、実習生としての礼節には気を付けましょう。そういう部分でつまずいた先輩方も多数いますので。

長谷川真人

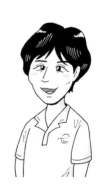

　現実を見ながら、でも夢は大きく持ちましょう！
　起業というのは、理学療法士の就業スタイルとして、今後増えていく形かと思います。デイサービスを通して個人開業と同じような働き方をする理学療法士は増えていますし、他にもさまざまな形で起業している理学療法士がいます。雑多な業務や責任を請け負うので大変ですが、自分自身でビジネスを切り盛りできるので、やる気がある方はぜひ挑戦してみてください。

村上京子

　病気になることは自己の身体と向き合うチャンス、と捉えると病気は必ずしもネガティブなものでなくなるはず。身体の声をちゃんと聞くことができれば、病気で苦しむことが減り、より活動的に人生を送っていくことができると思います。私は自分の仕事を通して、利用者の方にそういったことに気付いていただけるようなかかわり方をしたい、と考えています。

守澤幸晃

　実習生時代の自分を思い出すと、恥ずかしいやら情けないやらの数々の失態ばかりがよみがえります。困った時に助けてくれたのは、バイザーや学校の先生、担当の患者さんたちでした。今、実習生さんが同じようなところで悩み、立ち止まり苦しんでいるのを見ると、ついつい昔の自分と重ね合せてしまいます。自分が実習や働き出してから今までやってきたことがすべて正しいなんて到底思えないので、偉そうなことは言えませんが、その苦しみがあるから初めて患者さんと心の底から笑えたり、泣けたりするんだろうなと思います。

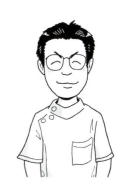

　この本の編集作業も長い長い経過をたどりました。その過程に粘り強く付き合ってくれた編集者の石川誠子さん、それから僕たちの話を聞くだけでなく、実際の臨床実習の取材も踏まえてリアルなマンガを提供してくれた海谷カヌーさん、ありがとうございました。おかげで僕たちの理想の本に近づくことができました。

　そしてこの本には、著者以外にもたくさんの方が、「学生を助けたい」という気持ちでコンテンツ作りに協力してくれました。その方たちにも「ありがとうございました」と伝えたいです。

　多くの人の優しさと思いが詰まったこの本が、学生の皆さんの納得できる実習に向けた手助けとなることを、切に願っています。

著者一同

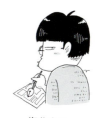

海谷カヌー

危機別便利索引

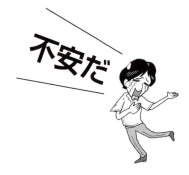

不安だ

このページを読むと不安が小さくなるかも

実習に何を持っていけばよいかがわかる ──── 25、27
実習中の1日の流れがわかる ──── 33、37
見学時の心得、カルテを見る時の心得がわかる ──── 30
初めて担当患者さんと会う時の心得がわかる ──── 32、105、149
みんなの疑問、悩みに答えるQ&A ──── 187、201
リベンジシステムがあるか調べよう ──── 20、206

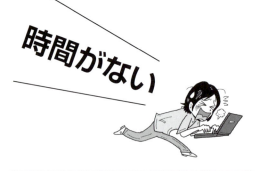

時間がない

このページを読むと時間が節約できるかも

家屋間取り図（データコピー可）──── 88
反射検査図（データコピー可）──── 79
動作図（データコピー可）──── 78

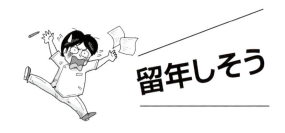

留年しそう

このページを読むと慌てずに対処できるかも

留年した先輩の経験談 ──── 206、215
実習指導者が思っていること ──── 33、194
これが臨床実習評価表だ ──── 10
保険的アプローチ ──── 188
就職先はいろいろあります ──── 208

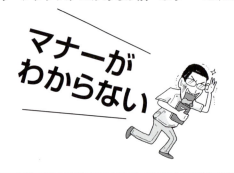

マナーがわからない

このページを読むとマナーがわかるかも

実習前、実習指導者への電話のかけ方がわかる ──── 22
テンパらない電話のかけ方フローチャート ── 24
挨拶・コミュニケーションのコツがわかる ──── 30、186、189
先輩たちが学生に求めていることがわかる ──── 33、35
遅刻や欠勤の時の電話のかけ方がわかる ── 34
お礼状の書き方、手紙のマナーがわかる ── 41

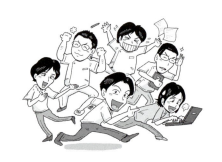